国家自科基金面上项目“我国公立医院医生薪酬水平与激励机制研究”支持

上海高校智库
上海财经大学公共政策与治理研究院

公共政策与治理智库论丛

俞　卫　主　编　　杨永梅　副主编

GONGLI YIYUAN
XINCHOU ZHIDU YU
JILI JIZHI YANJIU

公立医院薪酬制度与激励机制研究

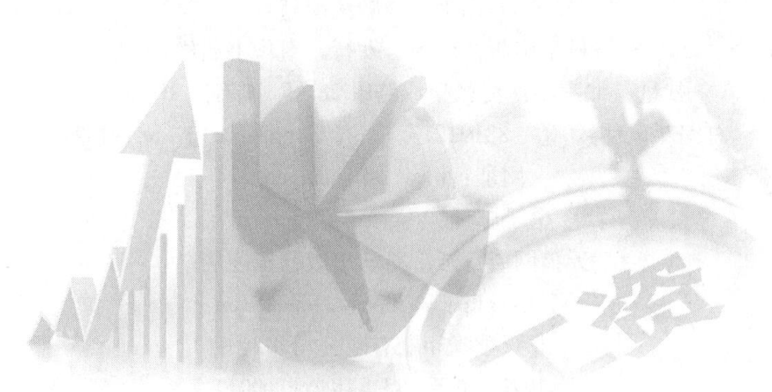

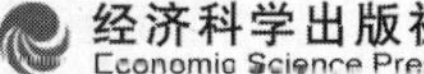

经济科学出版社
Economic Science Press

图书在版编目（CIP）数据

公立医院薪酬制度与激励机制研究/俞卫主编．—北京：经济科学出版社，2020.3

（公共政策与治理智库论丛）

ISBN 978－7－5218－1370－8

Ⅰ.①公…　Ⅱ.①俞…　Ⅲ.①医院－工资制度－研究－中国②医院－激励制度－研究－中国　Ⅳ.①R197.322

中国版本图书馆 CIP 数据核字（2020）第 038111 号

责任编辑：周秀霞
责任校对：蒋子明
责任印制：李　鹏　范　艳

公立医院薪酬制度与激励机制研究
俞　卫　主　编
杨永梅　副主编
经济科学出版社出版、发行　新华书店经销
社址：北京市海淀区阜成路甲 28 号　邮编：100142
总编部电话：010－88191217　发行部电话：010－88191522
网址：www.esp.com.cn
电子邮件：esp@esp.com.cn
天猫网店：经济科学出版社旗舰店
网址：http://jjkxcbs.tmall.com
北京季蜂印刷有限公司印装
787×1092　16 开　13.5 印张　260000 字
2020 年 8 月第 1 版　2020 年 8 月第 1 次印刷
ISBN 978－7－5218－1370－8　定价：58.00 元
（图书出现印装问题，本社负责调换。电话：010－88191510）

总　序

成立于2013年9月的上海财经大学公共政策与治理研究院，是由上海市教委重点建设的十大高校智库之一。通过建立多学科融合、协同研究、机制创新的科研平台，围绕财政、税收、医疗、教育、土地、社会保障、行政管理、公共治理等领域，组织专家开展政策咨询和决策研究，致力于以问题为导向，破解中国经济社会发展中的难题，服务政府决策和社会需求，为政府提供公共政策与治理咨询报告，向社会传播公共政策与治理知识，在中国经济改革与社会发展中发挥“咨政启民”的“思想库”作用。

作为公共政策与治理研究智库，在开展政策咨询和决策研究中，沉淀和积累了大量研究成果，这些成果以决策咨询研究报告为主，也包括论文、专著、评论等多种成果形式，为使研究成果得到及时传播，让社会分享研究成果，我们将把研究成果以系列丛书方式出版。

现在，呈现在我们面前的“公共政策与治理智库论丛”是整个公共政策与治理研究丛书的一个系列。本论丛是由研究院专职和兼职研究人员，围绕我国经济发展、社会进步、体制改革所涉及的重大理论和实践问题，进行长期跟踪研究积累，完成的政策与治理研究报告或专著。

推进公共政策与治理研究成果出版是公共政策与治理研究院的一项重点工程，我们将以努力打造政策研究精品和研究院品牌为己任，提升理论和政策研究水平，引领社会，服务人民。

胡怡建

前　言

我国公立医院医生薪酬制度在经历了计划经济体制的固定薪酬与经济体制改革后与效益挂钩的浮动薪酬后，如何改革医生薪酬激励机制使医疗服务与社会目标保持一致成为政府医院管理的挑战。引起薪酬激励机制与社会目标不一致的根源是公立医院与政府之间的财务制度，即医务人员的薪酬主要来自医院的净收入（收减支）。在这个制度下，院长必须引导医院以净收入为目标发展，鼓励科室创收（净收入），科主任也必须鼓励净收入高的诊疗方案。以净收入最大化为目标的医院管理制度和医生薪酬分配制度必然会产生与社会目标不一致的结果。例如，创收能力强的科室得到更多资源，创收高的治疗方案被过度使用，院长如果不这样做，医院就很难发展。

自 2009 年新一轮医改展开之后，一些地方政府就开始探索医生薪酬制度改革。尽管各地改革目标一致，但路径却各有千秋。例如，福建三明的模式是推行全市统一、以绩效考核为标准的年薪制；深圳虽然也是推行绩效考核下的年薪制，但薪酬水平可以由医院决定；上海申康医院发展中心的医生薪酬改革是通过预算管理来控制薪酬总额的增长率，同时要求科室奖金分配同创收脱钩。无论薪酬改革采取哪一种路径，决策者总是面临两个基本问题：如何确定薪酬的合理水平和激励（浮动工资的比例）的力度。

研究团队对公立医院运营机制的了解来自上海申康医院发展中心的长期合作，从 2007 年开始，在时任申康中心主任陈建平先生的支持下，我们用了三年时间完成了上海市属三级医院成本核算项目，了解了医院运营的成本结构和经济效益。在成本基础上，我们又研究了上海三级医院医疗服务定价的合理性，探讨了价格调整政策。随后我们开始研究上海三级医院医生绩效奖金与创收脱钩的改革，分析了不同医院改革的路径和效果。在前期研究的基础上，我们获得国家自然科学基金的支持，开始系统全面地研究公立医院医生薪酬水平与激励机制。本书是该研究的重要组成部分，其他论文成果已陆续在国内期刊发表。

公立医院医生薪酬的合理水平、有效激励和改革路径该如何破题是本研究项目的核心。分析社会问题有不同思路，我们从经济学视角，分三个层次展开研究：基础理论、国内外定量分析和国内外案例比较。我们首先梳理了劳动经济、制度经济、人力资本和医生行业特殊性的理论思路。然后定量分析了经合组织（OECD）国家和我国各省医生相对薪酬的差异（医生与社会平均薪酬比例）。在国内案例分析中，我们选择了上海、江西、吉林、青海和浙江的典型公立医院，分析了医院当地的经济环境、财政拨款状况、医院经济效益和薪酬制度。国外我们选择了美国最大的公立医院——退伍军人医疗系统，并详细研究了该系统的医生薪酬制度和政府预算分配制度改革。在本书的最后参考改革成功后美国退伍军人事务部对其公立医疗系统（VHA）2015 财年均衡资源分配方案预算的说明报告（Veterans Equitable Resource Allocation 2015），介绍了美国公立医疗系统现行的资源分配方式以及改革历程。

本书凝聚了团队成员几年来的辛勤付出：李华和杨中浩系统研究了上海市属医院、国内医生薪酬激励机制和改革动态，并且远赴青海西宁，调查了解公立医院和医疗卫生体系整合状况；陈玉倩承担了理论综述、OECD 国家薪酬制度分析和美国退伍军人医疗系统的调查；杨永梅重点研究了浙江省公立医院和温州公立医院的运营和薪酬机制，并协助承担各章的统稿工作；陈建国、曾莉瑾、彭学丰、徐英奇则分别调查了江西、上海和吉林的公立医院。借此机会感谢所有参加写作的团队成员，希望这几年的研究经历能够加深我们对公立医院运营机制中诸多矛盾的理解，提升我们的学术研究水平。诚挚感谢研究过程中典型地区政府管理部门和公立医院的领导、工作人员和朋友们给予的大力支持。感谢上海财经大学公共政策与治理研究院资助著作出版！

俞　卫

2019 年 12 月 31 日于上海

目　录

第一章

总　　论

医疗服务属于高技术和专业性极强的行业，又直接关乎人的生命、社会发展的道德伦理及公共资源分配的政策问题，因此医生的激励机制既需要人力资本投入的高回报，也需要有救死扶伤的强大社会责任感，这两者是医疗服务行业健康发展不可缺一的要素。

我国医疗服务系统经历了从计划经济到市场经济的大变革，卫生总费用从1998年的3 678.72亿元增长到2018年的5.91万亿元，增长约15倍，年均增长率为14.9%。但同期人均GDP年增长率为11.87%，人均医保筹资水平增长为10.89%。虽然医疗费用如此快速增长有很多原因，但是医院医生薪酬分配激励机制与医疗服务行为之间的关系决定了医疗资源配置，是医疗费用增长超过支付能力增长的主要原因。公立医院的经济激励机制同时也加重了医患之间的不信任，使得由医疗服务效果不确定引起的医疗失败也归咎于医生和医院逐利的行为。为此，国家从2017年开始正式启动了公立医院薪酬激励机制改革。事实上有些地区在数年前就已经开始探索医生薪酬机制改革，如深圳、上海市级医院和福建三明市等的公立医院在2012年前后就已经开始探索不同方式的公立医院薪酬机制改革，但改革的步伐缓慢，效果并不显著，政策的可持续性仍处于探索阶段。在此背景下，我们从2014年开始对医生薪酬激励机制改革进行研究，系统梳理了医生薪酬激励机制的理论发展脉络、OECD国家医生相对薪酬差异和影响因素，以及国内公立医院医生薪酬制度改革现状，提出建立与社会发展目标一致、与信息技术发展同步的医生薪酬激励机制应作为我国公立医院薪酬改革的主要目标，也希望本书能为我国公立医院医生薪酬改革提供政策参考。

无论改革所涉及的问题如何复杂，理论思路永远是基础，就像山上的水流，路径可以不同，趋势总是向下，重力就是基本理论逻辑。为此，我们首先梳理了经济学关于劳动力市场的基本理论和经济学对医生薪酬机制分析思路。其次，我们系统分析了OECD国家制度下医生薪酬激励机制的差异和影响因素，以及我国不同经济和管理水平下公立医院的医生薪酬机制。本书特别介绍了美国联邦退伍军人医疗系统薪酬制度和预算分配方法。联邦退伍军人医疗系统是美国最大的公立医疗系统，我们希望通过分析以市场调节为主的国家公立医院医生薪酬和预算管理机制为我国建立全额预算医疗系统的方案提供参考。在研究方法上我们根据研究目的和数据情况分别采用了计量经济学模型和定性的案例研究。

一、医生薪酬基本理论

医生薪酬基本理论包括劳动力市场理论、医生劳动力市场和人力资本理论。前两个是经济学的经典理论，而人力资本则属于人力资源的经济学逻辑思路。

（一）劳动力市场理论

根据劳动力市场理论，薪酬水平取决于劳动力供需水平以及劳动力市场的竞争状态。然而随着经济结构和专业化发展，劳动力市场也变得更加细化，不同行业之间劳动力替代性也越来越困难，劳动力市场的理论也随之发展，主要可以分为三个阶段：古典经济学、新古典经济学和制度经济学。

古典经济学理论。古典经济学产生于 17 世纪下半叶的英、法两国，主要代表人物有英国的威廉·配第、亚当·斯密等人。古典经济学劳动力市场理论的核心是自由竞争市场机制，劳动力价格（薪酬）可以自由调控劳动力供求以达到市场均衡状态。薪酬反映供需之间在边际成本与边际效益之间的均衡。但影响劳动力市场运行的因素很多，如公会组织对于劳动力供给的垄断行为、劳动力的非同质性、劳动力需求的派生性、劳动力市场信息的不完全性、劳动力流动成本、政府对劳动力市场的干预等。因此，古典经济学对劳动力市场的解释非常不完善，导致了新古典经济学的发展。

新古典经济学理论。马歇尔、希克斯、贝克尔等新古典学派代表在古典劳动经济学理论的基础上做了重要的开拓发展。新古典学派关注影响薪酬的两个重要因素：市场机制和劳动力个体异质性。因此新古典经济学研究法律、企业制度、产权和财富分配等非市场因素。新古典学派对于劳动力个体异质性的认识促使了人力资本理论的发展，突出了人力资本在各种生产要素中的首要地位。虽然新古典学派在一定程度上摈弃了古典经济学关于完全竞争劳动力市场的一些假设，但是仍然假定市场主体都是追求利润最大化或者效用最大化的理性行为者，所以薪酬可以使劳动力供求实现平衡。

制度经济学理论。劳动力市场是一个受到非经济性因素干扰最多的市场，由于新古典理论不能对于同质工人的差别报酬、失业及歧视等社会现象给出合理解释，因而促进了其他理论的发展，其中最有影响的是制度学派。制度学派认为市场的力量是“被软化、限制、甚至被社会及其他非经济性因素所替代”（Richard

Lester，1951），并认为制度性因素（诸如内部劳动力市场及工会）和社会性因素（如社会阶层和歧视问题）会分割劳动力市场，进而形成非竞争性群体，阻止劳动力在部门间自由流动。早期制度学派的研究主要是对新古典劳动经济学的批评，但理论分析并不充分。自20世纪80年代以来，现代劳动力市场分割理论重新兴起，许多主流经济学家，包括劳伦斯·萨默斯和罗伯特·索洛（Lawrence Summers & Robert Solow，1982），开始试图运用新的理论与实证工具对分割的劳动力市场进行研究，并且取得了许多新进展，分割理论的"复兴"就是制度学派新发展的主要特征（Dickenson et al.，1988）。

（二）医生劳动力市场的特殊性

医生劳动力市场的特殊性主要体现于医疗服务市场和医生劳务供给的非竞争性因素。

医疗服务市场的非竞争性。阿罗（Arrow，1963）认为卫生经济学的研究起始于医疗服务的特殊性完全违反了传统意义上的完全竞争市场的基本假设，即医疗服务的买方垄断、供方垄断和医患双方信息不对称。首先，政府和大规模的保险公司作为医疗服务的买方具有很强的垄断力量，可以影响医疗服务产品的成交量及价格，进而影响医生的薪酬。其次，公立医院和大型医疗集团占据较大份额的医疗服务供方市场，卖方垄断代表可以通过控制医疗产品的成交量与价格来影响医生薪酬。最后，医患之间严重的信息不对称性可以让医生在维持自身一定工作量的前提下，选择偏向于利润更高的诊疗方案，从而提高医生的薪酬。

医生劳动力供给的非竞争性。在许多劳动力市场中，买方（雇佣方）通常是高度组织化的机构，而劳动者往往因为分散无组织而在劳动力市场中处于劣势。为此，劳动者成立了工会并与买方进行谈判，以改善劳动者的工作条件和福利水平。医生行业工会在各个国家都存在，与其他行业工会不同，医生行业公会除了传统公会责任之外还承担着行业行为、行业准入等标准的制定。例如，成立于1847年的美国医生协会（AMA）是医生工会的典型代表。1998～2011年间，AMA花费了2.64亿美元游说资金（在所有行业团体中仅次于美国商会）积极参与了一系列美国医疗卫生政策制定，从健康保险、健康维护组织到公共健康及环境政策等无不受到医生行业协会的影响。AMA在美国医疗行业发展与医生待遇中更是具有至关重要的作用。对于医生劳动力市场，AMA的执照制度从理论上可以保证医疗服务质量，减少行业工作失误，但不可否认的是执照制度在初始进入市场及之后管理过程中的持续作用破坏了市场竞争机制，造成了医生行业内部的高收益（Shirley，1999；Harvey et al.，1999）。与美国竞争相对激烈的医生劳动力市场相比，我国医生劳动力市场中的准入制度影响也是客观存在的（孙晓云，2007）。我国医生劳动力市场的非竞争性可以概括体现在四个方面：供需双方之间的信息不对称、缺乏价格竞争、市场进入障碍和第三方支付导致的医疗服务需求增加（王颖，2006）。尽管国内研究认为，我国医生劳动力市场竞争的基本条件已经具备，但是否存在真正意义上的市场竞争却无定论（谢娟、何钦成等，2009；徐鹏等，2010）。

（三）人力资本理论

人力资本理论的发展分为三个阶段，首先是通过劳动力市场价格反映劳动力之间的差异，然后是建立家庭、个人投入与薪酬回报之间的关系，第三阶段的理论研究则分析了教育在人力资本投入的程度与经济增长关系。不过从医生薪酬水平来看，家庭和个人的投入是医生人力资本重点关注的内容。早期的人力资本思想形成源于亚当·斯密。《国富论》不仅将劳动力类比于固定资本，同时也肯定了学习、获得特殊技能的劳动力在获得普通劳动力工资、收回人力资本投入外还应取得普通利润。完整的人力资本理论是由美国经济学家年詹姆斯·沃尔什（James Walsh，1935）于1935年首次提出。他通过个人教育成本现值、收益现值之间的对比关系来探索教育的经济效益，认为教育支出符合一般投资原则，从而把人力资本概念真正纳入经济分析范畴。然而真正现代意义上的人力资本概念始于20世纪60年代，科技进步、产业和劳动力结构发生了巨大变化，经济学家在研究经济增长的过程中开始了对人力资本的探索。1960年美国经济学家西奥多·舒尔茨（Theodore Schultz，1960）对人力资本进行了系统阐述，提出人力资本是通过投资形成并由劳动者知识、技能和体力所构成的资本。人力资本是社会进步的决定性因素，它除了本身具有收益递增的重要特点外，还可提高物质资本的生产效率。此后，加里·贝克尔（Gary Becker，2002）从个人家庭微观层面着手，提出所有用于增加人为的资源并影响其未来货币收入和消费的投资为人力资本投资，包括教育支出、保健支出和劳动力国内流动的支出等。当舒尔茨明确提出人力资本概念的时候，他也承认人力资本的测量是比较困难的。对待特定的人力资本，在决定其价值时我们首先要决定的是哪些因素应该纳入考量。从文献研究来看，普遍认为对医生这种有着较大执业自由度的专业人力资本测量应该选择应用成本法。

从应用成本法角度，医生的人力资本价值通常可以从其生成（内生价值与外生价值）与要素构成（显性价值与隐性价值）两个维度去测量。内生价值指劳动力潜在的思想、认识、运用和创造能力，外生价值主要指有意识的、自觉的价值生成等，医生人力资本价值就是其内生价值和外生价值的总和。内生价值是先天形成的，是人力资本的根源，但难以观察和计算。外生价值是后天教育、培训得来的价值增量，相对可观察和比较。从知识要素构成角度出发，医生人力资本价值由显性和隐性两部分构成。显性人力资本价值是指人力资本价值外显的，可以通过一般方法观察、确定其价值构成或价值表现的部分，是在医生个体特质基础上，通过后天投资而形成的比较直观、可比的资本积累。例如，人力资本投资的价值形成、人力资本载体的工作绩效、所做贡献等，主要来源于外生价值的范畴。隐性人力资本是指存在于员工头脑里的知识存量、工作诀窍、个人创造力、价值体系等。它并不是通过外部投资所直接形成的，是资本主体通过自身独特的理解认知方式、行为方式、努力和领悟而获得的具有更强大增值效力的人力资本累积。相对于外在可见的显性人力资本价值而言，隐性价值虽难以观察和计量，但却是医生人力资本价值构成中的关键部分，并在人力资本价值增值中起着重要作用，对医生的工作绩效有着至关重要的影响。如果我们从知识要素构成的角度出发，医生个体间的隐性人力资本价值差异巨大，由于它在整体资本价值中占据的比例较大，能够度量的显性人力资本价值是完全不能作为总体人力资本价值衡量的合理指标。相对而言，若从生成特征角度考虑，一方面，不可度量的内生价值在总体价值中的份额、比例相对隐性价值较小；另一方面，对医生个体而言外生价值形成过程中的一系列教育、培训，往往伴随着一定的考核、选拔，这些在某种程度上可以部分表现医生个体的内生特质。

二、经合组织（OECD）国家医生薪酬水平和激励机制

该部分分析了所有 OECD（Organisation for Economic Cooperation and Development）国家医生薪酬状况，其中有 20 个国家的数据可以进行影响因素统计分析。

（一）医生薪酬水平

OECD 国家在 2015 ~ 2016 年间医生平均薪酬与本国社会平均薪酬的比值（本书称其为“相对薪酬”）从 1.78（挪威）到 4.83（卢森堡）不等，平均值约为 2.99，并不是研究中经常提到的 3 ~ 6 倍；全科医生相对薪酬也仅为 1.75，其中爱沙尼亚最低（1.68），卢森堡最高（4.08）；专科医生平均相对薪酬为 3.31，挪威最低（1.78），比利时最高（5.98），显然这些数据都远低于国内前期研究中经常选择的国家水平。我国虽然是个大国，但人均经济水平远远低于 OECD 国家，相对薪酬基本消除了经济水平对薪酬水平的影响，但体制机制因素对医生薪酬水平的影响并不受国家大小约束，因此对我国医生薪酬水平高低的判断不能仅借鉴少数发达国家。根据劳动力市场理论，假如医院院长（劳动力需方）不能聘到医院所需的医生（劳动力供方），就说明需方提供给供方的薪酬水平低于劳动力供方所需的薪酬。然而事实上不同国家的医生薪酬包含的内容不同，医院薪酬还包括了福利、科研支持、工作稳定性等非货币因素，所以仅看薪酬水平并不全面。

（二）薪酬影响因素分析

我们主要从制度、供给、需求和支付能力四个方面分析各因素对医生相对薪酬水平的影响，包括了医生进入市场的难度（获得执照医生的增加率）、人均医生人数（专科、全科、所有）、公立医疗机构占比、第三方支付比例、医生相对社会劳动力的年龄、老年人口比例等。分析结果显示，上述变量并没有显著影响 OECD 国家医生薪酬水平差异，虽然个别变量出现统计显著，但与理论逻辑没有密切联系。因此，影响 OECD 国家之间医生薪酬水平的显著因素并不在我们通常考虑的这些变量之内。影响 OECD 国家医生劳动力市场的重要因素应该是各国医疗卫生体制、社会文化和各种隐含的变量，详细的案例分析法较统计分析更适合不同国家间医生薪酬水平的差异及其原因揭示。尽管如此，统计分析还是揭示了全科医生薪酬差异的原因。例如，统计分析发现能够比较显著影响国家间医生薪酬水平的制度因素是守门人制度。国家医疗体系实行守门人制度可以增加对全科医生的需求，减少专科医生的使用，因此专科医生的薪酬会较低。另外工作时间也是影响国家间医生薪酬水平的一个显著因素，有些国家的医生大部分是在私人诊所工作，自雇式的医生一般都会比雇佣制的医生工作更多的时间，这些国家医生的平均薪酬也自然会高。例如美国医生的平均工作时间每周在 50 ~ 60 小时左右，远高于 40 小时的平均法定工作时间。

（三）薪酬相对水平对医疗服务质量的影响

国家间医生平均相对薪酬水平的差异，反映了国家之间医生行业在全行业劳动力市场中的重要程度。当一个国家医生平均薪酬与社会平均薪酬的比例高于其他国家时，该国医生行业对人才的吸引力一定高于其他国家。但是优秀的人才也不一定带来更好的医疗服务，从医学教育、培训、临床实践到国家医疗服务的管理水平都可以影响医疗服务质量，因此医生相对薪酬水平与医疗服务质量之间的关系是否存在值得研究。我们在世界卫生组织（World Health Organization, WHO）和经济合作与发展组织（OECD）数据库中选取了 32 个国家 2000 ~ 2016 年的面板数据，分析了 OECD 国家医生相对薪酬与医疗服务质量之间的关系。选择质量指标时考虑了两个主要因素：一是代表性；二是与医疗服务水平相关。此外，我们尽量挑选在国际间较易获取的数据和常用的统计口径，初步筛选了可得国家间医疗服务质量指标共 15 个，其中 3 个代表总体医疗服务的质量指标（新生婴儿死亡率、新生儿母亲死亡率和低重新生儿比率），8 个针对全科医生的初级诊疗质量指标（由糖尿病引发的下肢截肢入院数、15 岁以上哮喘与慢性阻塞性肺病入院人数、15 岁以上哮喘入院人数、15 岁以上慢性阻塞性肺病入院数、15 岁以上充血性心脏衰竭与高血压入院数、15 岁以上充血性心脏衰竭入院数、

15 岁以上糖尿病入院数、15 岁以上高血压入院数），4 个针对专科医生的急救医疗服务质量指标（65 岁以上患髋关节骨折手术入院后 2 天完成比例、急性心肌梗塞入院 30 天内死亡率、出血中风入院 30 天内死亡率、缺血性中风入院后 30 天内死亡率）。自变量除了医生相对薪酬水平之外，我们也包括了医保支付方式，人口结构和国家经济状况变量作为控制变量。分析结果显示医生薪酬相对水平在三个质量指标方面的影响并不显著，即使有些指标同医生相对薪酬水平有关，但大多数质量指标并没有与薪酬水平相关，有些还有与理论相反的现象。在婴儿死亡率等三个指标中，全体医生相对薪酬水平在合理控制随机效应后，仅与低重婴儿比率成负面相关关系，即医生相对薪酬水平高的国家低重婴儿比率较低。但这项指标与医生的水平相关性不高，影响低重婴儿比率的因素主要在家庭。同样，在考察全科医生相对薪酬水平对六个质量指标影响时发现只有哮喘医院入院率、慢性阻塞性肺病医院入院率与全科医生相对薪酬的相关性显著，而专科医生相对薪酬与四个质量衡量指标均没有呈现统计显著的关系。

总之，OECD 国家数据分析显示各国医生与社会平均薪酬水平的差异主要来自各国内部的体制机制和社会文化等因素，与人力资本投入的关系在方向上一致，在薪酬水平差异数额上不一致，主要来自其他方面的影响。同时医生相对薪酬水平的差异也并没有反映到医疗服务的质量指标上。因此，一般来说，我国公立医院的薪酬要低于市场水平，主要是因为公立医院的薪酬包含一些非薪酬福利，例如工作稳定、科研教学的机会，以及当地生活环境等。因此，政府制定工资标准很容易与当地市场脱节，使医院无法找到合适人才，让院长根据岗位需要和当地市场状况来决定医生薪酬水平可以避免固定薪酬带来的弊病。

三、国内医生薪酬水平、支付方式及其发展趋势

当我国从计划经济体制走向社会主义市场经济之后，公立医院被夹在了体现社会目标的价格、财政、对服务的各种计划经济式的管理和几乎完全市场化的资源配置（人力、药品和耗材）两套体制之中。作为医院最重要的资源，医生的行为决定了公立医院的成败，而绩效考核与收入分配机制是影响医疗服务行为的关键。我们根据财务数据研究分析了国内医生薪酬的绝对和相对水平，同时也调研了上海、南昌、长春、青海和温州等城市的公立医院。

（一）国内医生薪酬水平相对于城镇工资性收入并不是很高

由于我国地区经济水平差异非常大，欠发达地区医生薪酬相对于当地工资性收入的水平要高于发达地区。总体而言，国内全国医生平均薪酬水平是城镇平均工资性收入的 2. 47 倍。如果包括乡村，并以居民可支配收入作为标准，医生平

均薪酬与全国居民平均可支配收入的比值为4.61，这主要来自城乡收入差距。由于我国地区经济差异非常大，医生薪酬相对于当地水平在发达地区要低于欠发达地区，例如，北京为1.56倍、上海为2.03倍，湖南为2.58倍、湖北为2.66倍、云南为3.64倍、贵州为3.87倍和西藏为4.06倍。不过我们需要注意各地财务数据统计口径的不一致问题，例如公立医院医生的各种福利是否全部包括在薪酬之中。

我国公立医院职工薪酬在全国城镇职工中属于较高水平。根据公立医院财务数据，2016年我国公立医院税后医生薪酬（包括所有收入）水平为10.99万元，是全国工资性税后收入的2.47倍。但是这个数据并不能同国外相比，因为国外的参考标准是全国居民。由于我国乡村居民的收入没有准确数据，只能用问卷调查得出的可支配收入。如果用可支配收入作为标准，我国公立医院税后医生薪酬是全国居民可支配收入的4.61倍。我国公立医院医生薪酬绝对水平地区差异高达3倍以上。数据显示，2016年公立医院医生税后平均薪酬上海最高（23.05万元），北京次之（17.93万元），浙江第三（14.49万元）；河南（6.85万元）、河北（6.89万元）和山西（7.35万元）最低；湖南（9.7万元）居中，上海为河南的3.36倍。但是从相对水平来看，无论是与当地工资性收入还是与当地可支配收入，发达地区最低，西部地区最高，中部居中。以本省工资性收入为标准，北京医生的相对薪酬水平最低（1.56倍），河北稍高（1.67倍），倒数第三名是江苏（1.78倍），而最高的是西藏（4.06倍）。而且医生相对薪酬与绝对薪酬趋势相同。例如，河北医生绝对薪酬水平倒数第二，但是相对薪酬水平也是倒数第二。重庆、四川和贵州的绝对薪酬水平都比较高，在全国前10名之内，但是相对薪酬也比较高，分别为当地城镇职工工资的3.31倍、3.29倍和3.87倍。

（二）医疗保险支付方式的改革并没有达到预期目标

本书所选OECD国家医疗服务支付方式经历了从按照服务项目付费、按病种和人头付费，发展到现在按照绩效支付三个阶段。我国公立医院医疗服务经历了采用按项目付费和多种支付方式相结合阶段，医院职工薪酬则从工资制发展到绩效工资制阶段。总体看，国内外医生薪酬支付方式都没有达到预期目标，但支付方式对国外医生薪酬的影响高于国内。由于多数国家医生是以个体方式提供服务，薪酬支付方式直接影响收入。我国医疗服务支付一般都是医保对医院，虽然医院收入同医生收入直接相关，但是价格和财政政策也会对医院收入有影响，因此支付方式对医生薪酬的影响要低于国外。相对影响国内医生薪酬的主要因素是医院内部绩效考核与分配机制。

国内医生薪酬支付方式正在向按照绩效支付方式发展。我国医生薪酬改革起始于经济体制改革初期，在原有工资制下允许医院通过创收提高职工薪酬，经过

40 多年的发展，医生薪酬的 80% 以上都来自医院，这种收入分配机制提高了效率，但也同时成为医疗服务提供方式的推动力，加速了费用快速增长。近年来，奖金同经济效益脱钩，建立公益性和运营效率为基础的绩效考核体系，并且按照绩效支付已经在一些医院开始实行，希望能够引导医疗服务向患者需求和社会资源最优配置的方向发展。

国外医生浮动薪酬的比例小，国内则较大。国外医生薪酬以绩效为指标的浮动部分近年来也在增加，但一般也没有超过 10%。国内医生浮动薪酬部分太高，在 30% 左右，基本上是在奖励工作效率。在所选 OECD 国家的医院或者大型诊疗机构，雇佣医生的工资基本上都是固定的，奖金一般不会超过 5%。我国医生工资的浮动部分一般来自医院自筹资金，这部分已经占医生薪酬的 80% 以上，当公益性逐步成为绩效指标的核心因素之后，浮动部分的权重也应该进行调整，避免激励集中在工作量等少数几个指标上。

当社会医疗保险逐步发展为社会福利后，医生成为医疗费用控制的主要对象。各种支付方式改变试图让医生分担提供过度医疗的经济风险，而最近的医生薪酬管理方式是希望将薪酬同医疗服务的价值联系在一起，让医生在社会资源有限的前提下，成为患者代理人，提供最有价值的医疗服务。但问题的关键是患者本身并不直接承担资源控制的责任和后果，患者需要的医疗服务水平和社会认同的公共医疗服务水平是不一致的，在这样一对矛盾之中，怎样让代表社会目标的绩效薪酬支付方式引导医生按照社会公共标准提供医疗服务是目前医药卫生体制改革所面临的挑战。

四、国内公立医院收入分配激励机制改革案例分析

我们分别调查了国内不同经济发展地区的公立医院，包括上海、浙江温州、江西南昌、吉林长春和青海西宁，包括当地公立医院运营环境、医生薪酬激励机制。总的来看，各地公立医院医生薪酬机制十分类似，医生薪酬的主要部分来自医院净收入（收减支）。由于各地经济状况不同，医生薪酬水平差异也很大，但是差异最大的是管理水平。总体来看，上海市级医院的管理和改革领先其他调查的医院，上海市级公立医院改革历程中揭示的问题基本代表了我国公立医院薪酬改革的实际状况，因此我们重点分析总结了上海申康医院发展中心的改革举措和进程。

（一）职工薪酬与创收分离

加强绩效是我国公立医院改革的必然方向，上海市级医院内部绩效考核指标已同科室创收水平分离。改革之初，新方案中绩效工资和奖金发放的重点指标是

人均工作量，但医疗质量的指标过于狭窄，费用控制的权重还很小。在医院工作效率潜力有限的情况下，均次费用和人均创收持续增长不可避免。但无论如何，上海申康医院发展中心主导的薪酬管理改革探索已收到初步效果，为我国公立医院管理改革提供了有益参考。

我们分析了2016年7家上海市级医院内部绩效考核改革方案，发现其指标已同医院创收完全脱钩。改革之初，医院管理的重点在于保证工作效率，绩效指标权重和指标合理化有待进一步研究和完善。这7家医院改革方案分析的结论有四点：一是绩效工资和奖金已经同科室创收分离；二是新方案中绩效工资和奖金发放的重点指标是人均工作量（分配权重占70%以上）；三是医疗质量指标过于狭窄，仅包括医疗事故或者违规等指标；四是费用控制权重还很小，不能改善诊疗手段的成本效益。尽管这7家医院是改革较好的医院，但仍有显著差异，因此深化薪酬改革需要时间。

工作效率潜力有限，均次费用和人均创收持续增长不可避免。从上海市级医院工作效率、费用控制和人均创收的情况来看，绩效工资同创收脱钩给医院运营带来的压力还是很大的。一是工作效率产生创收的潜力是有限的。二是均次费用的持续增长不可避免，因为医院职工收入的70%以上来自医院的净收入。三是人均创收必须持续增长，否则职工收入的持续增长就不可保持。怎样能够在有效控制医疗服务费用的前提下，保证职工收入的稳定、合理增长仅仅依靠院科两级收入分配机制改革是不够的。

（二）职工薪酬主要受工作量、服务结构、管理效率等因素影响

上海市级医院进行内部绩效改革后，为保证职工薪酬稳定持续上升，医院从增加人均工作量开始转向增加手术，但这与控制医疗费用增长的社会目标相矛盾。在医疗服务价格调整，医保筹资跟不上薪酬增长速度和人均工作量上升有限的情况下，公立医院薪酬机制改革面临很大挑战。

职工薪酬水平主要取决于医院职工创收水平（净收入）。上海申康中心所属24家市级医院职工薪酬水平同人均创收能力表现出正相关关系。职工薪酬收入均值最高的3家医院分别高出市级医院平均值的45.6%、16%和13.1%，薪酬均值最低的3家医院低于市级医院平均值40%、35%和31.2%。医院可分配收入用于薪酬的比例为94.5%（分配率），最低的医院为74%，最高的医院为100%。从表面看，医院职工平均收入与其人均创收能力呈较为一致的趋向性，人均创收能力指标越高的医院，职工收入水平也趋于较高值。事实上，影响人均创收的一个潜在因素是医院提供医疗服务的构成。

医院创收水平差异取决于服务构成的含金量、管理效率和分配率。医院提供服务的构成和与之匹配的价格是影响医院创收的重要因素，如果一个医院提供的

主要服务价格都接近成本，那医院很难有好的经济效益。上海市级医院临床专科中，医生收入较高的 10 个科室分别是生殖医学科、整形外科、眼科、血管外科、口腔科、骨科、内分泌科、心胸外科、风湿免疫和麻醉科。本书分析了从事上述专科的医生数量占比，以及高收入专科医生占比与创收能力之间的关系后。发现职工收入均值最高的医院中从事上述 10 类专科医生的占比最高，达到 55%，另外 3 家收入均值较高的医院的比例也在 20% 以上，从而印证了医院特色专科的创收能力是职工平均收入差异的重要因素。

决定创收的另外一个因素是管理效率，由于管理效率和医疗服务构成都包含在人均创收中，要分析管理效率应通过多因素分析解析各自影响，人均创收不全部反映管理效率。从统计回归分析看，门急诊人次数和科室成本控制解释了医院内部职工薪酬变化的 87%，因此目前医院的管理效率也是医院创收的重要因素。院长在职工薪酬和医院发展之间的决策权是影响职工薪酬差异的另外一个重要因素。上海市级医院的分配率显示，人均创收低的医院院长还是受到提高薪酬的压力，倾向于高分配率。申康 24 家医院人均创收低于平均值的 11 家医院，除了 2 家医院之外，其余医院的分配率都在 97% 以上，另有 5 家医院将创收全部用于分配（分配率大于 99%），但其人均创收额却都在市级医院平均值之下。

工作效率是医院内部医务人员薪酬分配的主要激励。上海市级医院职工薪酬中有 81% 来自医院可分配收入（工资 7%，津贴 12%），创收是医院管理中的关键指标。职工浮动收入水平差异影响医院间薪酬竞争力和医院内薪酬激励度。公立医院属于国有事业单位，执行国家和本地事业单位工资制度，按国家和本地事业单位工资制度要求计薪以外的职工收入，都属于浮动收入，其水平高低由医院薪酬分配总量决定，照此计算，申康 24 家医院中，浮动薪酬占比最低 69%，最高 86%。从理论上分析，浮动薪酬部分超过 60% 都是过强的激励，再高的比例也无法再增强激励作用。因此，上海市级医院薪酬结构的激励作用已经足够。

医院之间各类职工内部薪酬分布差异隐含分配合理性问题。医院职工分类包括医生、管理、医技、护士、专技和勤工。与职工平均薪酬比较，医生薪酬最高为 1.43 倍（最低 1.22 倍至最高 1.64 倍），其次管理类为 1.28 倍（0.99 ~ 1.88 倍）、医技类为 0.94 倍（0.72 ~ 1.10 倍）、护士类为 0.79 倍（0.70 ~ 0.98 倍）、专技类为 0.77 倍（0.65 ~ 0.97 倍）、勤工类为 0.61 倍（0.51 ~ 0.80 倍）。虽然各类职工薪酬水平基本上取决于各自劳动力市场，但薪酬分布差异也反映了医院内部职工收入差异度。将职工薪酬按照五个组均等分开（20% 一组），然后将医院按照类型（综合、中医、专科、特殊专科）在每一类中由高到低排列后发现，薪酬高的医院最高收入组的人数比例由高到低差异很大。2013 年，职工平均薪酬最高的 3 家医院，其职工属于高收入组的比例高达 43.2%、31% 和 32.7%，而属于低收入组的职工比例较低，分别为 8.7%、7.6% 和 19.2%；相反，职工平均薪酬最低的3家医院，其职工属于低收入组的比例达到62.3%、60.5%和39.4%，而属于高收入组的职工比例较低，仅为2.4%、4.7%和2.7%。由此可见，上海市级医院职工薪酬差异更多体现在医院之间，同等工作在不同医院薪酬会不同。当然问题的关键，还是薪酬差异是否来自技术水平，如果医院的创收能力主要来自价格政策，由此引起的高收入则不尽合理。

（三）医院医疗费用得到有效控制，人均创收增长放缓

总体而言，上海市级医院工作效率增长趋缓，门急诊效率基本饱和，主要调整在住院。随着医疗费用仍持续增长，人均创收稳定上升，但增长率也有所回落，控制分配率的趋势已经显现。平均门急诊人次数增长趋于饱和，住院天数下降，手术人次数快速上升成为增加创收的主要手段。2011年以来，每职工出院人次和每职工门急诊人次的同比增幅均出现回落，其中，每职工出院人次增幅从10.4%回落至6.1%，每职工门急诊人次增幅从9.8%回落至3.9%，表明市级医院能够承载的医疗服务量逐渐饱和。

上海申康医院发展中心在管理过程中持续关注人均创收增长速度和医院结余用于薪酬分配的比例，要求医院合理安排发展资金。在2010~2013年间，人均创收每年增加2.3万元，平均年增长率为16%。2013年上海市级公立医院人均创收指标值27.7万元，但是医院运行的收支结余中，用于职工收入分配的比例从2010年77%下降至70%，反映出上海市市级公立医院职工收入分配方面有所调控，医院收支结余用于医院发展的增幅高于用于职工收入分配的增幅。

（四）公立医院绩效薪酬改革方案与策略思考

上海申康医院发展中心印发的《关于市级医院深化内部绩效考核和分配制度改革的指导意见（试行）》触及了公立医院改革的根本问题，在全国率先进入了改革深水区。医院职工薪酬分配引致医疗服务的各种行为与社会发展目标不一致，但是要将目前以科室经济效益为基本指标的分配方式，改革成以绩效为目标的分配方式，会触及医院内部可持续运行和外部竞争力等一系列问题，因此建立正确的改革方案和策略非常重要。

1. 改革方案。申康在2012年的文件中提出了两个方面的改革：一是内部绩效考核；二是收入分配制度。体现出申康中心希望的公立医院改革绩效指标，强化公益性，同时建立与新绩效指标匹配的收入分配制度。在研究了医院的改革方案和近几年医院的职工薪酬分配状况、工作效率、费用控制和人均创收情况之后，改革的政策思考是：上海市级医院的发展如何定位？绩效考核指标如何与医院定位一致？薪酬水平管理的长期与短期策略是什么？申康改革方案提出了八个考核基本面：岗位工作量、服务质量、病种难易度、临床科研产出和教学质量、

成本控制、医药费用控制、医德医风、患者满意，要求医院从现有的分配机制上转换过来，其最终目的是完成上海市级公立医院的预定目标。因此，公立医院内部绩效考核与收入分配机制改革必须建立在国家发展公立医院的长远目标定位上。

申康提出绩效考核与收入分配机制改革是公立医院的根本性改革，改革的成功必然会引起公立医院发展的转向。此时，首先需要考虑的是定位问题，即上海市级医院在今后10～20年中在中国应该处于什么地位。作为国际化大都市和中国经济发展最好的城市，上海市级医院应该成为具有世界先进水平和一流服务的医院。上海市级医院的发展模式，绝不能像国内一些所谓高端医院那样收取非常昂贵的费用，提供超豪华的服务设施。上海市级医院的具体发展目标应该是：具有世界一流技术和质量的诊疗手段、提供真正以患者为中心的医疗服务，成为性价比最好的（含金量最高）的医院。具体发展策略应该是根据技术和管理水平，分批分期逐步实现。

要成为世界一流水平的医院，首先要有世界一流的医生，不仅仅是诊疗技术一流，更重要的是敬业精神和服务态度。目前的绩效考核和收入分配机制改革方案在考核方向（一级指标）应该已经比较全面，问题在于具体内容（二级指标）的落实，特别是以下四个方面：第一，患者满意度要落到细节和实处。患者满意主要是服务的质量，目前医院考核的内容基本上是围绕现有服务，询问患者是否满意。申康可以尝试将患者满意度测量和评估，体现在与世界一流医院就医服务的差距方面。虽然患者太多和医院拥挤是实际情况，但要成为世界一流医院，还有很多地方可以做得更好。第二，质量的含义要落实到具体疾病的治疗。目前，方案中质量指标大多数是对医疗事故和违规等方面的考核。同世界一流医院比较，应该考虑对每一类疾病的治疗质量指标，切实落实医疗质量改善和绩效考核指标。第三，提出控费要同医疗质量和服务质量一致。控费是我国医疗卫生政策的宏观目标，但是作为世界一流医院，上海市级医院服务对象应该是重病、大病和疑难疾病，应该提供含金量最高的优质服务，而不是廉价服务。第四，医院本身不应该承担对贫困人口医疗服务可及性的筹资责任，筹资和服务分离可以达到资源最优配置，政府救助单位、社会救助团体和医疗保险应该是改善贫困人口就医的有效工具。

2. 改革策略。研究认为，公立医院改革总是面临三大障碍：超越医疗体系的体制障碍、公益性与市场激励机制的矛盾、现有管理习惯与改革目标的差异。改革的策略就是在三个障碍之间选择可以推动的路径，只有目标高远才能方向明确，只有实事求是才能不断前行。

超越医疗体系的体制障碍。医药卫生体制的改革涉及很多其他部门的制度，作为医疗服务最终的提供者，公立医院面临所有体制问题带来的障碍。首先是价格，公立医院的收入由政府管制，但是支出（药品、耗材、人力）基本上是市场运营。当价格同市场不匹配时，公立医院要保持良性运营，不得不改变服务内容，偏离最佳医疗质量和社会目标。如果服务价格低于服务成本，财政补助必须跟上，但财政补助基本上不能保证价格政策配套。在价格和财政补助都不能配套改变的情况下，公立医院薪酬改革要保证人均净收入与薪酬总额目标保持一致。在提高人均工作量和调整服务内容这两个手段之间，调整服务内容更加有潜力，上海市级医院可以在大病和疑难病的诊治方面发展，放弃普通疾病治疗的任务，提高人均服务的价值。

公益性与市场激励机制的矛盾。公立医院绩效考核的一个主要目标是强调公益性，具体来说就是排除因为追求利润带来不合理的医疗服务行为。问题是，上海市级医院人员支出和发展资金的70%以上来自医院创收。从支出和收入原则的一致性来看，以利润为导向的考核分配制度管理效率最高。新的改革方案强调公益性之后，各个部门在创收方面的一些服务会受到抑制，从而影响医院净收入的持续增长。这会导致两个问题：一是强调公益性、改变服务行为之后，医院在收入上没有回报；二是即使是医院薪酬总额不变，强调公益性之后，医生之间的分配调整会影响一部分医生收入。尤其在其他医院没有实行改革的时候，这两个因素会直接影响上海市级医院在雇用医生方面的竞争力。所以，上海市级医院薪酬改革的第一步还是优先保证人均收入的稳定合理增长，各医院改革方案中给工作量的权重在70%以上，体现了院长对改革的策略。而解决这个问题的办法，短期之内还是不断地调整结构。从长远看，政府对上海市级医院定位的认可，以及在价格、财政和医保配套政策的实施之后，才有可能把医疗服务内容调整到合理结构。因此，医生薪酬水平和增长仍然要保持市场竞争力，薪酬总额管理可以根据同类医生市场薪酬水平制定标准。

管理习惯与改革目标的差异。绩效考核中一级指标规定了考核方向，而二级指标体现管理的具体内容。从改革方向到管理内容的落实，需要各级管理人员执行力，包括激励机制与管理习惯。医院改革方案中的激励机制，主要体现在医院对申康提出的8大要素给予的权重。从目前7家医院的改革方案看，70%以上权重在工作量，大部分医院是从经济效益指标平移到了工作量，激励机制改变不大。在激励机制基本不变情况下，管理习惯很难有实质性改变。从医院改革方案二级指标中可以看出，除少数医院之外，基本上没有管理方面的实质改变。在这种情况下，建议挑选有改革积极性和管理能力的1～3所医院试点，重点在结构调整和质量管理两个方向取得实质性突破。

五、美国退伍军人医疗系统薪酬与预算管理案例

本书详细介绍了美国退伍军人医疗系统医生薪酬制度和预算管理的改革。美

国联邦退伍军人医疗系统隶属于美国退伍军人事务部（The Department of Veterans Affairs，VA），前身为1930年成立的退伍军人管理局，于1989年成为为退伍军人及其家属提供服务的正部级单位。就雇员人数（2017年351 540人）而言，VA在15个政府部门中是继国防部之后的第二大联邦政府部门。VA的工作主要包括医疗卫生系统、福利和丧葬服务，其中退伍军人部医疗系统（The Department of Veterans Health Affairs，VHA）的服务系统雇员占退伍军人事务部的89%。VHA管理着美国最大的公立医疗机构，除了提供全科医疗、专科治疗及相关的医疗机构社会支持服务之外，也是全美最大的住院医师及其他医护人员的综合性医疗卫生教育、培训机构，同时VHA医疗系统在医学研究方面也做出了重要贡献。

美国退伍军人医疗卫生系统按照地域划分为19个大区，包括145家医院，1 231个门诊部。根据2017年9月30日的统计，VHA有905万注册退伍军人有资格享受医疗服务，其中455万是残疾退伍军人。在2016财政年度，有626万人在VA获得医疗服务。

（一）VA医生薪酬制度

VA医疗系统的医生全部是雇员制，薪酬按照联邦政府法律规定标准执行。VA薪酬制度具备三大特点：精细化、灵活性和非市场因素。VHA薪酬制度可借鉴之处是对薪酬分类的精细和对市场变化的灵活度。VHA在医生薪酬分类方面是同市场直接对接，对每一个专科都制定了详细的薪酬水平和晋升制度，同时根据地区劳动力市场薪酬差异每年进行调整，使得联邦政府医生薪酬水平能够同市场对接，让公立医院能够聘到所需医务人员，也让在职医生能够安心工作，不断发展。

灵活性是美国VHA医生薪酬制度的另外一个特色。无论规定的薪酬水平如何，如果医疗中心在现有规定的薪酬水平下无法招聘到合格的医生，医院就可以采用特殊通道增加薪酬水平。特殊通道一般有两种。一是改变适用法律，例如心理学医生的薪酬水平最初是采用普通公务员薪酬的5号法律聘用，后来发现市场薪酬普遍高于5号法律规定的薪酬水平，政府就为这些医生制定了特殊条款，纳入38号的医生专用法律。对于管理人员也是这样，在38号医生薪酬分类中特意列出了管理人员的薪酬类别，增加聘用主管医生的薪酬竞争力。另外一种调整办法就是跳级。如果一个地区规定的医生薪酬水平低于市场水平，无法招聘到合格的医生，医院可以申请调高级别聘用。这些情况一般发生在农村或偏远地区，当地的劳动力市场工资水平比较低，但是医生一般不愿意到这些地区工作，供给也少，为了吸引医生到这些地区工作，VHA可以通过调高医生薪酬来聘用。美国VA在招聘优秀医生中除了灵活细致的薪酬制度之外，还采用了非市场手段。

VHA 每一个医疗中心都与当地医学院合作，进入 VHA 系统后就可以参加医学院的教学研究。VHA 医疗中心一般都同当地最好的医学院合作，包括私立医学院。例如，加州帕罗阿托 VHA 医疗中心是斯坦福大学医学院的教学医院，既提高了医院医生的水平，也促进了 VHA 和斯坦福大学的医学研究。

（二）VA 预算管理改革

VA 是联邦政府全额预算拨款的医疗机构，每年国会通过预算之后由总部向各医疗中心分配资金。早期 VHA 的预算分配是从中央分配给四个大区，每个大区再分配资金到各个医疗中心，一个医疗中心一般包括一家医院和一些门诊部，预算分配方法主要是在上一年的基础上微调，但长此以往这种分配方式带来很多问题。首先，退伍军人在各州人数的分布在发生变化，普遍的趋势是向南部增加，如果长期根据上年预算进行分配会造成医疗中心之间资源分配不公平。第二，受各种因素影响，各地医疗中心的医疗技术水平差异比较大，比较先进的医疗中心可以做器官移植、脊柱损伤和精神疾病的专科治疗，而其他中心则只能进行常见病治疗，在原有预算基础上分配很难改善专科服务可及性的地区差异。第三，根据原有预算分配会保护低效率的运营中心为了改善资源分配公平，提高医疗服务效率，VA 于 1985 年启动了新的预算分配方式，以工作量和运营成本作为制定预算的依据。但是新预算方法运营三年之后，美国预算总署对 VHA 改革后的预算分配方法进行了评估，结果发现新预算方法并没有真正达到改革目的。评估发现两个主要问题：第一，每年预算调整不超过上年预算的 2%；第二，如果一个医疗中心因为预算调整缺乏资金，可以向地区医疗主管申请补助，所以实际上新预算方法并没有从实质上改变之前的预算分配原则（美国预算总署报告，1989）。因此，VA 于 1989 年停止了新的预算分配方法，检讨预算分配方法改革的问题，分析发现仅仅改变预算分配方法并不能达到资源分配改革目标，必须对医疗系统的组织结构进行彻底改革。经过五年的努力，VA 完成了对医疗服务机构的体制改革，于 1994 年再次启动新的预算分配改革。

VA 在 1994 年的预算改革之前对医疗服务机构进行了两项重要改革。一是把原有全国分为四个大区的组织结构改为 22 个大区，同时以医疗中心作为独立预算单位，形成了扁平化的组织结构，使医疗中心成为效率考核基本单位，为今后预算与效率挂钩奠定了基础。二是国会通过了一个提案，要求 VA 能够让所有退伍军人具有公平的医疗服务可及性。在 1994 年预算改革实施 2 年之后，美国预算总署再次对 VA1994 年预算分配方法进行了评估，评估结果还是很差，发现在预算调整中各个医疗中心预算下调和增加额度没有超过 1%，根本没有改变预算分配不均的问题。预算总署 1996 年的调查报告指出尽管 VA 采取了行动，但是在三个方面仍然存在严重问题：第一，VA 并没有认真解决一些医疗机构不能对预算削减进行规模和组织结构调整的问题；第二，VA 需要进一步了解造成预算分配地区差异的潜在原因；第三，预算外资金也应该纳入预算公平分配的分析中。

在美国预算总署 1996 年评估报告的压力下，VA 痛下决心，于 1997 年启动了新的预算分配方法，称为退伍军人公平资源分配法（Veterans Equitable Resource Allocation，VERA）。VERA 根据退伍军人在 22 个大区的人数和健康状况分配资源，彻底打破之前以医疗中心为预算单位，在原有预算基础上进行微调的分配方法。VA 预计在三年之内逐步完成 VERA 预算分配方法。由于退伍军人人口分布近年来出现了从东北部和中西部向南和向西迁移的趋势，根据 VERA 的方法，一些医疗中心的预算将显著减少，VA 担心预算削减会影响退伍军人就医可及性。为此，国会要求美国预算总署调查 1997 年 VERA 对两个预算削减的大区的影响。调查发现一般医疗服务的可及性在这两个大区以及全国都有改善，特别是第四大区，门诊就医人数增加了 22%，但是专科医疗服务却减少了。不过，调查也发现大区内在预算分配方案中并没有公平性的标准，VA 全国总部也没有对资源分配公平性有任何有效监管。自 VERA 开始实施之后，国会立法要求 VA 定期报告新的预算分配方案是否达到了资源公平分配的改革目标。VA 委托兰德公司对 VERA 预算分配方法进行了一系列的研究，并且根据研究结果不断完善分配方案。

兰德公司随后对 VA 医疗系统的成本影响因素进行了统计分析，建立了预算分配模型。VA 接受了兰德公司建议，完善了预算分配模型之后，兰德公司又分析了该模型对设施陈旧的医疗中心、复杂病情患者、正在整合的医疗中心、乡村和城市差异等情况的预算调整是否合适，也同时分析了 VHA 医学中心与高校医学院合作和气候对成本的影响。在分析了这些特殊变量的影响之后，兰德公司对预算分配方案提出了改善，把疾病复杂程度从 3 类扩展到了 10 类，基本完成了预算分配的统计模型。从那时起，VHA 就采用了 VERA 来分配预算，彻底改善了资源分配公平性的问题。

纵观世界各国，政治体制、管理体制与机制，以及医疗服务组织形式均存在较大差异。与美国相比，美国也是以医院（包括社区医院）为主的医疗服务组织形态，但其医疗机构以非公立为主，医生薪酬主要受市场因素影响。VHA 虽然属于美国的公立医疗组织，但其服务对象以退伍军人为主，医生薪酬受到严格的预算影响。OECD 国家之间医生薪酬也是各有特色，不同国家之间也存在薪酬制度和总额上的或多或少差异。尽管如此，但“他山之石可以攻玉”，为此我们对美国 VA 医生薪酬与预算进行了研究，期望能为我国公立医院薪酬改革研究和实践提供经验借鉴。

第二章

研究意义、基本理论、研究思路与框架

一、研究背景

我国医疗卫生体制自1979年以来进行了一系列的改革，由于固有体制和相关法规及监管缺乏等系列因素影响，我国医疗卫生体制改革的成效依然不明显。随着经济建设的发展和人民生活水平的提高，人民群众对医疗和医疗品质的需求与日俱增，各项医疗费用也水涨船高。从1991年到2013年，中国人均医疗费用的年均增长率为17.49%，如果现有的政策环境不变，预计到2020年，我国医疗费用将依然保持12.08%～18.16%的年均增速，其增速将明显高于社会经济发展速度。在医疗费用增长过快和既定医疗保障水平之下，老百姓的感受是医疗费用负担加重，"看病贵"问题仍未得到解决。

医疗费用增长过快，绝大多数医院绩效执行分配与收入挂钩，医院运营模式以收支结余（即利润）为导向是不可忽视的一个原因。例如，被媒体称为"全球最大医院"的郑大一附院2014年实现营收75.21亿元，这一数字的背后是患者付出的高昂医药费，而该院对医生的激励——"每个科室通过多收治病人、增加病床而多获得的收益，以奖金的形式按比例返还给科室的医生"起到了不小的作用。国家出台了多项政策多次强调医务人员的收入不能与业务收入挂钩，虽然政策明令禁止，却出现有令不行、有禁不止现象，归根结底，主要在于：

第一，政府转换医院运营激励机制，从全额拨款到自负盈亏。医院与收入挂钩的绩效分配制度，起源于20世纪医疗产业化改革，政府"断奶断粮"，把医院推向了自负盈亏。医院为了生存和发展，通过将医生的绩效分配与收入挂钩调动员上的积极性，弥补政府财政补助缺位的经济来源问题。医院为了生存与发展，增强竞争力，改善就医条件，增添新设备，导致医院运行成本过高，按照现行的医疗收费，低成本收费，加上政府财政补助不足，医院增收动力更加明显，没有足够的收入来源，弥补不了医院的刚性成本，导致医院内部管理的重心，转移到

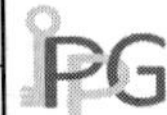

增收上。

第二，医院发展需要资金。医院发展离不开钱，钱从何来。医院出台一系列的绩效方案，始终不会离开收入，主要采取的方式有：一是单项提成方式，一般主要针对医技检查，提高设备利用效率，是医院主要的经济收入来源；二是收支结余提成方式，按照收入减去支出结余提成，刺激科室多收入，多给医院提供结余贡献。医院用结余资金来实现医院的发展。员工的待遇要提高，也需要钱，钱从何来，从病人身上来。大部分医院绩效分配与收支结余挂钩，员工要获得较高的经济收入，就需要考虑如何赚到病人的钱。因此站在医院的角度，与收入挂钩无可非议，但是站在全社会角度是不合适的，于是出现了过度医疗、与收入挂钩的绩效分配模式、公立医院不能体现其公益性、医患关系恶化、医疗服务质量受到影响等。

出于上述认识，一方面，医院开始尝试改变医生薪酬与收支挂钩的模式，这对于大部分医院采取收入结余提成这种惯性运转的绩效分配模式提出了较大的挑战，可能影响医生的积极性。另一方面，2011 年国务院出台了《国务院办公厅关于印发 2011 年公立医院改革试点工作安排的通知》，提出要“完善人员绩效考核制度，实行岗位绩效工资制度，将医务人员的工资收入与医疗服务的数量、质量、技术难度、成本控制、群众满意度等挂钩，做到多劳多得、优绩优酬，提高临床一线护士和医师工资待遇水平”，但又不允许“设定创收指标”，并“严禁将医务人员收入与医院的药品、检查、治疗等收入挂钩”。然而，公立医院医生薪酬是公立医院改革的核心和动力，薪酬制度因能够直接影响医生动机，因此，公立医院薪酬改革也成为跨越改革中调动医务人员积极性问题的关键和公立医院改革政策落实的“最后一公里”。

二、基本理论

薪酬通常被定义为劳动力市场中的价格。市场是劳动力资源配置的枢纽和渠道，整个劳动经济学就是围绕着劳动力市场展开的。当我国从计划经济转向社会主义特色市场经济之后，医生薪酬在政府规定的部分之外加入了医院自筹部分，而后者受市场的影响逐步加大。无论今天我国医生薪酬受到多少因素干扰，薪酬已经是医生流动和职业选择的一个重要因素。因此，首先要了解古典经济学关于劳动力市场理论，了解其薪酬分配基本理论。但是我们应该明确市场能够取得最优资源配置的几个基本假设在实际中都会受到不同程度影响，垄断总会在不同程度上出现，而医生行业的专业性使得行业垄断和行业内垄断更为突出，新古典经济学的人力资本理论则分析了劳动力市场的个人特性。医疗服务中医生与患者之间的信息不对称，以及医疗服务救死扶伤的内在社会价值，使得医生服务质量保证成了重要问题，行业中的各种制度，社会医疗服务体系的各种制度都使得医生人力市场的流动不仅仅受薪酬支配，所以，制度经济学市场分割理论关于医生薪酬的论述。表明薪酬具有激励作用，因此影响薪酬的要素等薪酬激励机制理论也是我们研究医生薪酬分配机制的重要依据。

（一）古典经济学的完全市场理论

古典经济学在劳动力市场中的基本假设为：劳动力市场是统一的完全竞争市场，在这个市场中价格即工资是具有无限弹性的，故而可以自由地调控劳动力的供求以达到市场均衡状态。若劳动力成本下降，市场中的劳动力需求就会增加，而由于劳动的收益率在降低，个人会倾向于选择更多的闲暇，劳动力的供给随之减少。相反，若劳动力市场上供给量小于需求量，则会导致市场价格水平的上升，从而降低使劳动力的需求提高供给，以使供给与需求重新到达平衡。

上述分析有一个前提，即认为雇佣方决定劳动力使用量的原则是边际劳动力资源成本（Marginal Cost，MC）应该等于边际劳动力产出收益（Marginal Return，MR），这种成本中即包括了物理性做功也包含劳动者自身对于收入和闲暇的权衡，但这里的核心因素是劳动力的价格（薪酬）。

实际上支配和影响劳动力市场运行的因素很多，如在医生劳动力市场上，医疗卫生服务产品市场上的垄断行为、医生公会组织对于医生劳动力供给的垄断行为、医生劳动力的非同质性、医生劳动力需求的派生性、医疗服务劳动力市场信息的不完全性、医生劳动力流动成本、政府对医生劳动力市场的干预等等。而且，在实际的劳动力市场上薪酬并不具备完全弹性，薪酬变动的幅度总是有限的。这些因素都使我们明确认识到医生劳动力市场中是不存在完全竞争特征的。故而，以劳动力市场是统一完全竞争市场为基本假设的古典经济学显然不适于对医生劳动力市场的价格进行分析。

（二）新古典经济学的人力资本理论

新古典经济学派对于劳动力个体异质性的认识促使其发展了人力资本理论，它是新古典经济学在劳动力市场分析中的核心理论。该理论的主要观点就是新古典经济学的人力资本理论，它起源于古典政治经济学的人力资本思想，之后主要由瓦尔拉斯及阿尔弗雷德提出其基本认识，舒尔茨、贝克尔等人在此基础上对该理论进行了进一步发展。人力资本理论的发展突出了人力资本在各种生产要素中的首要地位。

国内外学者对人力资本有诸多定义，但其要点综合起来有以下几点：第一，人力资本是依赖于个体的存在而存在的；第二，人力资本是后天通过消费一定量稀缺资源获得的，其主要表现形态为知识、技能、健康及经验等要素；第三，它是一种客观存在的价值系统，人力资本是一种固有属性，只存在资本存量的差异，并没有存在与否的问题；第四，它具有收益性特征，这种收益可以是货币方面的，也可以是心理方面的。

要研究人力资本，首要的就是对其价值，即人力资本载体进行测量。关于人力资本价值的认定，有两种代表性观点。第一，从成本视角看，人力资本价值是用于维持人力资本再生产所需的一切费用的总和。第二，从经济价值视角看，人力资本的价值除了应包含它的投资成本，还应包含它的未来收益的现值。它的总价值应该是其总成本和获得的新增价值之和。与价值的认定相对应，其测量方法也有两类：一类是测量其成本，包含历史成本与重置成本计量；另一类则对人力资本的价值进行测量，模型工具有未来工资折现模型、随机报酬模型、经济价值模型及内部竞争模型等。基于人力资本理论视角对于薪酬的研究大致都是基于以上理论对于劳动力进行定价。

细化到医生这一职业的人力资本的劳动定价，不论是前期投入还是后期利润其实现中都存在着很多不易测量的量，并涉及卫生费用的支付制度，医生的薪酬制度等多方面的因素，国内外的相关研究并不多。在国内，只有西安交通大学的几位学者进行过相关研究。在美国，哈佛大学的萧庆伦教授等人提出了以服务成本为基础的相对价值标准对医生薪酬进行研究。高建民、徐俊秀（2005）等基于人力资本理论，对我国不同时期去的非营利性医疗机构中不同专业医生的力资本投资收益率进行了分级测算和比较，并在此基础上使用资本资产定价模型研究了医生人力资本的定价。庄俊汉等（2006）则从医生个体和医院供需两方的角度分析影响医院人力资本定价的因素，并结合医院中人力资本的实际情况，以医院支撑层人力资本中的专业技术人员为例构建了相应的医院人力资本价值评价指标体系。张乐鸣（2005）较详细地总结了医生人力资本的研究，探讨了医生人力资本测量的影响因素，在此基础上建立了一个对医生人力资本测量模型。国外则以哈佛大学萧庆伦等人提出的服务成本为基础，提出医生薪酬的相对价值研究。

综上所述，由于医生人力资本定价是一个较为复杂的问题，目前，国内外学者虽有所涉及，可是相关研究仍有待深入。对于医生人力资本定价研究现阶段主要存在着以下问题：首先，科学理论的建立与应用还是存在着较大的不确定性，方法体系的建立也很不完善，相关指标的选取存在很大的主观性，缺乏详实的逻辑基础与理论的一致性。其次，理论与现实的对话力度不够。很多分析论证都停留在理论层面，确实客观的操作与实际验证，因而在现实可行性与行为指导性方面缺少说服力。

（三）新制度经济学的市场分割理论

新制度学派的主要代表是劳动力市场分割理论，它产生和发展就是源于制度学派与新古典学派的争论。劳动力市场分割理论可以追溯到约翰·穆勒和凯恩斯，他们不赞成亚当·斯密的劳动力市场具有竞争性质的看法，倾向于该市场具有非竞争性质的其他学派。

现代劳动力市场分割（modern labor market segmentation，MLS）理论，于20世纪60年代末、70年代初产生。该理论认为应用传统的理论无法对劳动力市场的许多现实（诸如如贫穷、歧视、与人力资本理论相悖的收入分配等问题）进行解释，认为制度和社会因素对工人选择行为的妨碍作用。研究的重点应该是决定劳动力市场结构的性质和制度性因素的作用。总体上，现代劳动力市场分割理论有两个主要观点：第一，劳动力市场各个市场有着自己的特性和自己分配劳动力要素和决定劳动力工资水平的特点和方式，不应再被当作一个连续统一体而应当被分割为不同的市场；第二，各劳动力市场之间相对封闭，集团势力的联合和制度因素的约束强化了这种封闭。

目前对医疗行业劳动力市场的市场分割研究是不多的，在仅有的研究中医疗行业劳动力市场往往是作为说明整体性的行业劳动力市场分割存在性的论证材料。但是在这些实证中，关于行业分割的结论也是存在着分歧的。

安德森、巴特勒和斯隆（Anderson，Butler & Sloan，1987）使用6个行业特征分类对包括医生在内的17个行业分为好的工作和不好的工作，从而对这两组进行簇分析。研究的数据以家庭为单位，采用了1968～1982年的动态面板数据。实证的结果显示，尽管行业及职位对薪酬的影响是显著的，但是具体到好坏工作的二元分类上，在这两个组之间并不存在显著的影响。

目前关于医疗服务行业供给劳动力市场的市场分割研究一方面在理论方面都承认制度性因素在该市场运行中的作用，另一方面却相对而言缺少实证研究，我们仅能从目前的文献中得知制度性因素对该行业有影响，但是这种影响是否显著、有多重要我们却不得而知。少部分存在的关于市场制度性因素的研究都是集中于本国层面或者仅是在研究整体劳动力市场时仅作为分析例证，并没有根据这个市场的特殊性去做完整研究。根据制度经济学的理论的研究，医生劳动力市场可以通过制度分割形成垄断。由于医生在国家间的流动非常有限（除少数国家外），因此各国的医疗卫生体制、政策和变化不会显著影响其他国家医生的薪酬。由于影响各国医生薪酬的因素各不相同，国家间医生薪酬差异很难用定量方法通过模型分析。

综上所述，传统的经济学理论在对医生薪酬的现有研究的基础上仍任重而道远，其不足以支持我们形成某种特定的理论模型对医生薪酬在国家间的差异变化进行定量研究。在本篇研究中，我们将采用定性研究的方法来研究国际间的医生薪酬差异。通过对现有数据的分析，了解国际间医生薪酬分布，可以为我们研究本国医生薪酬提供相应借鉴。

(四) 医生薪酬激励机制理论

为了寻求个人的最大利益，人们将会对各种金钱奖励或惩罚做出反应，薪酬激励就是基于这样的原理来应用于鼓励或阻止某些行为或结果的发生的。薪酬激励用于几乎所有的行业，存在各种不同的形式，如每年的奖金、处罚、股票期权和绩效工资。虽然大多数人认为薪酬激励会影响行为，有关它们的可持续性和有效性仍然存在争议。如薪酬激励是否真的对行为起作用，当薪酬激励被丢弃时行为会发生怎样的变化，短期来看，薪酬激励是一个解决方法，长期来看，既不能使行为持续也不能带来忠诚，然而，在竞争日益激烈的劳动力市场，薪酬激励的广泛使用是产业继续存在的根本。另外对是否应以个人或团队绩效来进行激励存在争议。基于个人绩效的激励，则不鼓励团队合作而鼓励最大化短期收益。团队绩效的主要问题是“免费搭便车”，个人不努力，因为知道自己可自动共享群体的努力，当然也可能会受到同行的压力而不得不出力。

薪酬激励机制的难点不少，在医疗行业最大难处在于怎样是合适的度。薪酬激励造成利益冲突最大的原因在于，医生行为的动机可能是基于金钱上的利益而不是病人的最佳利益。合理的薪酬激励机制应该符合接近（Proximity）、强烈（Intensity）、互动（Interaction）这三个要素。

“接近”是指医生对一个患者的决定与其经济回报之间的直接联系程度，如按人头付费是一个高度接近的激励结构，描述了激励医生与病人相互作用的接近程度，接近程度高意味着接近医生病人关系。接近程度越高的激励手段，对医生病人相互作用的影响越大。接近程度越低则离个体的医生病人越来越远。越轻的激励，它会对医生病人之间的相互作用的影响越小。例如，当激励分散在一大群患者或大量医生中间时，它越是分散，对医生病人之间的相互作用的影响越小。同样，一个医生的合同里计划的数量也影响接近的程度。如果医生有病人均匀分布在多个计划中，多个合同将可能会使接近程度变低，接近定义的关键部分是给医疗组或独立行医者组织的付款方式。付款从健康计划、医生组和个体医生三个层次来描述。健康计划是第一层，医生组是第二层，个体医生是第三层。按人头安排下的风险可能也可能不能转嫁到最低层。例如，某个医生可能是隶属于保险公司中的某个医疗小组或独立行医组织，但小组或独立行医组织按服务付费或按工资支付医生。当风险并未渗透到个体医生，而保持在小组层面，则对医患互动影响较小，接近的水平较低。

“强烈”代表每一个医生所面临的激励程度，由四个因素决定：服务范围，医生不能控制的风险越高，激励的程度更强，并且对病人治疗和医生决策的负效应的概率越大；潜在的损失或所得越多，对行为的激励越强；奖金和扣留的时间，如果医生的奖金支付是每个季度末，本季度最后一天的病人接受到的治疗可能和本季度前几天的不一样；止损规定的存在削弱了激励的影响。如按人头付费所包含的服务范围越宽，医生可能获益或损失的程度越大。重点是选择怎样的指标来衡量医生的绩效和医生服务的风险。激励可以具有窄的焦点或宽的焦点。焦点越窄，强度越高。如果目标是为了削减成本，医生可能会选择以住院天数或专科转诊或每年的总花费等来测量。前者是一个更窄的焦点，它告诉医生是否在削减成本或注意资源的利用，后者提供了一个全面的有针对性的结果，允许医生在如何省钱的决定上有一定的空间。

“互动”是指医生之间的行为动态影响。若全科医生与专科医生都按人头付费，由于没有收到任何更多的钱给病人看病，如果他们通过风险传递使自己受益，这样的后果是患者会徘徊在二者之间，然而，如果全科医生获得的奖金与专科转诊的数目相关，转诊的数目得到降低，按人头付费将缓解专科医生的工作压力，专科医生可能会发现按人头付费较有吸引力是因为它把收入固定在某个范围之内。

总的来说，薪酬激励不应太近、太强烈。将医生的激励与特定的病人治疗决定联系过于紧密，可能会导致治疗不足或拒绝服务的情形。也就是薪酬激励要做到当医生给病人看病时，偿付的方式不应过分影响治疗中必要额外的检查、服务或转诊的决定。为了达到薪酬激励与医生行为的一致性，各医疗组织进行了各种尝试。如来自健康管理组织（Health Manangement Organization，HMO）的支付模型，全部的工资分为两部分，75%的部分是固定的部分，主要基于市场率和资历，25%是可变的，可变部分包含1/3的工作努力程度、1/3的经验、1/3的医生国籍。来自家庭护理服务组的数据显示，基本工资占总收入的75%，25%为个人激励，各个部分比例分别为：年资5%，专业资质50%，生产力20%，国籍10%，服务人群20%，资源耗用10%，间接成本控制30%。对于以工资制（工资加绩效）的发放形式，基本工资要与资历，市场占有率以及过去的工资相适应，基本工资应包含有保留职位的部分，30%~45%的工资会以绩效奖金的形式发放。

三、研究思路与主要内容

公立医院收入分配制度是管理的一种手段，不同分配制度的采用不仅取决于医院管理目标，更受公立医院运营状况影响。作为公立医院，其分配制度所基于的目标来自三个基本理论：福利经济学理论、医生代理人理论和人力资源理论。福利经济学理论针对医院的行为，医疗资源配置要与社会的价值认同（支付意愿和能力）相一致，需要一系列机制引导患者和医院（医生）的价值符合社会价值。针对供方的约束包括工资总额管理、费用控制、分配机制；针对需方的约束包括保险起付线和共付。人力资源理论针对劳动力市场的供需，医院人力资本是市场化运营，工资总额管理、费用控制和分配机制改革要考虑市场竞争因素，否则将导致人才流失等问题。代理人理论针对医生的行为，分配制度的使用是引导医生在信息不对称的情况下能够代表患者的利益。与“收减支”直接挂钩的旧分配模式，完全破坏了医生作为患者的代理人，本书正是在上述理论基础上探索建立新的医生薪酬与激励模式，让医生更好地作为患者代理人。本书首先研究了国内外有关医生薪酬理论的相关文献，在对文献进行详细梳理基础上界定了本书的研究思路与框架。

（一）研究思路

公立医院收入分配制度是管理的一种手段，不同分配制度的采用取决于管理目标。作为公立医院，其分配制度目标来自三个基本理论：福利经济学理论、医生代理人理论和人力资源理论。具体如下：

（1）福利经济学理论针对医院的行为，医疗资源配置要与社会的价值认同（支付意愿和能力）相一致，需要一系列机制引导患者和医院（医生）的价值符合社会价值。

（2）人力资源理论针对劳动力市场的供需，医院人力资本是市场化运营，工资总额管理、费用控制和分配机制改革要考虑市场竞争因素，否则将导致人才流失等问题。

（3）代理人理论针对医生的行为，分配制度的使用是引导医生在信息不对称的情况下能够代表患者的利益。与“收减支”直接挂钩的旧分配模式，完全破坏了医生作为患者的代理人，本书将探索建立新的模式，让医生更好地成为患者代理人。

一个好的收入分配制度应该兼顾上述三个理论提出的基本逻辑：

首先，福利经济学提出了资源配置的基本框架，医疗服务市场作为一个极具特殊性的行业，几乎在每一个方面都不能满足市场自由分配的基本假定，政府在建立了以公立医院为主导的医疗服务体系之后，薪酬制度对我国医生人才队伍的质量和服务的水平具有决定性的作用。因此，福利经济学是分析医生薪酬制度的宏观框架。

其次，一个合理的收入分配制度应该对行业之间劳动力的质量和数量有一个合理的导向，尽管经济学人力资本理论的投入产出并不能完全决定医生的薪酬收入，但是薪酬收入过度偏离劳动力市场的基本规律最终还是会引起人力资源的供给失常，引起政策的调整。因此，当我国资源配置从计划经济转向市场经济时，人力资本理论仍是决定医生薪酬的内在推动力。

最后，一个有效的收入分配制度应该使医生的服务同患者的效益紧密结合，由于医疗服务的特殊性，医生能否成为患者的代理人，为患者的利益着想，薪酬的支付方法非常关键。由于医疗保险的介入，公立医疗机构作为我国医疗服务的组织载体，医生能否真正为患者服务取决于薪酬的支付制度。因此，代理人理论是评估医生薪酬制度的基本思想。

（二）研究框架与主要内容

本书首先梳理了国内外相关研究文献，回顾了学术界关于公立医院薪酬的基本理论，我国公立医院薪酬改革历程。重点分析了国内外医生薪酬机制、水平及其差异特征，并在此基础上，研究了国内公立医院薪酬改革的成果与意义，以及与其他国家相比我国公立医院薪酬机制的可能选择方向及其存在问题。

第一章，总论。医疗费用的快速增长，医生薪酬来自医院收入的机制等因素不仅影响了医疗服务资源配置，也成为影响公立医院运营和医患不信任的重要因素。为此国家从 2017 年开始正式启动了公立医院薪酬激励机制改革，但改革的步伐仍然缓慢，改革效果并不显著，政策的可持续性仍处于探索阶段。在此背景下，本书第一章总括性地描述了公立医院薪酬与激励机制理论的发展脉络、国内外医院医生薪酬制度与改革现状、国外公立医院薪酬改革等。

第二章，研究意义、基本理论、研究思路与框架。公立医院薪酬改革是公立医院改革的难点和重点之一，公立医院合理的薪酬机制不仅是公立医院良好经济运营的重要影响因素，也是现代医院管理制度的主要构成。本书首先基于古典经济学的完全市场理论，在此理论下根据卫生服务的特殊性引入了人力资本理论，并以人力资本理论依据对医生薪酬进行分析。同时，考虑到我国公立医院的特殊性，即公立医院作为非完全自治的市场主体，其行为受到医院管理体制等制度因素的重要影响。最后落脚于医生薪酬激励理论视角。因为薪酬激励机制的难点不少，医疗行业最大难处在于什么是合适的度。薪酬激励造成利益冲突最大的原因在于医生行为的动机可能是基于金钱上的利益而不是病人的最佳利益。合理的薪酬激励机制应该符合接近（Proximity）、强烈（Intensity）、互动（Interaction）这三个要素。

第三章，国内外医生薪酬现状。主要讨论了国内外医生薪酬总水平现状，医生薪酬机制特征，以及 OECD 国家医生薪酬的主要支付（补偿）方式。当前我国公立医院的工资主要由国家控制，民营医院、外资医院则实行市场调节的薪酬机制。在全科医生占主体的 OECD 国家中，全科医生薪酬偿付方式分为工资制和自我雇佣制，且这两种薪酬机制下医生薪酬总额也存在一定差异。自我雇佣制中收入来源主要依靠医疗保险公司的偿付，且不同支付方式对医生薪酬影响较大。

第四章，医院经济运营机制与薪酬状况分析。薪酬是公立医院各类工作人员劳动价值的货币和福利表现形式，也是医院产出的表现形式。薪酬水平及其分配方式不但直接影响到公立医院工作人员的稳定性、工作积极性、合作态度以及专业选择等，而且对于医疗服务质量、卫生费用水平与成本控制等产生重要影响。因此医院薪酬与医院经济运营相辅相成，相互影响。我国公立医院经济运营经历了计划经济到市场经济的不同阶段，医生薪酬机制也经历了职务、结构工资制到绩效工资制的发展。国外发达国家为主的薪酬机制虽因医生雇佣状态不同而有所不同，但总体来说经济发展水平较高地区医生的薪酬水平要高于经济发展水平稍次的地区，而且美国的医生薪酬无论从绝对水平还是相对水平来说都要领先于其他国家。

第五章，医生薪酬水平及其差异分析。我国和国外医生薪酬存在着显著的类别和地区差异。我国公立医院医生薪酬的差异主要体现于省际公立医院之间、不同级别与类型的综合与专科医院之间。国外医院医生薪酬则主要体现于全科与专科医生之间、不同地区之间，以及医生薪酬与社会平均工资之间的差异。

第六章，国内典型地区公立医院运营、薪酬与改革案例。由于我国不同区域经济发展存在较大差异，公立医院经济运营和发展存在一定差异，因此医生薪酬也必然存在较大差异。为了进一步深入分析我国公立医院经济运营与医生薪酬，我们以案例分析为主，分别从经济发达的上海、浙江，及经济欠发达的西宁、江西和吉林地区抽取了一定数量的三级和二级公立医院，对不同地区不同类型的公立医院经济运营和薪酬状况进行了全面分析。进而剖析了当前公立医院薪酬制度改革的三种代表性模式，以及如何在较大的地区差异和公立医院经济运营机制下推广三种代表性公立医院薪酬改革机制提供了思考。

最后，在第七章与第八章，提供了美国退伍军人医疗组织（VHA）的薪酬制度、美国退伍军人医疗系统的预算分配及其改革状况。尽管与我国相比，美国虽是以医院（包括社区医院）为主的医疗服务组织形态，但其医疗机构以非公立为主，医生薪酬主要受市场因素影响。VHA 虽然属于美国的公立医疗组织，但其服务对象以退伍军人为主，医生薪酬受到严格的预算影响。因此美国 VA 薪酬制度与我国公立医院薪酬制度有相似之处。“他山之石可以攻玉”，为此我们借鉴美国 VA 医生薪酬与预算研究，为我国公立医院薪酬改革研究和实践提供经验借鉴。

第三章

国内外医生薪酬现状

一、国内外医生薪酬水平

（一）国内医生薪酬水平

目前我国对医疗卫生机构实行两种工资制度：一是对国有公立医院实行工资总额计划管理，即专业技术人员实行专业技术职务等级工资制，管理人员实行职务工资制，工人实行技术等级工资制。二是对民营医院以及合资医院实行工资自主确定。也就是说，国有公立医院的工资由国家控制，民营医院、外资医院则实行市场调节，薪酬机制相对灵活。

我国绝大多数医疗卫生机构是公立机构。截至 2017 年底。我国医院数量共有 29 140 家，其中 12 708 家为公立医院，占到 43.6%；各级各类医疗卫生机构中共有 1 117.9 万卫生人员，其中 891 万人在公立（国有、集体）机构中工作，占到 79.8%。目前国内针对医生收入或者薪酬待遇分析的主要对象也都集中在公立医疗机构或者公立医院中的医生群体。而分析的主题也正如我们前面所提过的主要是对医生薪酬水平现状的分析和激励机制改革，较少有关于医生合理工资总额的可行性及其详细设计。

1. 国内医生薪酬水平现状。近年来学者们对公立医院医生收入总体水平的研究基本上有一个一致性的结论，即我国医生的现有工资水平偏低。在近来关于公立医院医生收入水平的研究上学者们普遍采用国际间对比与国内比较相结合的研究方法，其中国际间对比的通常做法是直接将医生的平均收入在各国的薪资排位进行罗列对比，或是首先分别获得各国的医生的平均收入与本国的人均 GDP、人均雇员收入、其他受教育程度相似行业（如教师、律师等）人均收入的比例，然后再将这些相对比例值进行国际比较。国内的比较则是基于对国际间不同行业收入比例的认同上对国内医生与社会平均工资和其他相似行业（最常采用的是教育行业）的平均工资进行对比。总体上，研究主要围绕 2005～2007 年的数据进行比较分析，且结果显示我国医生的人均收入与社会平均工资的比例以及与相关行业的比例都明显低于国际水平。但是在具体的差距水平研究中，人们得出了不同的结论。当完全采用医生的薪酬收入时，得出的结论是我国的医生人均收入仅略高于社会平均工资收入，明显低于公立高等教育机构和公立技术服务机构从业人员人均收入。这与世界其他国家的相关比例存在较大差距。当我们开始考虑灰色收入时，这一情况发生了改变。我们采用了一个为业界所接受的估计，假设药品的平均回扣占医院药品销售收入的 10% 左右，此时医生的人均工资明显高于之前所提及的行业，其与社会平均工资的差值也达到了经济合作与发展组织国家的较低等水平。值得一提的是学者对医生灰色收入的估算，鉴于医疗贿赂情况，这绝对是有必要的。当考虑到灰色收入之后，我们原来的一些认知可能就会有所改变。遗憾的是，目前并没有学者给出对灰色收入详细系统的估算设计，也不存在利用更精准的灰色收入加成之后对我国医生实际收入的分析评价。

还有一种分析思路是从人力资本理论的角度去认识公立医院医生收入的现状，这一部分的研究我们已经在上文中关于人力资本理论的讨论中有所介绍。当我们比较医生的教育投入、工作量与其获得的收入，我们就会发现医生们所得到的回报与他们人力资本的投资严重不符，不能充分体现人力资本的价值，将大大挫伤其工作积极性。不得不承认造成这一现象的原因正是我们前面所提到的公立医院现有的薪酬分配制度，以及国家关于医生薪酬的相关政策、法规。

当采用经济学的供求理论去分析医务人员的劳动力市场，将医生收入和医疗服务价格及医生技术知识水平进行回归分析发现我国医生的薪酬受医疗服务价格和医生技术知识水平的影响明显，同时存在着严重的不平衡性。现阶段我国医生薪酬的扭曲现象很大程度上可以归咎于我国医疗卫生市场的不健全和政府的过度干预。尽管目前名义上 3/4 的医院仍归国有，但实际上 80% 医院已经成为自负盈亏的经济实体，且机构组织方面仍旧沿用传统的计划经济体制下高度集中模式（如管理者任免及管理权限）。这种二元混合体产生了我国医疗卫生机构独特的行为方式：一方面，在资金来源上无论是医院管理层还是医生个体，都具有很强的创收动力；另一方面，在资金使用上偏好对基本建设的投资，忽视从正当途径合理补偿医疗人员的劳务，不能满足其正当的需求。相对于对医生收入水平的分析，对于医生不合理收入现状原因的研究就显得较少了，但是对这种混合二元体制式的指责却是目前研究的基本结论。

2. 公立医院医生薪酬总额改革。基于以上对国内医生薪酬总额的现状分析，学者们对目前公立医院薪酬总额的改革意见大致有以下三种：

首先，适当提高医生薪酬水平。如同对目前医生收入水平偏低的一致结论一样，大家对现阶段薪酬制度改革的首要意见就是适当提高医生薪酬水平。设立合理的医生基础工资标准，使医生的收入与其教育投入与工作量相适应，从初次分配和再分配方面着手保证医生薪酬的相对公平性。

其次，建立合理薪酬增长机制。目前，我国医疗机构普遍实行岗位工资制和技能工资制为主的结构工资制度。新的医药卫生体制改革启动后准备实施绩效工资制，但尚未出台关于薪酬调整的标准以及方法的具体措施。在医生工资改革中建立合理的薪酬调整机制，明确薪酬与物价、国民经济发展、其他行业薪酬变化等因素的联动机制。确立合理的医生薪酬增长额度有助于控制医生薪酬对医院趋利动机的诱导。当不控制医生收入增长速率时，医院可以将剩余利润无节制地用于医生的绩效工资补偿。这种行为在客观上促进了医疗费用的高速增长。

最后，改革医药体制，提高诊疗价格。医生的收入应该仍然由两部分构成：一部分是薪酬，这部分应该参照当地公务员的正常收入水平，从财政上予以保证；另一部分是奖金，这部分收入应根据医生的绩效考核情况由医院予以发放。改革以药补医机制以后，医院的收入从哪里来呢？对这个问题，很多学者认为应该提高病人的挂号费和手术费，这样才能使医生的薪酬真正建立在自己的劳动之上，医生才能真正获得有尊严的合法合理收入，而不是去追求药品和医疗器械回扣等不正当的收入。当然，提高了诊疗价格，并不能完全杜绝医生拿药品和器械回扣，这就要求国家必须加强这方面的监管。按照效率工资理论，医生如果能从医疗服务中得到合理合法的高收入，就应该不会为回扣小利铤而走险断送职业生涯。所以，增加医生收入，杜绝医生拿药品回扣开进口药大处方是中国医疗改革花小钱省大钱的唯一途径。只有这样，才能使医生们站在政府的立场，力求用最少的钱、最好的服务来解决患者的医疗问题，从而最终减少国家整体的医疗支出。

（二）国外医生薪酬分配水平

近年来，OECD 国家健康医疗体系雇用了大量的医疗专业人员，并且这个数字还在不断增加。就 OECD 国家的平均水平来看，在 1995 ~ 2005 年期间（OECD，2007a，2007b）人均医生人数增长了 15%。在大部分国家，造成这种增长的驱动因素主要是人均专科医生数的增长。1995 ~ 2005 年，OECD 国家人均专科医生数平均涨幅超过 20%，与此同时，人均全科医生的数量保持稳定。在需求方面，很多因素导致了对卫生健康服务需求的增加，包括可支配收入的上升和人口老龄化等。然而，很多 OECD 国家面临着保证充足医生数量和不同服务类型医生比例平衡的挑战。薪酬水平和工作环境成为吸引和留住医生的重要条件，当可以轻松地获取更好工作的机会、工作转换的门槛降低时，医生的国际移民就会增加（OECD，2007c）。与此同时，医生的薪酬支付也成为健康服务供给的最大成本，使得政策制定者在制定薪酬政策时，需要重点考虑在控制成本同时如何保持或提高健康服务的质量。于是越来越多的国家开始对改进医生的薪酬体系产生兴趣，尝试将传统的薪酬要素（工资、按服务收费、按人头收费）与现代薪酬要素（例如绩效工资）相结合，探寻在提供更好激励同时达到政策的多重目标。2007年OECD健康数据报告中对奥地利、加拿大、捷克共和国、丹麦、芬兰、法国、德国、匈牙利、冰岛、卢森堡、荷兰、瑞士、英国和美国等14国家医生薪酬进行了比较。数据将医生分为全科医生和专科医生两个群体，比较这两类医生2004年薪酬绝对数和1995~2005年间增长率的差异。此外，在专科医生分类下的儿科医生、妇科医生、外科医生和麻醉师的薪酬水平，以此说明每个国家不同医学专业的薪酬水平也存在巨大差异。

OECD国家对医生薪酬水平研究对象覆盖9个国家，基于80年代中期的数据显示，当时全科医生的薪酬比所有工人平均薪酬高2~3倍，专科医生的薪酬比社会平均薪酬高2~7倍（视不同国家情况）。这份早期的研究展示了OECD国家20世纪70年代和80年代全科医生与专科医生薪酬差距的一些证据，也解释了不同国家薪酬变动的潜在因素。同时1990年的研究发现，不同薪酬支付模式在实践模型和医生薪酬水平上发挥了重要的决定作用。但是需求方面的因素，例如人群的发病率和病人共付费用的程度，也起着很大的影响力。近期研究提供了很多国家的全科医生和专科医生薪酬水平的最新数据，解释不同国家之间全科医生和专科医生薪酬水平差异的因素，主要集中于供给方的因素（工作时间长短和人均医生数）和健康卫生体系的某些特征（薪酬类型和全科医生作为看门人的角色）。然而，OECD国家医生薪酬的国际间比较非常难，因为不同国家薪酬数据的来源和统计方法是不同的（这是我们理解不同国家医生薪酬差异时必须时刻牢记的一点）。

1. OECD国家对医生薪酬有关的界定。OECD国家中全科医生的薪酬偿付方式分为工资制和自我雇佣制，自我雇佣制中收入来源主要依靠医疗保险公司的偿付，主要为按项目付费和按人头付费，以及两种方式的混合。收入的支付类型对薪酬水平有影响，来自混合支付方式或按服务项目付费的自我雇佣的全科医生收入往往超过领工资的全科医生。在卢森堡，有工资制和自我雇佣制的全科医生，平均收入里自我雇佣的全科医生、专科医生高于工资制的同类医生。2009年对荷兰、德国、法国、英国、丹麦的专科医生收入进行对比，结果显示自我雇佣的形式中荷兰的最高，工资制中英国最高，总体来说，平均收入里自我雇佣的专科医生高于工资制的专科医生，自我雇佣中精神病科和儿科医生的收入最低，麻醉科和放射科医生的收入较高，外科医生的收入更高。

执业医生（Practising doctors）是指直接服务于病人的全科医生和专科医生。全科医生（General practitioners，GPs）是指行医没有限制于某类疾病并且负责提供持续和全面护理的医生，或者指另一种健康护理专业人士。专科医生（Specialists）是指使用专业测试、诊断、医疗和手术技巧来诊断和治疗生理和心理疾病与失常的医生。全科医生和专科医生薪酬（remuneration）是指由于工作而获取的（税前）总收入，包括由雇主或雇员缴付的税收和社会保障，但是不包括个体经营的医生的行医成本（practice expense）。由于工作获取的收入通常包括所有形式的工资（包括奖金、加班补贴、“第十三个月工资”等），根据不同国家使用的薪酬支付模式，这一数据或基于所有执业医生，或基于全职执业医生（或至少工作时间在一定数额以上）。

2. 全科医生薪酬水平。在 OECD 国家中混合形式薪酬的全科医师数量在日益增长，但工资形式仍是薪酬支付的主要形式。2004 年（数据可得的最近一年），国与国间全科医生的薪酬水平有显著差异。薪酬以美元衡量（经过购买力平价调整），其中美国全科医生的薪酬最高，英国和荷兰次之，捷克最低，芬兰和法国也相对较低。美国自雇全科医生的薪酬水平比加拿大的自雇全科医生高 40%，卢森堡比法国高 30%。只有在大多数全科医生都按工资方式支付的两国里，其全科医生的平均薪酬水平差异很大，其中冰岛的全科医生薪酬比芬兰的高 90%。与全国的平均工资相比，全科医生相对薪酬最高的是冰岛、美国和德国。全科医生相对薪酬较高（比平均工资的三倍还高）的有加拿大、奥地利、英国和荷兰。此外，芬兰全科医生相对薪酬只是平均工薪的两倍。

对于趋势数据可获得的八个国家而言，其全科医生的薪酬以不同的增长率增长。有几个国家的全科医生薪酬增长率相对温和。在 1997 ~ 2004 年间，加拿大全科医生的实际薪酬水平增长了约 5%。在 20 世纪 90 年代中期和 2003 年间，奥地利和美国的全科医生平均实际薪酬水平下降了约 5%。在奥地利，下降的原因至少一部分归结于在此期间兼职医师比例的变化（因为数据既包括兼职也包括全职）。在美国，下降的原因主要是医保和私人保险的保费水平（实际数量）的下降（Center for Studying Health System Change，2006）。尽管有这种下降趋势，2003 年在可得数据的 12 个国家中，美国全科医生的薪酬水平仍是最高的。2001 ~ 2005 年间，芬兰的工薪制全科医师的薪酬增长率超过 10%，与该国平均工资增长率相似。在捷克，全科医生的薪酬在 2000 ~ 2004 年间取得了极其显著的增长，但 2005 年后开始下降。在英国，1995 ~ 2004 年间全科医生的薪酬明显增长，在这期间实际薪酬增长了 44%（这相当于每年增长 4%），这是英国平均工资增长率的两倍。在 1997 ~ 2004 年间，法国全科医生的薪酬增长了 12%。在法国对全科医生以一次一付的按服务收费（fee - for - service）形式支付薪酬，所以他们的收入与医治数量、类型和服务价格密切相关。

3. 专科医生的薪酬水平。以美元衡量（经过购买力平价调整），专科医生薪酬水平最高的国家是荷兰，之后是美国、卢森堡、奥地利和加拿大。在这些国家中，大多数专科医生是自雇且以一次一付的按服务支付形式获得收入。工薪制专科医生的薪酬通常比较低，且工薪制专科医生薪酬最低的国家是匈牙利和捷克。

那些大多数专科医生以工资形式获得报酬的国家，如芬兰、丹麦和冰岛，其专科医生的薪酬也相对较低。英国是唯一一个工薪制专科医生的薪酬水平可与其他一些西欧国家的自雇专科医生薪酬水平相媲美的国家。美国自雇专科医生的薪酬比加拿大的高约 50%。尽管卢森堡自雇专科医生的薪酬比荷兰低，但还是显著高于法国。2003 年，奥地利专科医生的薪酬平均比瑞士高 44%（尽管两个国家全科医生的平均薪酬是相同的）。与经济体中的社会平均工资相比较，荷兰自雇专科医生的薪酬比平均工资高 7 倍之多，美国和奥地利高 5 倍之多，卢森堡和加拿大约为 5 倍。荷兰的高薪酬水平可能至少归结于该国相对较低的专科医生密度。另外，匈牙利工薪制专科医生的薪酬比社会平均工资高 1.5 倍，捷克大约比社会平均工资高两倍。

OECD 国家专科医生的实际薪酬（经过通货膨胀调整）增长率有显著差异与全科医生的情况类似，在过去几年，英国专科医生的薪酬比除了捷克外的其他国家的增长更为显著。在 1998 ~2004 年间，英国专科医生的实际薪酬增长了 30%，是该国平均工资增长率的两倍。捷克自从 2000 年以来的工薪制专科医生和法国（自从 1998 年以来）的自雇专科医生的平均薪酬均有一个相对较快的增长。尽管捷克的增长率较高，但 2004 年其专科医生薪酬同其他国家相比仍然较低。在法国，1998 ~2001 年间专科医生的薪酬增长似乎主要由所提供医疗服务数量的增长驱动，而不是由服务费的增长驱动，且自从 2002 年以来服务费的增长起到更重要的作用。1995 ~2003 年间，美国专科医生的平均实际薪酬下降了约 3%，主要是由于同期服务费的实际下降（见表 3 －1）。尽管 1995 ~2003 年间平均收入下降，但 2003 年美国专科医生的平均薪酬仍比除荷兰外所有其他国家还要高。

表 3 －1　　经济发展与合作组织国家医生薪酬制度情况

国家	受薪	自雇		
		按服务收费（FFS）	按人头收费	混合
奥地利	在医院工作的一些专科医生。（不同州的薪资和奖金不同）在公共医疗系统工作的一些专科医生	一些自雇专科医生；私人行医的受薪专科医生	—	大多数专科医生：一次性收费、（基本服务）按人头收及（其他服务）按服务收费。（平均而言，在 2005 年一次性收费占总支付的比例为 34%，但是不同专业的一次性收费占总支付比例不同：儿科医生为 51%，妇科医生为 37%，外科医生为 28%）

续表

国家	受薪	自雇		
		按服务收费（FFS）	按人头收费	混合
加拿大	在医院工作的专科医生	大多数专科医生	—	一些专科医生：同时包含按人头收费和按服务收费，或在有些省实行按服务收费和工资的结合
捷克	大多数在公共医院工作的专科医生。 一些在医院兼职的自雇专科医生（占自雇专科医生的14%）	一些专科医生。一些进行私人服务的受薪专科医生（2005年为3%）	—	—
丹麦	在公共医院工作的大多数专科医生	一些专科医生。一些进行私人服务的受薪专科医生	—	—
芬兰	大多数在公共医院工作的专科医生。 他们还可以获得呼叫服务的额外津贴。还有奖金，但实际上奖金并不太常见	一些专科医生。许多进行私人服务的受薪医生	—	—
法国	大概一半的专科医生：在医院工作的医生。一些在医院兼职的自雇专科医生	大概一半的专科医生。 进行私人服务的受薪专科医生	—	—
德国	一些在医院工作的专科医生	大多数专科医生。进行私人服务的受薪专科医生	—	—
匈牙利	大多数专科医生	一些专科医生。 许多进行私人服务的受薪专科医生	—	—
冰岛	大多数专科医生：在医院工作的医生。 一些在医院兼职的自雇专科医生	一些专科医生。 许多进行私人服务的受薪专科医生	—	—

续表

国家	受薪	自雇		
		按服务收费（FFS）	按人头收费	混合
卢森堡	一些专科医生：在神经科医院和卢森堡中心医院工作的医生	大多数专科医生	—	—
荷兰	少于一半的专科医生：在大学和市立医院工作的医生及培训医生	大多数专科医生	—	—
瑞士	一些在医院工作的专科医生	大多数专科医生。为私人患者治疗的受薪专科医生	一些专科医生在健康维护组织（HMO）工作的医生	一些专科医生：联合执业的医生按服务收费同时可获得补贴款项（依据预算执行情况）
英国	大多数专科医生：按照国家医疗服务体系（NHS）的合同工作的医生	一些自雇专科医生。一些提供私人服务的受薪专科医生	—	—
美国	一些专科医生	大多数专科医生，包括医疗保险和医疗补助计划下的专科医生。一些受薪医生	一些专科医生［例如，在健康维护组织工作（HMO）的医生］	一些专科医生：某些情况下的绩效工资（依据护理的质量和病人的满意度）

注：依据不同的国家报告和国际报告，本表更新了 Simoens 和 Hurst（2006）提供的信息，报告包括由欧洲观察团针对卫生保健系统所做的卫生系统和卫生保健系统转变的经合组织评论（OECD Reviews of Health Systems and Health Care Systems in Transition）。

4. 各国之间全科医生和专科医师薪酬水平差异的可能解释。许多供给和需求的因素可能影响到不同国家医生的就业和收入的水平。从供给角度来看，医疗服务的供给主要是由大量的临床医生和他们的活动频率（比如，通过平均工作时长来估计）决定的。从需求的角度来看，也存在大量影响到医疗服务需求的因素，比如人口结构、人口发病率、可支配收入、健康保险覆盖范围以及对健康服务的共同支付程度。而且，医疗体系的其他特征，比如全科医生作为看门人（gate－keeper）的程度也会影响到人们对不同类型医疗服务的需求。根据特定医疗系统特征，包括全科医生和专科医生的收入来源方式以及全科医生作为看门人的角色，医师的分布密度以及平均工作时长对医生的收入水平可能产生影响。

（1）医生收入来源差异。根据2004年14个国家的可获取信息，我们发现，只有在芬兰和冰岛这两个国家全科医生的收入来源方式主要依靠工资收入。这反映了在这两个国家公共部门提供医疗服务占据了主导地位，而在其他国家的全科医生都有其他方式支付的薪酬。另外许多国家（奥地利、捷克共和国以及英国）采取混合支付方式，主要包括按人头收费和按服务收费两种方法，而按人头收费相对而言占据了总体收入的大部分。在2006年的改革之前，荷兰的全科医生按人头收费的方式主要是针对有公共保险的患者，而按服务收费的方式则主要针对拥有私人保险的患者。美国全科医生的收入来源方式差异巨大，包括按人头收费制、服务收费制、工资和绩效表现制。但是大多数的全科医生的收费方式至少包括了按服务收费方式。按服务收费制度在加拿大、法国、德国、卢森堡和瑞士这些国家也占据了全科医生收入来源模式的主导地位。

若只看全科医生的收入类型是不足以解释国家间收入水平的变动情况的。在全科医生主要是自雇者而且按服务收费或按人头收费（或者是两种方案的结合）的国家，全科医生的收入水平差异巨大。类似地，对于大多数全科医生的收入来源于工资的两个国家来说（冰岛和芬兰），它们的收入水平差异也很巨大。然而，对于工薪制和自雇者并存的全科医生的国家来说，自雇全科医生的收入水平要大大高过工薪制的全科医生。比如，在卢森堡，2003年，自雇全科医生比工薪制全科医生的收入水平平均要高出27%（OECD，2007a）。有一半的国家（加拿大、法国、卢森堡、荷兰、瑞士和美国）专科医师主要以按服务收费的方式来赚取收入。在奥地利，大多数的专科医师主要根据服务进行收费，这项收入占据了总收入的榜首位置。在其他国家如捷克共和国、丹麦、芬兰、匈牙利、冰岛和英国等大多数专科医生的收入来源是工资，尽管在所有这些国家中至少有部分专科医师被允许以服务收费制和通过提供私人医疗服务来赚取额外收入。

总体而言，那些自雇者且依据服务收费的专科医生的收入要普遍高于那些依靠工资的专科医师。这可能是由于自雇且按服务收费的专科医生的服务频率更高，或者对服务收取的报酬更高。在2004年，只有在英国，工资制专科医生的收入水平可以与一些其他西欧国家自雇且按服务收费的专科医生的收入水平相提并论。在工薪制专科医生和自雇专科医生的数据均可获得的国家中，依据服务收费的专科医生所取得的收入要普遍高于工薪制专科医师：2003年，在捷克共和国，这个比例达到45%，而在卢森堡这个数字则高达49%（OECD，2007a）。

（2）看门人制度差异。使用看门人机制的国家可以通过以下方法来评估：人们在咨询专科医师前必须首先咨询全科医生的强制或自愿程度，或者在实际中，人们在看专科医师前先去咨询全科医生的普遍或罕见程度。在丹麦、匈牙利、荷兰和英国，患者被要求或被激励在患病时先看全科医生，若需要时再去咨询专科医生。然而，实践中这些国家的患者可以直接去咨询专科医师，但这些例外的机会得以利用的程度主要取决于每个国家的特定情况。在奥地利、法国、德国、冰岛、卢森堡和瑞士，患者可以直接选择咨询专科医师而不需要先咨询全科医师。然而，实际上这些国家的大部分人都会选择首先咨询全科医生然后经全科医生推荐后再去看专科医生，因此全科医生可以视作是医疗系统的起始点。总之，根据目前可以取得的信息，在不同国家的医疗系统中，人们很难准确评估全科医生作为看门人这一角色的实际程度。

其他条件相同的情况下（包括全科医生的分布密度和对医疗卫生的需要），可以预期到，那些全科医生充当看门人角色的国家中，全科医生的活动率要高于其他国家，因为对他们的服务可能需求更高。对欧共体家庭成员追踪调查发现，在这些拥有看门人系统的欧洲国家中，在控制了一些其他变量，比如人均医生数量、人口结构和人口总体健康状况后，人们更倾向于咨询全科医生而非专科医师（Jimenez – Martin et al. ，2002）。特定国家引入或加强全科医生作为看门人的角色对全科医生的活动率会产生何种影响，这方面我们的证据有限。从法国的经验来看，在 2005 年中实施的加强看门人制度的改革并没有对全科医生的活动率产生重要影响。2005 年全科医生的活动率有所提高，但随之而来的是更大程度的减少。可见全科医生的收入水平似乎与看门人角色无紧密联系。在那些全科医生作为看门人发挥重要作用的国家中，全科医生的收入水平差异显著。在荷兰和英国，这两个国家的看门人制度实施相对严格，全科医生的收入水平也相对较高。但是在其他国家（比如芬兰和加拿大）情况就大为不同，这些国家也实施了强有力的看门人制度，但看门人制度不完善的国家中全科医生的收入水平也会显著不同。

（3）医生工作时间差异。不同国家间医生工作量和工作时长的差异可能也可以解释不同国家的全科医生和专科医师在收入上的巨大差异。在其他条件相同的情况下（包括向自雇医生提供的服务支付的费用，或者工薪制医师的平均每小时的工资率），我们可以预期当医师拥有更多工作量和更长工作时间，他的收入水平也会更高。在所有提供数据的国家中（除了芬兰和英国），全科医生平均每周工作 50 个小时或者更多。除了芬兰，其余国家的专科医生每周平均工作也超过 50 个小时。全科医生和专科医师的工作时长和他们收入水平之间的相关性，收入水平用美元（经过购买力平价调整）进行测量，且相对于每个国家的平均工资而言，在不考虑芬兰的情况下，会发现全科医生的收入和他们的平均工作时长没有太大的相关性。而在芬兰，工薪制全科医生的较低收入水平至少可以部分由较短的工作时长来解释。另外，单单工作时长的差异并不能解释美国、加拿大和法国等自雇全科医生的收入水平的差异性。与全科医生的情况相同，在芬兰，专科医生较短的工作时长可以部分解释他们相对较低水平的收入。如果排除芬兰，那么仅仅考虑平均工作时长无法解释各国间观察到的不同收入水平。比如，在荷兰，专科医生的工作时长与法国相差无几，但是他们的平均收入水平却要高出法国很多。而且尽管加拿大的专科医生与美国医生工作相同的时间，他们的收入水平换算成美元（经购买力平价调整）连美国医生收入的一半都不到。因此，工作时长只能部分地解释各国观察到的全科医生和专科医生的收入水平差异。

（4）人均医师数量差异。各国的人均全科医生和专科医生的数量差异非常巨大，这或许对他们的收入水平产生了影响。根据标准经济学的需求与供给理论，我们可以估计在包括需求在内的其他条件相同情况下，如果一个国家有大量的医生供给的话，那么可能每个医师的平均收入水平会相对较低。2000～2018 年，人均专科医生数是全科医生数量的 2.65 倍。19 年间专科医生密度增长率为 2.04%，而人均全科医生的数量增长率仅为 1.17%。在样本的 34 个国家中，仅有澳大利亚在 2012 年前，以及爱尔兰和葡萄牙的全科医生数量超出专科医生。①

OECD 诸多国家人均全科医生数量与他们收入水平之间存在任何显著的相关性。尽管法国可以作为一个典型例子，即全科医生的供给相对而言更多且平均收入水平比其他许多国家要低，然而也有一些国家，例如芬兰，全科医生的数量并不多，相应的收入水平也相对很低。因此，单看各国人均全科医生数量这一变量似乎并不会对其收入水平的差异产生显著影响。另外，较低密度的专科医生可能会导致较高的收入水平。荷兰提供了这样一个负相关性的典型例子，即该国拥有的专科医生数量最少，但是他们的收入水平却是最高的（Simoens Hurst，2006）。同时也反映了如果各国间专科医生密度相同，其收入水平也存在很大差异。比如，芬兰和美国拥有大致相同的人均专科医生数量，但是这两国的平均收入水平则差别很大。因此，即使对专科医生来说，医生的密度也仅仅部分解释了各国医生的收入水平差异。

（5）供方和医疗体系特征的影响差异。对于全科医生来说，多变量分析的结果表明更长的工作时间、较低的密度（作为负面影响因素）以及看门人角色通常意味着更高的收入水平。而且，收入的取得方式也会对收入水平产生影响，自雇全科医生往往会比工薪族全科医生取得更多的收入。在第一个模型中，当自雇变量是唯一一个对全科医生的收入水平产生统计显著的变量。但是在包含了更多特定收入方式的第二个模型中，所有的解释变量都是统计显著的。再来考虑专科医生的情况，预期所有的解释变量都与收入水平的正相关或负相关。更高的人均专科医生数量和医疗系统中存在的全科医生看门人制度与专科医师的收入水平是负相关关系，而自雇和那些根据服务收费或混合收费的专科医生会比工薪专科医师

① OECD. stat，https：//stats. oecd. org/lndex. aspx？ Queryld＝30173，数据采集于 2019 年 12 月 31 日。

收入更多。但是没有一个解释变量是统计显著的，这表明还存在其他一些重要的遗漏变量可以解释各国专科医生收入水平的差异。

5. 一国内全科医生和专科医生之间的薪酬比较。一般而言，在全科医生薪酬相对较高的国家，专科医生的薪酬水平也较高。在美国和荷兰尤其如此。而在全科医生薪酬相对较低的国家，专科医生的薪酬相对而言也往往较低（如捷克和芬兰）。

（1）全科与专科医生间薪酬差异的可能解释。大多数国家的全科医生和专科医生的平均薪酬存在很大的差异。除了捷克共和国的受薪专科医生外，所有国家的专科医生薪酬都比全科医生的薪酬高，同时大多数国家的专科医生薪酬比全科医生的薪酬至少高出 50%。在荷兰和卢森堡个体经营的专科医生的薪酬至少是全科医生薪酬的两倍。而在包括冰岛和瑞士在内的其他一些国家，其薪酬差距要少得多。每个国家的全科医生和专科医生的薪酬差距可以用其他原因来解释，其中包括培训期的长度、工作小时数，以及能力或技能差异（林赛，1973）。

2004 年前后在 OECD 的 10 个国家中，要想成为一名全科医生或专科医生需要进行医学培训，而且所有国家的专科医生的培训期长度都要比全科医生的更长。在芬兰、捷克共和国和英国，全科医生的医学教育时间在 8 年左右，在冰岛、瑞士和美国则长达 11 年。对于专科医生而言，医学训练的时间依据国家和专业领域的不同，在 10 年和 15 年之间不等。[①] 尽管理论上人们认为在全科医生和专科医生的培训期长度存在较大差距的国家，其全科医生和专科医生的薪酬差距会最大。但是根据现有资料，这种联系并不是很密切。例如，即使荷兰的全科医生和专科医生的训练期差异与芬兰和英国差不多，但是荷兰的全科医生和专科医生之间的薪酬差距要比其他两个国家大得多。

在英国、加拿大、美国和芬兰的专科医生每周的工作时间比全科医生多几小时，在另外一些国家，如荷兰的专科医生和全科医生每周工作相同小时数，而在法国，专科医生每周工作时间比全科医生少几小时。与人们预期相反，在工作时间差异较小或无差异的国家，专科医生和全科医生的薪酬差距较大，而在工作时间差异较大的国家，其专科医生和全科医生的薪酬差距反而较小。因此，除了工作时间的差异外，我们还需其他因素来解释专科医生和全科医生的薪酬差距。巴塔查里亚（Bhattacharya，2005）发现，在美国，全科医生和专科医生的终生收入差距只有一半能用培训期、工作时间及技能的差异来解释。巴塔查里亚（2005）和尼科尔森（Nicholson，2003）指出，在美国成为某类医学专科医生的

① 在冰岛，在经过 7 年的训练后，学生有资格做全科医生的工作，但是大多数的学生会进行额外 4.5 年的实践培训，以此获得全科医生专业证。

进入门槛也可解释为什么某类专科医生的收入相对较高。①

（2）随时间推移的薪酬差异变化及可能解释。专科医生的薪酬增速高于全科医生的薪酬增速，从而拉大了收入差距。奥地利和法国的个体经营专科医生是个很典型的例子，捷克的受薪专科医生也如此（尽管在捷克2005年的收入水平仍然相对较低）。基于20世纪70年代和20世纪80年代的证据，这种不断扩大的收入差距是先前OECD研究中观测到的几个国家的趋势（Sandier，1990）。自2004年以来，英国全科医生的薪酬快速增长（已经超过专科医生薪酬的增长）逆转了该国收入差距不断增加的趋势。在美国，波登海默等（Bodenheimer et al.，2007）的一项研究表明，在1995年到2005年之间，相比专科护理而言，全科医生服务收费水平增长放缓导致了全科医生和专科医生之间的薪酬差距越来越大。在法国，专科医生活动量和服务收费的快速增加导致了专科医生和全科医生在过去十年间的薪酬差距不断扩大（Ministère de la santé，2007）。由于医学专业的选择至少一部分会受到可预期的终生收入的影响，几乎在所有经合组织国家，全科医生和专科医生之间不断扩大的薪酬差距很可能导致专科医生的数量和比例不断增加。

总之，14个经合组织国家的全科医生和专科医生的薪酬中，全科医生的薪酬水平发生了很大变化，同时专科医生薪酬水平的变化更大。在东欧国家，如捷克和匈牙利，全科医生和专科医生按购买力平价调整为美元的薪酬相对较低，其薪酬不到其他国家薪酬水平的一半。在美国、英国和荷兰，全科医生的薪酬水平相对较高；荷兰、美国和卢森堡的专科医生的薪酬水平也相对较高。若以全国平均工资的比率来衡量，在芬兰和捷克共和国，全科医生的薪酬比平均工资水平高两倍，在冰岛和美国则高3.5倍。专科医生的收入差距更大，在匈牙利和捷克共和国，受薪专科医生的薪酬比平均工资高1.5倍到2倍，在荷兰、美国和奥地利，自雇专科医生的薪酬比平均工资高5倍到7倍。每个国家的薪酬水平会因医生类型的不同而不同。几乎在所有国家，专科医生的薪酬都要比全科医生的高。荷兰和卢森堡尤其如此，在这两个国家个体经营专科医生的薪酬比个体经营全科医生的薪酬高两倍多。在瑞士、英国和芬兰这样的国家，全科医生和专科医生之间的薪酬差距不太明显。此外，研究还发现，不同专业方向的专科医生，其薪酬水平也有很大的不同。例如，儿科医生的薪酬与全科医生的薪酬大约相同，但是

① 在美国，实习数量是每个专业的限制。在大多数医学院的毕业生行医之前，他们要参加22个专业里其中一个专业的实习计划。每个实习计划在每年都有确定的实习人数（Nicholson，2003）。在荷兰，专科医生的数量每年由政府按需确定。从1999年开始，代表不同医疗专业、培训机构和医疗保险基金的第三方组织，依据医疗保健10~20年的需求供应分析，给政府提供确定专科医生供给的意见。在其他国家，如奥地利、德国、西班牙、瑞士和英国，每个专业的配额是依据这些因素确定的，如可开展实践培训计划的地方数量。

远低于妇科/产科医生、外科医生和麻醉师的薪酬。

另外，相比受薪的医生而言，在实行个体经营（或自雇）和按服务收费的国家，医生的薪酬往往要更高些，专科医生的情况尤其如此。在个体经营的专科医生和受薪专科医生并存的国家，自雇专科医生的薪酬往往要比受薪专科医生的薪酬高很多。英国是唯一一个受薪专科医生的薪酬水平可同其他几个西欧国家的自雇且按服务收费专科医生的薪酬水平相媲美的国家。各国全科医生和专科医生薪酬水平的巨大差异会让医生有动力从获得相对较低薪酬水平的国家迁移至薪酬相对较高的国家。

二、国内外医生薪酬分配机制及其改革

（一）国内公立医院医生薪酬分配机制及其改革

为解决公立医院分配制度存在的问题与不足，国内不少研究者进行了诸多探索。通过文献研究发现，在目前医院分配机制的研究中，对分配方式的研究多为院科二级分配制。国家规定的职工职务工资、津贴、补助费等由医院统发，院部通过对科室进行绩效考核，确定科室的分配总额；科室通过考核职工，进行二次分配。行政后勤人员按全院医疗科室的平均值发放奖金。其中特殊人才则在院科二级核算的基础上，实行全院岗位等级津贴和特殊人才奖励。对分配模式的研究，则多集中在绩效工资制、结构工资制、年薪制等几种分配模式上。不同医院即使采用同一种分配模式，其采取的具体方法也不尽相同。主要归纳如下：

1. 绩效工资制。一种观点是把员工收入分为岗位工资和绩效工资两部分，不少研究者认为绩效工资应该超过60%，岗位工资应该低于40%。原因是若绩效工资比例太低的话，就有可能起不到应有的激励作用。还有一种观点是把工资收入分为基本工资和绩效工资，基本工资每月固定，各个医院的确认方法不一致。绩效工资对人不对岗，有的按照档案工资中的活工资部分加医院创收中可用于分配的部分来确定，有的则按照档案工资的40%再加奖金和福利来确定，最后根据绩效考核结果来进行分配。

2. 结构工资制。结构工资制的构成项目主要是岗位工资和绩效工资，以及其他补充类别的工资。医院现行的岗位绩效工资制度就包括岗位工资、薪级工资、绩效工资和津贴补贴四部分。如2006年，复旦大学卫生发展战略研究中心希望通过对我国公立医疗机构职工收入分配制度进行研究，建立一个强调知识和技能，简洁而又合理的工资结构。它通过设定知识和技能为主导（权重占44.5%）的岗位工资要素体系，建立了以岗位工资为主体的工资结构，包括基本工资（占21.0%）、岗位工资（占47.3%）、年功工资（占6.5%）和绩效工资

（占25.2%）四部分，从而建立了工资分配总额约束机制下的公立医疗机构分配制度。各工资的比例是通过界定各工资的比例范围后再进一步细分，采用总体的平均比例计算得出，使得它能够反映领导和职工对各类工资比例的选择情况。

3. 年薪制。卫生部于2002年底下发了适用于医疗事业单位法人代表的《医疗事业单位年薪制暂行办法（试行）》，规定“原则上不超过本单位职工平均工资的八倍。年薪收入由基本工资（基本收入）和绩效薪酬（业绩收入，分为年度绩效薪酬和任期绩效薪酬两部分）构成”。目前国内年薪制在医院还处于试验阶段，主要用于医院领导、技术骨干和中层干部等的收入发放。年薪值的确定方法有两种思路：一种是基本工资和绩效薪酬分别确定。另一种是先确定总的年薪额，然后再按照一定的比例确定基本工资和绩效薪酬。对于各部分的比例，一种观点认为年薪制应该有较大的弹性，基本工资可按月支付，其占年薪的比例不宜过大（20%左右）；年度绩效薪酬主要根据年终目标完成情况发放，其比例可占到年薪制的40%～60%，余下作为延期支付的部分。另外一种观点认为基本工资应占总薪酬的85%～90%。

总之，各地在实行年薪制的过程中，有许多做法与经验值得我们借鉴。目前在公立医院中，主要存在以下几种年薪制模式：

（1）医院院长年薪制。如2010年7月，成都市医院管理局草拟了《成都市市管公立医院法人代表年度绩效考核、年度绩效薪酬实施办法（讨论稿）》，此后成都市14家市管公立医院的院长，将按照分配激励约束机制和绩效考核评估体系考核，实行全新的“院长年薪制”。院长实发薪酬由月绩效薪酬和年绩效薪酬构成。月绩效薪酬按照全院平均奖的3倍发放，年绩效薪酬不同考核结果将按不同方法计算，同时规定若医院员工人均收入同比下降1%，院长年绩效薪酬则降低10%。

（2）学科带头人年薪制。如2004年，山东省青岛市立医院在全院50名学科带头人中遴选出综合素质比较高的专家20名左右，分为三个层次，实行年薪制。专家所得的“年薪”报酬将从每月补贴中体现，加上专家的工资和奖金，最高可达12万元。

科室主任和护士长年薪制。辽宁省辽阳市第三人民医院于2004年对临床科室科主任和护士长实行年薪制试点。规定一类科室（省重点科室）科主任4.5万元、副主任4万元、护士长3.5万元；二类科室（一、三类以外科室）科主任4万元、副主任3.5万元、护士长3万元；三类科室（年收入不足100万元的小科室）科主任3.5万元、副主任3万元、护士长2.5万元。

引进人员、重要岗位技术骨干、管理骨干年薪制。如温岭市第一人民医院于2002年对医院优秀专家、优秀青年知识分子及部分管理骨干实行年薪制，确定年薪基数为职工平均工资的2倍左右。对技术骨干平时纳入科室分配，每年年终考核一次，对考核合格者年薪一次性结算一次（年收入不足最低年薪的，予以补足，已达最低年薪的，再予以适当奖励），考核不合格不享受；对管理骨干实行月目标责任考核制度，每月结算一次（年薪月平均数×考核系数）。

（3）全院职工年薪制。从目前公立医院的发展情况看，实施全院职工年薪制的可行性较小，对主要管理者及学科带头人实施年薪制较为迫切。当然除上述几类外，陈洁等（2003）认为公立医院内部分配形式还有浮动工资制、特殊工资制、承包责任制、平均分配制等。

（二）OECD 国家医生薪酬分配机制及其改革

在不同的国家卫生体制下，OECE 国家医生薪酬的支付具有不同的特色，我们选取其中的六个国家进行简要介绍（见表 3－2）。

表 3－2　　OECD 主要国家医生薪酬支付方式

国家	全科医生薪酬支付方式				专科医生薪酬支付方式			
	自我雇佣			职员制	自我雇佣			工资制
	按项目支付	按人头支付	混合	工资制	按项目支付	按人头支付	混合	工资制
英国	√（少数）		√（大多数）	√（少数）	√（少数）			√（大多数）
德国	√（大多数）		√（少数）	√（少数）	√（大多数）		√（少数）	√（少数）
法国	√（大多数）		√（少数）	√（少数）	√（大多数）		√（少数）	√（一半）
加拿大	√（大多数）		√（少数）	√（少数）	√（大多数）		√（少数）	√（少数）
美国	√（大多数）	√（少数）	√（少数）	√（少数）	√（大多数）	√（少数）	√（少数）	√（小数）
瑞士	√（大多数）	√（少数）	√（少数）	√（少数）	√（大多数）	√（少数）	√（少数）	√（少数）

资料来源：Simoens and Hurst（2006），OECD Reviews of Health Systems and Health Care Systems.

（1）英国。英国大部分的全科医生是自我雇佣性质的，并且与国家卫生部（National Health System，NHS）有协议，主要的收入由 NHS 来支付，这一协议规定了服务的项目与 NHS 支付的细节。一直以来，全科医生的收入来源是混合式的，包含人头付费、固定补贴和项目收费（人头费占了收入的大部分），其次是固定补贴（用以支付建立诊所或运行维护设备的费用），最后是按项目收费（由可选的健康促进活动如儿童免疫接种来提供）。直到 2004，一般医疗服务合同（General Medical Contract，GMC）包括“预期的平均净收入”（薪酬水平的年度基准）和对医生与牙医薪酬评价的建议（Review Body on Doctors' and Dentists' Remuneration，DDRB）。“预期收益”是一套复杂的津贴计算，包括基于名单上患者的数量来定的基本津贴，基于患者年龄的特定津贴，收注册贫困地区患者的支付，加班、晚上和急诊，基于年资的额外支付和预防活动。事前的预期的平均净收入数量可能与实际（事后）给定的年度金额不同。

2004 年，全科医生的支付引入了一个新的支付系统。DDRB 对医生和牙医的报酬提出一个目标“预期平均收入”，仅限于在初级保健机构工作的全科医生，以工资的形式支付。新的一般医疗服务合同（GMC）继续支付列表上的关于人口特征（在年龄、性别、发病率和死亡率上做了调整）的核心服务和全科医生在欠发达的地理地区获得额外的补贴，在指定的区域提供如儿童健康、提供生育、计划生育、慢性疾病（尤其是冠状动脉心脏病、糖尿病和癌症）的服务的补贴，全科医生还可以获得额外的基于质量服务的津贴，基于绩效的支付方式（Performance - based payments）用于与信息系统有关的活动（如病历记录）以及与病人的沟通，特定的质量指标与点数奖励挂钩。

英国大多数专科医生都是受薪雇员。截至 2003 年或 2004 年（取决于该地区），专科医生的工资基于多年的经验，奖金，加班和非正常工作时间外的支付来定。全职的专科医生可以从私人业务中赢得他们收入的 10%，以按项目付费的方式获得收入，大约 50% 的专科医生有私人业务。自 2003 年或 2004 年引入了新合同之后，在 NHS 工作加班的专科医生有了更高工资率，同时收入的提升需要临床管理者和相应领域的专家的同意，分别为：提供服务的质量和效率、临床标准和结果、本地服务的目标、资源管理、业务发展和多学科团队的工作。新合同的具体细节因地区而异。对于任何额外的私人业务，专科医生必须坚持新的行为守则。例如，在英国和苏格兰，为了能够拥有私人业务，专家医生一般需要为 NHS 每周额外的工作 4 小时（除了日常的 40 小时工作周）。

（2）法国。法国大多数的全科医生是自我雇佣的，以按项目收费的方式来获得收入。在所谓的第二部门类别的全科医生的收费高于法定费用。在 2004 年，15% 的全科医生在第二部门类别工作。2004 年改革后，他们可以通过选择限制过高收费以赢得自身社会保障费用的减少。法国约一半的专科医生的收入以工资形式发放，基本工资以资历来定，加上额外的工作时间补贴和值班补贴成为总收入，此外允许以按项目收费的方式为私人服务，但私人服务收入不能超过总收入的30%，并且在医生的补偿中医院会扣留一定数量的设备使用相关费用，在医院外自我雇佣行医的医生常一周在医院工作一天（报酬以工资形式发放），大学医院工作的医生是政府雇员，依据教职得到工资，直接治疗病人以拿项目付费得到收入。法国的另一特色在于建立医生档案以管理医生的过度服务和医疗之家模型作为守门人。

（3）德国。德国的初级保健医生以自我雇佣为主，通过按项目付费来获得收入，保险公司为医生的服务设定了支付上限，所有初级保健医生隶属于17个医生控制的区域协会，这些协会负责与区域的保险公司协商总额预算（疾病基金），医生协会或医生联盟积极地为个人服务的支付率与疾病基金、政府谈判。总额预算以季度来管理且有上限。大部分专科医生为自我雇佣，以按项目付费获得收入，公立医院的医生实行工资制，德国允许公立医院专科医生私人执业，但专科医生使用医院的设备需要付钱。

（4）加拿大。在加拿大，大多数全科医生以按项目付费获得收入，每年各省和地方政府就服务项目与各区域的医学会商定价格，因此不同的省和地区的价格不一样，在大部分的省，全科医生按项目付费的预算具有上限，若超过了上线，来年将会通过谈判来降低预算。除了按项目服务收费，还有按项目服务收费与工资或按人头收费的混合，2005年最大的省渥太华，将近一半的全科医生以按项目付费获得收入，在阿尔伯塔及不列颠哥伦比亚省，医生通过合同制、谈判或工资制来获得收入。部分的全科医生作为社区诊所的医生，是领取工资的雇员。少量的专科医生在医院工作，大部分的专科医生以自我雇佣的形式工作，以按项目付费的方式来获得收入，部分的省以按项目付费和按人头付费或工资相结合来获得收入，与全科医生一样，费用水平也是通过谈判来决定的，并且都有预算上限。

（5）美国。全科医生的报酬方法因支付者和实践的类型而异，虽然大多数至少都是按项目付费。按人头付费和工资制对一些全科医生也是一种常见的支付方式。越来越多的全科医生还能得到基于转诊、治疗质量和病人满意度的以绩效为基础的支付。医疗保险组织（Medicare）和医疗救助组织（Medicaid）按项目付费支付全科医生。

（6）瑞士。大多数专科医生是自由职业者和按项目服务收费。在健康维护组织（HMO）工作的专科医生按人头付费。专科医生是负责预算的小组，参与守门人方案，收入根据预算和利润绩效，来源于按项目付费和补充支付（top - up payment）。部分专科医生是工作在医院的周薪制职员。他们按服务项目服务收费给补充医疗保险的患者服务，专科医生还会为使用医院的设备偿还部分额外的收入。

整体上OECD国家中大部分的全科医生以自我雇佣的形式工作，以按项目收费或按人头收费（或二者的结合）的方式来获得收入，仅有冰岛和芬兰大部分的全科医生的收入是以工资形式支付的，同时每个国家的激励和约束机制存在差异，如英国的全科医生收入按绩效支付，德国保险系统对全专科医生的预算目标限制，法国管理医生行为的医生档案和促进连续性服务的医疗之家模型，然而在这些国家按项目支付方式较为普遍，一体式服务和多个专科医生治疗小组的模型较少，也许不久的将来我们将要告别按项目支付的时代，更趋向于使用绩效与医疗管理结合的以患者为中心的医疗组织模型、捆绑式支付模型、共享结余和共担风险的方式等。

总之，国际上对于 OECD 国家薪酬的研究还是比较多的，正如我们的研究一样，大部分关于 OECD 国家医生薪酬的讨论也是在 OECD 国家的整体中选出部分国家进行讨论。他们的数据来源主要分为两类：来自相关政府组织或者科研机构所举办的大规模的实地调查；由各国医生薪酬的相关部门提供数据汇总形成的国际性数据库。相较而言，前者在统计口径和准确度方面有一定的优势，但后者所能提供的数据显然更全面。这些研究对于医生薪酬的分析一般是从绝对水平和相对水平两个维度来进行分析。不同研究对于相对水平的计算是不一的，有的采取医生薪酬相对最低工资的比例，有的采取相对人均 GDP 水平的比例，有的则采取相对社会平均薪酬水平的比例。在实际中关于 OECD 国家医生薪酬的研究主要可以分为两个大类：一是描述分析类。主要考察几个样本国家一段时间内的医生薪酬水平。笔者的分析一般试图回答以下几个问题：不同国家间医生薪酬水平存在哪些差异？国家间与国家内不同医疗卫生从业人员群体（这里除了对医生按专业不同进行分类，还常加上医技辅助职业的分类）间薪酬的水平的差异是怎样的？出现上述差异原因有哪些？这类研究的主体中有很多都是类似 WHO、OECD 机构。这些研究大部分对一段时期内各国医生薪酬水平有比较详实的描述介绍，它们关于差异现象形成的原因也进行了很多分析，着眼于经济学劳动力市场理论、人力资本理论、国家个体对的经济和制度差异、医疗卫生服务体系制度差异等多个视角。这些分析对我们是很有启发性的，一方面展示了国际医生薪酬的基本情况，另一方面为进一步研究薪酬理论机制给出很多启发。但这些研究关于薪酬差异原因的分析视角大多是经验性的，以实际情况出发，提出相应猜想，缺少实证检验。故而，这类研究的核心在于描述。二是理论探索研究。这些研究试图从理论上说明医生薪酬决定因素，从而解释现实生活中存在的国家间医生整体薪酬差异和国内不同执业范围内医生薪酬的差异。这些研究对各国医生薪酬的水平表现是着墨不多或几乎没有的，他们通过一定的逻辑推导指出影响医生薪酬的相关因素，并用实践数据予以实证检验。这些研究的第一步往往是依据理论来建立一个医生薪酬的决定方程，继而用实证数据进行检验各假设应变量与医生薪酬之间的关系。一方面，这些研究实证检验中用到的数据往往是某一个国家内部的，因此用这些数据验证的模型框架对国际间医生薪酬差异缺乏完整的解释能力。另一方面，目前所见到的研究都是较早期的，乏见更新的医生薪酬模型研究，旧模型设计是否适用于社会经济发展与卫生医疗体系变化的新环境？我们所关心的问题是：是否可以找到一个医生薪酬定价模型，可以解释医生薪酬专业范围间和国家间的差异？是否可以通过相应模型支出医生薪酬遵循公平与效率规则的合理值？面对以上两个问题，已有的研究确实还有待深化。

三、国内外医院薪酬机制对医生的激励

（一）国内医院薪酬机制对医生的激励

医院采用新的分配机制后，对科室、个人会造成什么影响呢？目前，国内关于薪酬分配机制对科室、医生的影响相关文献较少。复旦大学卫生发展战略研究中心模拟测算表明按上述它的思路，全国医疗机构人员工资水平较现有水平会增加10%以上，最低岗位工资等级与最高岗位工资等级平均工资相差19倍，从4 587.1元到86 033.5元不等。刘慧（2003）认为在医院建立新的自主、灵活的内部分配机制后，由于工资差距对医院人力资源的流动势必造成某些积极或负面的影响。孙昕、薛迪（2012）认为过度医疗归根结底是医生的行为，要消除这种行为，需找准相应的激励机制（约束医生行为的因素），通过对医疗市场中医患行为的博弈分析，得出声誉制约、严厉的惩罚机制等可实现博弈的纳什均衡并有效抑制过度医疗。代涛等（2007）阐述了医疗服务领域与激励机制相关的主要特点（信息不对称与患者搜寻行为、准市场竞争与价格机制的局限性、非营利性与政府干预、执照制度与专业资格证书、医疗事故责任制、腐败现象）分析了医生激励机制的主要影响因素及医疗费用的支付方式对激励机制的影响。王木（2008）编译的《薪酬支付方式对医生医疗行为的影响》中，通过比较薪酬支付方式与其他支付方式所产生的客观结果与医生的医疗行为，评价了薪酬支付方式对医生医疗行为的影响。结果发现，与按服务项目支付相比，薪酬支付在提供服务的数量方面有所不同，并且其提供的服务与不同的咨询服务模式相关。魏周阳、刘平（2013）选取与医生补偿机制相关的医生行为作为视角，比较全面地介绍医生薪酬的各种支付方式，及其对医生行为的积极或消极影响和改进办法。

从国内公立医院薪酬机制及其改革历程看，绩效薪酬将仍占主要部分，这符合劳动者报酬理论，也是将医务人员收入与实际表现想挂钩的可行做法。绩效工资与医务人员实际表现挂钩旨在激励医务人员提高工作效率和工作质量，这也是公立医院薪酬管理的出发点和最终落脚点。然而公立医院薪酬机制改革的落实，需要各方面的积极配合。这就需要一方面切断医生诊疗方案受创收的影响，在医

院净收入与薪酬分配总量之间形成一定阻断。比如采取预算管理，结合当前医院财务制度实施预算管理，采用核定工资总额预算对公立医院薪酬分配实行间接干预，控制工资总额的不合理增长。这既能保留医院管理者在薪酬分配方面的自主权，也能对其分配行为形成一定约束。另一方面，确保公立医院薪酬制度有助于提升医生工作效率。尽管收益驱动的薪酬分配机制不利于医院公益目标的实现，但其对医务人员的工作效率有很强的激励作用。如果公立医院薪酬改革彻底切断与医院净收入之间的联系，新的激励机制应该同时推动医疗服务的配置效率和工作效率。同时增加医生绩效薪酬中的公益性权重。

（二）OECD 国家医院薪酬机制对医生的激励

1. OECD 国家医院薪酬支付。OECD 国家主要通过工资、按服务收费和按人头支付三种传统的模式支付医生服务。工资是对工作付出一定时间而获取约定数量的货币。工资通常是由医生的资格、岗位水平或者工龄决定的。工资的多少通常不会受治疗的病人数量或者服务的价格影响。额外付费可能存在，不过只是针对加班、周末值班或者晚值班等。在同一个国家内，不同地区和卫生设施的工资规模和额外付费的标准可能不同（如奥地利）。按服务收费是指按提供的每项服务的价格收取费用。在大部分国家，对不同服务收取的费用是由医疗健康购买者（例如，卫生部门或医疗保险公司）和提供者（医生）协商的结果。而在一些国家，个体经营的医生有权对全部或者部分病人所接受的服务定价（比如，法国的第 2 类别医生①）。在同一个国家，收费计划可以固定不变，也可以根据不同地区制定不同标准（例如加拿大），或者根据保险基金制定（如奥地利）。在这种支付薪酬的模式下，薪酬水平受所提供服务的数量、种类及服务收费影响。按人头收费是指医生的收入来自在他那里注册的病人，他们的付费作为医生在很长的一段时间内（通常是一年）所提供的治疗的报酬。在这种情况下，医生的薪酬受他们的病人数量和每位病人的付费数额影响，付费通常是医疗服务购买者和提供者协商的结果（数额会因病人的特征，如年龄和性别，而进行调整）。一直以来，按人头收费制度主要用在全科医生的薪酬支付上。

近几年，不少国家对医生薪酬的支付模式进行改革，特别是绩效和质量目标管理方式。近几年，英国的一种新的计划——“按绩效收费”（pay - for - performance）开始被广泛引进，这种计划被看作是全科医生和专科医生/咨询师薪酬合同的一部分。在这种新的模式下，医生的薪酬还是非常依赖医疗活动（即全科医生的薪酬是基于病人的需求和医生的工作量）。并且他们的工资上限根据在不

① 2004 年，法国有 15% 的全科医生和 35% 的专科医生属于第 2 类别（Caisse Nationaled' Assurance Maladie des Travailleurs Salariés，2006），病人的收费只在第 1 类别价格中（Fees for patients are only reimbursed on the basis of Sector 1 prices）。

同领域提供服务的质量决定，这些领域包括儿童健康、生育、计划生育和慢性疾病（特别是冠心病、糖尿病和癌症）。绩效工资也与信息系统（例如记录）和病人交流的活动相关。在基本服务之外，新合同为全科医生的服务提供创造了更大灵活性。在美国，因提供高质量的服务和较高的病人满意度而获取更高奖励的医生比例在上升。在2004年5年，20%的医生因提供高质量服务获得奖金，25%因病人满意度高而获得奖金（Reschovsky and Hadley，2007）。

2. 不同支付模式的激励效应。理论上，不同的薪酬支付模式对医生的经济激励不同，这会影响医生的行为。相比于领工资的医生，按服务收费的医生倾向于诊断更多病人和提供更多服务，因为他们的薪酬直接和提供服务的数量挂钩。然而在实践中，不少国家都对按服务收费的医生在给定年份可以提供的服务数量和种类做出了上限规定（例如加拿大和德国）。在按人头收费的模式下，医生都有增加他们名单上注册病人数量的倾向，这也很可能由于缺乏其他可选的医生导致服务水平低下或服务不周到。因此，在实践中很多国家都限制了每个医生名单上最大病人数量（例如，捷克共和国、丹麦和匈牙利）。值得一提的是，不同模式下的激励可能部分或全部被需求因素抵消。例如，按服务收费模式下，经常会出现病人共同付费的情况，这样一来，即使医生有提供更多服务的激励，但是共同付费却限制了病人对服务的需求。近几年，不少国家对医生薪酬还引进了混合支付的方式，尝试克服传统方式的缺陷，在控制成本的前提下，为提高效率和质量，对医生提供更好的激励。同时，混合支付方式增加了评估单个薪酬方式对医生行为和薪酬水平的影响的难度。

四、国内外医生薪酬比较的局限性

国家性的数据经常只报告医生的主要收入来源，不包括他们从其他活动获取的额外收入。这部分收入占医生总收入的比例视不同国家情况不同。例如，捷克共和国约有3%的工资制专科医生从私人诊断业务中获取额外收入，这一数据在芬兰和丹麦也非常小。大部分匈牙利和冰岛的工资制专科医生也有此额外收入。本研究的医生薪酬数据来自不同国家，所以，国内外医生薪酬比较研究有三个方面的局限性。第一，收入。非正式的收入占部分OECD国家医生薪酬的很大一部分。第二，大部分国家的薪酬数据统计的是全职医生的薪酬（或者至少是收入水平超过最低标准的薪酬）。然而，一些国家的数据却还包括兼职医生的薪酬（导致较低的估计值）。第三，在那些医生是自雇者的国家，需要采用特殊的方法去估计，并且要从总薪酬中扣除个体经营医生的行医成本。例如在加拿大，2002年全科医生的平均行医成本占总薪酬的比例为35%，专科医生的这一比例为29%（加拿大健康信息组织，2004）。在德国，基于成本结构的分析研究，对全科医生来说，2004 年行医成本估计占总薪酬的 47%；对专科医生中的儿科医生，这一比例高达至 53%，整形外科医生的这一比例为 60%。在荷兰，估计 2005 年个体经营专科医生的行医成本只占总薪酬的 10% 左右。

在全科医生占医生主体的 OECD 国家中，全科医生薪酬偿付方式分为工资制和自我雇佣制，且这两种薪酬机制下医生薪酬总额也存在一定差异。自我雇佣制中收入来源主要依靠医疗保险公司的偿付，主要为按项目付费和按人头付费，以及两种方式的混合。收入的支付类型对薪酬水平有影响，来自混合支付方式支付或按服务项目付费的自我雇佣的全科医生收入往往超过领工资的全科医生。在卢森堡，有工资制和自我雇佣制的全科医生，自我雇佣的全科医生薪酬总体来看，高于工资制的 27%，自我雇佣的专科医生高于工资制的专科医生。

2009 年对荷兰、德国、法国、英国、丹麦的专科医生薪酬进行对比，结果显示自我雇佣的形式中荷兰的最高，工资制中英国最高，总体来说，平均薪酬里自我雇佣的专科医生高于工资制的专科医生，自我雇佣中精神病科和儿科医生的薪酬最低，麻醉科和放射科医生的薪酬较高，外科医生的薪酬更高。不仅各国不同专科薪酬水平有差异，不同国家医生薪酬的增长率也有差异，1997 年到 2004 年间，法国的全科医生的薪酬的增长率为 12%，芬兰 2001 ~ 2005 年的工资制全科医生的薪酬的增长率为 10%，与社会平均工资相同，英国的较为例外，由于 2003 ~ 2004 年度的医疗改革，全科医生收入增长了 44%，1995 ~ 2004 年间平均年增长率为 4%，是社会平均工资增长率的 2 倍。2003 年由于美国医疗保险组织和私人保险的付费价格的下降，美国的全科医生的薪酬总体下降，薪酬水平还是相当高，1995 ~ 2003 年专科医生薪酬下降了 3%。2004 年捷克的增长率虽然较高，可专科医生总体薪酬水平仍低于其他国家。

由于医疗行业的特殊性质，必须要保证它的质量，为了避免类似“柠檬市场”事件的发生，因此对于医生的准入必须要有特定的要求，这间接提高了竞争的要求，因此医生的人力资本投入必定要比社会平均的投入高，这也反映在了各国的医生收入均值当中，一般是社会平均工资的 3 ~ 7 倍，美国医生的高薪酬是由于进入医疗服务市场中的某个专科的较高的壁垒。一国内的全科医生和专科医生的薪酬差异的可能解释在于训练的年限，工作时间的长度，能力和技术，工作时间的差异（专科医生一般工作时间长于全科医生）。除此之外，各国的薪酬的增长率也有差异，尤其在法国，专科医生服务量的增加以及费用价格的增长率快于专科医生，进而扩大了专科医生与全科医生薪酬的差距，还有，不同国家全科和专科医生之间的收入水平之间也有很大的差别，20 世纪 90 年代的关于 OECD 国家的研究表明，供方的影响因素有不同国家医生的行医模式和支付方式，需方的因素有患病率和病人共付成本的比例，较近的 2008 年的关于 OECD 中 14 个国家跨国之间专科医生和全科医生的收入差距的研究表明，全科医生薪酬的跨国差异影响因素有：(1) 医生的偿付方式，一般来说自我雇佣的全科医生的薪酬要比领工资的全科医生的薪酬高；(2) 全科医生在整个医疗体系中的定位，如是否作为医疗系统的“守门人”；(3) 不同专业医生的分布密度，即每千人所拥有的专科医生和全科医生的数目；(4) 地区医疗服务的需求；(5) 工作的时间；(6) 健康医疗系统的特征。由于数据可获得性的限制，研究有一定的局限性，可能各国之间医疗资源的分配比例、管理制度、政治制度等会对医生薪酬差异产生影响，同时增长率影响因素也是我们将要研究的内容。

第四章

医院经济运营机制与薪酬状况分析

一、我国公立医院经济运营与薪酬制度改革

薪酬是公立医院各类工作人员劳动价值的货币和福利表现形式。薪酬水平及其分配方式不但直接影响到公立医院工作人员的稳定性、工作积极性、合作态度以及专业选择等，而且对于卫生资源分布、卫生费用水平与成本控制以及医疗服务价格、利用与质量等也会产生重要影响。在我国，公立医院的薪酬基本上来源于业务收入，并且薪酬水平与医药服务提供的数量与种类等直接相关。这种方式虽然有利于调动工作人员的积极性，但也造成了大处方、大检查等过度提供医药服务的问题，是导致医患关系紧张、“看病贵”、医药费用过快增长等现象的重要原因。

公立医院经济运营是指公立医院利用各种资源实现其功能和目标的全过程。在我国，公益性是公立医院的本质，社会效益是公立医院的目标，公立医院正是通过医疗卫生资源的经济效益来实现其社会效益最大化目标。医院社会效益主要从医疗卫生服务数量（医院门（急）诊人次、出院人次、出院者床日）、卫生服务质量、效率、次均费用和社会满意度五个方面。通过对这些指标可以体现医院公益性以及在减轻患者就医负担方面取得的成效。医院经济效益主要从医疗服务收支结构和收支结余来体现，收支结余可以反映医院资产获得业务收入的经济能力，收支结构则反映医院收入的主要来源和运营机制特征，因此医院经济效益实质上就是医院经济运营的反映。在收支结余率一定条件下，医院收支结构主要反映医院收入和支出组成，其中公立医院收入主要包括财政补助、业务收入（门诊和住院收入）、其他收入，与公立医院收入相对应的支出主要包括财政补助支出、业务支出和其他支出等。

公立医院薪酬是公立医院业务支出的主要组成部分，而公立医院业务支出又受到公益医院收入和公立医院运营制度影响，因此公立医院公立医院薪酬与医院

经济运行机制密切相关。从业务收入角度看，公立医院业务收入主要包括门诊和住院收入，门诊和住院收入又进一步分为医疗服务收入和药品收入。当医院收入主要来源于药品收入，则支出也以药品支出为主，表明医务人员劳务价值较低。反之，医院收入主要来源于医疗服务收入，则医院支出以人员支出为主，表明医院医疗服务更多体现了医疗服务人员的劳务价值。

（一）我国公立医院运营机制现状

财政是以国家为主体的分配关系，预算是财政管理的核心。公立医院作为国家出资的事业单位其经济运营机制与财政预算管理密切相关。从公立医院发展历程看，我国公立医院运营机制大致经过了三个阶段。

1. 计划经济阶段。尤其是 1985 年前，我国经济以计划为主。预算管理实施严格的收支两条线管理，公立医院医疗服务收入全部上缴财政，医院支出全部由财政包干。公立医院支出主要包括医疗服务的物化成本和医务人员劳务成本两部分，在严格的收支两条线预算管理下，公立医院财政补助以经常性补助为主，其经常性补助主要是医院编制内人员的全额补助因为医院运营以财政预算为主，追求业务收支平衡。医院收入结构以财政补助为主，服务以低价格、低质量的基本医疗服务供给为主，工资是公立医院医生收入的全部来源，公立医院医生薪酬与社会平均工资并无显著差异。

2. 计划经济向市场经济过渡阶段。1985 年之后，经济领域的改革不断深入，计划经济逐渐向市场经济过渡。为了激励地方发展经济的积极性，中央财政逐渐下放了税收征收权。随着财权下放，中央在经济和社会领域中的事权也逐渐降低，而地方以经济发展为主导致卫生事业投入不足。体现在医疗服务领域是政府对公立医院的财政补助逐渐降低，原有的财政全额补助转变为以人头和床位等为依据的经常性补助。同时，为了改变医疗服务供给相对短缺的局面，政府出台了一系列政策调动微观层次的积极性，释放医疗服务的供给能力。宏观上鼓励建立起以公有制为主体、多种所有制并存的医疗服务体系。微观上鼓励公立医院进行经济运营改革，通过多种形式增加医院收入，并将医生薪酬与科室收入挂钩。医院经济运营以医疗服务收支结余为主，财政补助地位逐渐下降，医生薪酬中的基本工资仍以财政补助为主，但基本工资之外的奖金等其他福利主要由医院医疗服务收入补偿。

3. 市场经济阶段。随着市场经济发展的进一步深入，以经济发展为重导致公共服务等社会发展领域严重滞后于经济发展，体现在卫生服务领域就是“看病贵”“看病难”问题突出。为此 1994 年中央进行了以分税制为核心的财政体制改革，加大了中央财权集中并开启了以公共服务支出为主要导向的公共财政体制改革。然而，公立医院长久以来以逐利为主的运营机制已积重难返，加之短期内财政补助的不到位，导致公立医院经济运营仍以提高收支结余为主。2010 年启动的公立医院改革主要围绕公立医院管理体制、药品零加成、补偿机制等为重点进行了探索，其目的在于通过公立医院经济运营改革从而规范医生行为。因为目前我国公立医院实行岗位绩效工资制度，岗位绩效工资由岗位工资、薪级工资、绩效工资和津贴补贴组成。在构成方面，绩效工资占比较高，绩效工资主要实行收入挂钩机制，医生在追求个人收入的同时，既带动了医院的发展，也畸形地推高医疗费用，成为医疗费用过快增长的核心原因。

综上所述，我国公立医院经济运营机制反映了我国市场经济的发展历程，也是我国经济社会体制改革的缩影。

（二）我国公立医院薪酬制度的演变

作为公立医院的一项重要管理制度，我国公立医院薪酬政策也是公立医院经济运营和事业单位薪酬制度发展的缩影。

1. 1956～1985 年，计划经济体制下职务等级工资制度阶段。1956 年，我国进行了第一次分配制度改革，实行了多种形式向单一的职务等级工资制度转变。这一时期，公立医院作为纯福利性事业单位，其运转经费靠国家财政拨款，员工的工资实行职务等级工资制，按国家规定的统一标准发放，与所在医院的效益无关。这造成了医院之间、内部员工之间分配的平均主义，严重挫伤了医生的积极性。1979 年 4 月，卫生部、财政部、国家劳动总局《关于加强医院经济管理试点工作的意见》“将包工资的办法，逐步改为按编制床位实行定额补助的办法”。并规定增收节支的结余“也可以拿出一部分用于集体福利和个人奖励”。医院员工的收入构成中增加了奖金部分。各级医院开始注重经营管理和经济分配，对超额完成任务和成本节约给予提成奖励。但“全年各项奖金的提取总额，最多不超过本单位职工一个月的基本工资额”，即奖金最多占职工全年收入的 8%。11 月，《关于医院经济管理试点工作的补充通知》强调了奖金“不要超过增收节支总额的 40%，不要搞平均分配”。

2. 1985～1993 年，以职务工资为主的结构工资制度阶段。1985 年，中央、国务院下发了《关于国家机关和事业单位工作人员工资制度改革问题的通知》，政府和卫生主管部门对公立医院的工资制度进行了改革，改革的主要内容是：建立了以职务工资为主的结构工资制，将工资分为基础工资、职务工资、工龄工资和奖励工资 4 个部分，并规定“其留用的收入的大部分应用于发展各项事业，用于奖励基金的只能是一小部分”，“事业单位发放奖金超过限额的，要按规定缴纳奖金税”。同年，上海市人民政府批转“关于卫生工作改革的几点意见”，推出了以超额劳务为主的有关医院扩大医疗服务的政策，并在随后的一年中规定了“超额劳务补贴”“业务门诊提成”“协作病房提成”等几项分配政策的具体措施。

3. 1993～2006年，建立符合自身特点的职务级别工资制度阶段。1993年，国务院发布了《关于机关和事业单位工作人员工资制度改革问题的通知》，国务院办公厅发布了《关于印发机关、事业单位工资制度改革三个实施办法的通知》，人事部、卫生部发布了《卫生事业单位贯彻〈事业单位工作人员工资制度改革方案〉实施意见》，在科学分类的基础上，医院实行以专业技术职务等级工资制为主的工资制度。医院的管理人员、专业技术人员和工人分别执行各自的工资标准，引入了竞争和激励机制，工资的增长与年度考核挂钩。国家取消了原来的奖励工资采取了津贴制，"职务（技术等级）工资为工资构成中固定部分""津贴为工资构成中活的部分"，并规定"在各单位工资总量构成中，全额拨款单位，固定部分占70%，活的部分占30%；差额拨款单位，固定部分占60%，活的部分占40%"。此后，医院奖金成为医生的主要收入，2000年，对138家卫生事业单位工资收入的调查得知，月工资人均收入中，国家政策工资占工资总收入40.3%，政策外工资收入则占59.7%。按2000年上海市卫生局对下属8家医院的统计，在总收入与总支出基本持平的情况下，平均每家医院的人员费用支出占总支出的15%～45%，而财政拨款（按人员工资计算）占总收入的5%～6%，从而明显看出奖金已超过工资，奖金已经取代工资成为激励的主要手段。

4. 2006年至今，实行岗位绩效工资制度阶段。2006年，《关于印发事业单位工作人员收入分配制度改革方案的通知》和《关于印发〈事业单位工作人员收入分配制度改革实施办法〉的通知》等文件发布，人事部、财政部、卫生部联合下发了《关于印发〈卫生事业单位贯彻"事业单位工作人员收入分配制度改革方案"的实施意见〉的通知》明确事业单位实行岗位绩效工资制度。

岗位绩效工资由岗位工资、薪级工资、绩效工资和津贴补贴4部分组成。人社部颁发《实施绩效工资的指导意见》，规定公共卫生和基层医疗卫生事业单位从2009年10月1日起实施绩效工资，将绩效工资分为基础性绩效工资和奖励性绩效工资两部分。基础性绩效工资主要体现地区经济发展、物价水平、岗位职责等因素，在绩效工资中所占比重为60%～70%，一般按月发放。奖励性绩效工资主要体现工作量和实际贡献等因素，根据考核结果发放，可采取灵活多样的分配方式和办法。而乡镇卫生院、城市社区卫生服务机构之外的医疗卫生机构尚未明文规定实施绩效工资。可见，目前我国医院实施绩效工资的进度不一。

纵观我国公立医院这四个时期的薪酬分配制度，可以看到，计划经济体制下医院的这种分配模式优点是医生收入稳定、医院没有盈利的动机，但是也导致医院之间、内部员工之间分配的平均主义，严重挫伤了医生的积极性，医院运行中不计成本、人浮于事、效率低下等诸多问题出现。1979年4月，作为一个转折点，医院增收节支的结余"也可以拿出一部分用于集体福利和个人奖励"，医院员工的收入构成中增加了奖金部分，各级医院具有很强的激励动机去"创收"，医院开始注重经营管理和经济分配。1985 年，医院进行了以职务工资为主的结构工资制度改革，通过结构工资制和奖金这一激励机制，将员工的劳动贡献与其个人收入联系在一起，体现了“按劳分配，多劳多得”的分配原则。但是，由于奖金、津贴和其他收入基本上是平均发放的，而职务工资的档次及差别却变动甚微，造成各类成员之间的收入差距并不大，激励作用小。在 1993 年的工资改革中，国家取消了原来的奖励工资采取了津贴制，其目的是强化工资的职能，使职务相同但实际工作量不同的人员在收入上拉开差距，起到激励工作人员的目的。但是在实际操作中，大部分医院考虑到医生的利益，且当时有超额劳务来考核医生的工作量，津贴这部分工资基本都足额发放，起不到激励作用。2006 年开始实行的岗位绩效工资制从岗位和绩效两个方面体现了工资分配中的公平与效率原则，同时体现了工资分配的补偿功能和激励功能，但是绩效考核难度较大，目前我国医院实施绩效工资的进度不一。

（三）我国公立医院运营机制对医生薪酬影响

公立医院改革已经进入深水区，调节公立医院运行机制，改善医生医疗行为，为人民群众提供质优、方便、价格合理的医疗服务，让人民群众在改革中得到更多实惠，是下一步改革的核心目标。要实现改革目标，必须以有效的机制引导和规范医院和医生的行为，其中发挥关键作用的，就是公立医院的分配机制。公立医院在由财政全收全支逐步转向通过市场补偿的过程中，逐渐形成了医生工资比例低、奖金比例高，且奖金与医院、科室收入挂钩的考核和分配机制，这种机制在很长一段时期里有效促进了公立医院效率和效益的提升，上海市级医院在“十五”“十一五”期间，工作量和业务收入都保持了两位数的高速增长。但是，这种分配机制也逐渐暴露出严重的问题，个人收入与医院、科室收入的紧密联系，导致医院医生联合创收，动摇了公立医院以患者为上、以社会需求为标准的基本立场，严重破坏了医患之间的信任，而且，在经济发展的承受能力有限的情况下，过度追求高技术的医疗服务，会严重影响医疗服务的可及性和连续性，与医疗事业的发展目标背道而驰。

目前，大型公立医院普遍采用院科两级分配方式，医院根据科室的工作量、收支差额等确定其可分配收入，再由科室分配至医生，从而引出了医生与科室之间、科室与医院之间的一系列利益关系，严重影响公立医院以患者为上、以社会需求为标准的基本立场，主要表现在以下几个方面：第一，影响医生客观制定诊疗方案。医生作为患者的代理人，应该在现有诊疗手段下，给病人提供效果最优、伤害最小的治疗方案。一旦个人收入与业务收入相关，医生在制定治疗方案时就可能偏好带来更多业务收入的治疗手段组合，而这些手段对于患者可能并不是最好的。第二，推高医疗费用。在我国现有的经济水平（包括医保支付能力和个人负担能力等）和现有最好的诊疗手段不相匹配时，会影响供方提供适宜治疗的能力，即公立医院可能不会客观考虑资源的有限性而提供合适的治疗方案。第三，破坏医患之间的信任，医生作为客观的代理人成为不可能。当医患信息不对称，医疗服务产出有很大不确定时，医生能否作为患者代理人是一个关键。如果医生收入与治疗收入相关，患者将失去对医生的信任，医生成为代理人的基本条件被破坏。第四，导致医院在内部资源配置上和社会需求不一致。由于医疗服务定价制度和不同服务垄断能力等问题，医院中不同科室的创收能力（含金量）是不同，按照科室创收能力分配与医生的技术、努力程度以及服务质量不相一致。如果不改变这种分配方式，公立医院中创收能力差的科室很难发展，也就无法满足社会的需要。

为了从根本上改变以收支结余为基础的分配机制，上海申康医院发展中心于2012年底印发《关于市级医院深化内部绩效考核和分配制度改革的指导意见(试行)》，要求市级医院“改变将医务人员收入与医院或科室经济收入直接挂钩、以收支结余为基数的分配模式，探索建立医务人员收入合理增长机制”，坚持公益性、调动积极性、保持高效率。目前涉及我国公立医院薪酬激励方面的研究数量众多，按照研究方式的不同可以分为以下两类：一是经验改良型。从事这类研究的人员一般直接从事医院管理工作，同时具有一定的理论基础。这类研究一般能够准确地把握医院的实际情况，发现的问题也具有一定的代表性。二是理论改良型。从事这类研究的人员主要是科研机构中从事管理研究的人员，这类研究的理论性较强，能够较为深入、系统地分析医院薪酬管理的问题，并充分借鉴国内外先进薪酬管理理念和方法，其研究成果也具有一定的指导意义。

总体上国内对薪酬激励模式的研究多集中在绩效工资制、结构工资制、年薪制等几种模式上。不同医院即使采用同一种模式，其采取的具体方法也不尽相同。一种观点是把员工收入分为岗位工资和绩效工资两部分，不少研究者认为绩效工资应该超过60%，岗位工资应该低于40%。原因是若绩效工资比例太低的话，就有可能起不到应有的激励作用。还有一种观点是把工资收入分为基本工资和绩效工资，基本工资每月固定，各个医院的确认方法不一致。绩效工资对人不对岗，有的按照档案工资中的活工资部分加医院创收中可用于分配的部分来确定，有的则按照档案工资的40%再加奖金和福利来确定，最后根据绩效考核结果来进行分配。其主要的构成项目还是岗位工资和绩效工资，补充其他类别的工资。年薪收入由基本工资（基本收入）和绩效薪酬（业绩收入，分为年度绩效薪酬和任期绩效薪酬两部分）构成。目前国内年薪制在医院还处于试验阶段，主要用于医院领导、技术骨干和中层干部等的收入发放。年薪值的确定方法有两种思路：一种是基本工资和绩效薪酬分别确定。另一种是先确定总的年薪额，然后再按照一定的比例确定基本工资和绩效薪酬。对于各部分的比例，一种观点认为年薪制应该有较大的弹性，基本工资可按月支付，其占年薪的比例不宜过大(20%左右)。年度绩效薪酬主要根据年终目标完成情况发放，其比例可占到年薪制的40%~60%，余下作为延期支付的部分。另外一种观点认为基本工资应占总薪酬的85%~90%。

二、国外医院经济运营与医生薪酬水平

(一) 发达国家医院经济运营发展

发达国家医院管理与运营机制相对比较完善，但目前来看人员投入不足是发达国家医院运营面临的主要问题。

世界卫生组织对美国、加拿大和英国等7个发达国家进行的调查显示，每300名住院病人中就有一人死于医疗事故。失误除了使用复杂药物的原因外，还包括医疗人员劳累过度、人手不足、沟通不畅等。另一份来自法国参议院的报告也指出，法国每年有1.8万人死于治疗方法不当、剂量不当、后续监测不力等原因。在澳大利亚，每年有1.8万人因医疗疏忽死在医院；每年有5万人因医疗疏忽遭受永久性伤害；每年有8万人因医护人员用药错误不得不住院治疗。德国患者安全联盟的医疗事故数据更为惊人，仅因为医生把手术纱布或棉球遗落病患体内的事故每年就有约3 000起。德国医生协会的统计显示，每名德国人平均每年需就诊19次。德国人口约为8 000万，与37万名现职医生相比，后者的工作强度不小。近年来，德国政府频频向外国医生伸出橄榄枝，然而外国医生因语言不通交流不畅，加之高强度的工作，也增加了就诊失误几率。患者在公立医院没有权利选择医生，也不能选择何时住院或者手术。澳大利亚公立医院效率低下情况也比较严重，如果一名医生在私立医院每小时可以做4个肠镜检查，那在公立医院每小时最多只能做2个。由于效率低，病人等待手术的时间一拖就是几个月甚至一两年，从而造成了医疗资源的巨大浪费。

总之发达国家的医疗体系，一方面是致力于发展全民医保，另一方面是社保体系下的严重赤字和公立医院的不堪重负，为医疗系统增添重重危机。以法国为例，由于国家财政捉襟见肘，医疗保健预算一再被压缩，公立医院医生面临着越来越大的压力。工资不高、工时超长，直接导致医生大量流失。如何在减少开支的情况下更合理地分配公共资源，确保民众和医护人员双向满足，将是发达国家医疗模式不得不应对的问题。

(二) 发达国家医生薪酬与经济发展关系

“无论是看门人制度还是支付制度都没有对医生薪酬有一致的作用”。例如，

一方面，英国、澳大利亚、荷兰相对加拿大、法国、德国的全科医生守门人制度更加完善、严格，但是我们在观察这两组国家的医生相对薪酬时却并没有发现系统性差异。另一方面，法国和德国基本上还是采用按照服务内容支付，但是德国医生薪酬是所选国家中最高的，法国则在几个发达国家中处于低端。因此，支付制度可以控制医疗服务的量和费用，但并不对医生薪酬水平有显著影响。医生薪酬实际购买力水平同国家经济水平相关。当我们观察各国医生薪酬数据时，如果仅对医生薪酬数据采用美元汇率换算，国家间医生薪酬差距最大可以达到近7倍（仅以各国自雇医生为例），虽然这个市场中确实存在着一定的国家间劳动力要素流动障碍但并不是绝对不流动的，这个差距显然是极度不合理的。当我们对各国医生薪酬数据采用购买力评价处理和与社平工资求比值，我们发现这个差距显著缩小。购买力平价折算后6个发达国家（美国、加拿大、澳大利亚、英国、荷兰、德国）医生薪酬绝对水平比较接近，美国最高，澳大利亚全科最低，英国专科最低。尽管法国医生薪酬购买力评价水平显著低于以上6个同类发达国家但是它也显著高于其他5个相对次发达国家（墨西哥、智利、西班牙、波兰、匈牙利）。即，医生薪酬的购买力平价水平对不同经济发展程度的国家有显著差异，这种差异在考虑将医生薪酬与社会平均工资求比例表示时显示得也很明显。自雇式医生和受雇佣的医生薪酬存在显著的系统差异。自雇式医生的收入总是高于本国同领域受雇佣医生的薪酬。这种差距并不来源于表面的雇佣状态，更多的是对其内在的医生工作量的反映。医生薪酬与社会平均工资之比与经济水平和经济制度相关。如同我们在前文提及的考虑各国医生薪酬与社会平均薪酬的倍数关系，发达国家和次发达国家之间也是存在较明显的系统差异的。例如，德国、美国、英国、荷兰和加拿大的自雇式全科医生薪酬与社会平均工资之比在3~4倍（假设英国医生也在雇佣之外可以行医），与各国的经济水平相关。但是，其他国家则在2倍左右。而经济水平比较高的法国和澳大利亚医生薪酬与社会平均工资的比值却接近西班牙和波兰，说明制度因素也很重要。专科与全科医生之间的差异主要由人力资本投入、劳动成本、产出决定，与国家经济水平和医生薪酬绝对水平关系不大，但是会受到制度干预（例如波兰和西班牙）。我们对美国分科医生薪酬数据分析显示各科医生之间的薪酬差异很大。例如，骨科和心脏科医生薪酬与社会平均工资之比可高达7倍左右，而儿科与家庭医生接近社会平均工资的3.21倍。并且依据美国分科医生薪酬数据在2011年、2012年、2013年度的显示来看，这种差距是相对较稳定的。医疗费用超过经济增长速度是很多国家面临的挑战，其中很大一部分是薪酬的增长。由于医生薪酬主要由雇主和政府通过保险或者政府医疗管理部门支付，不再由市场自由决定，医生薪酬增长幅度和速度的合理性是各国政府政策制定者面临的挑战。从理论上分析，薪酬不能超过政府医疗服务预算或者雇主利润增长的幅度，否则政府或者雇主都将无法承担医疗服务费用上升的负担。如果不考虑进出口贸易差的话，国民收入总值应该等于 GDP 总值。所以经济增长也应该等同于国民收入的增长。但是在行业之间则不一定，有些行业会高于 GDP 增长率，另外一些行业会低于 GDP 增长率。

我们以 OECD 国家统计数据库中按照当年购买力数据核算的各国人均 GDP 值为基础计算各国当年医生薪酬购买力。我们选取了澳大利亚、英国、荷兰、加拿大、法国、德国、墨西哥、匈牙利这七个国家来对医生薪酬的发展时间的变化来进行描述。为了保持各国间数据的可比较性，在表 4－1 中列示的是这七个国家医生薪酬与社会平均薪酬水平的比值。在表 4－2 中，选取了医生薪酬水平和人均 GDP 的变化水平。在这里本书列举各国的 GDP 变化数据采用的是 OECD 统计数据库中国家账户统计中按照当年的购买力数据核算过后的各国人均 GDP 值为基础，所以在计算各国医生薪酬的变化规律时选取的基础数据也是以各国当年购买力系数处理过的医生薪酬数据。

在表 4－1 中各国医生薪酬和社会平均薪酬水平的比值在大多数国家变化都是不大的。并且针对这七个国家，并没有发现医生薪酬和社会平均薪酬水平比值显著的变化趋势，某些国家有小幅的增长，某些则是降低，有些国家则是围绕着一定值进行着小幅波动。一个合理的猜想是表 4－1 中所表现的变化的中心值，可能是整个劳动力市场自发形成的医生薪酬水平的相对稳定值。按照前述所选取国家多为经济较发达、医疗卫生体系发展较健全的国家，因而可以猜想：在一个发展较完善的医疗卫生服务体系中，医生的薪酬与社会固定薪酬水平是可能存在着某种稳定相关性的，即医生劳动力市场与整体社会劳动力市场的关系是相对稳定的。医生薪酬的购买力平价水平总的来说是有随时间的增长而增长的趋势。但是这种增长趋势所体现的速率并不是均匀的，甚至在某些国家这种增长是曲折的，伴随着一定时期内的后退和增长率的大幅波动的。同时，表 4－2 中列示了各个国家当年的人均 GDP 购买力平价水平的增长情况，需要注意的一点是，对比同期医生薪酬的购买力平价水平的增长情况来看，它们之间是没有显著联系的。例如，在匈牙利，2003～2012 年其 GDP 购买力平价水平的增长是逐年降低的，但是其受雇用的专科医生的薪酬却是有较高增长的，即使是在 2012 年，人均 GDP 水平显著下降的情况下，其专科医生的薪酬也是有大幅上升的（见图 4－1）。但当期的医生薪酬与人均 GDP 收入水平的联系似乎是不强的，即当期医生劳动力市场的发展对社会经济的发展不存在强烈的当期影响，这与我们就医生劳动力市场发展与一国的经济发展情况息息相关的前验认知存在一定的差异。

表 4－1　OECD 典型国家医生薪酬与社会平均工资倍数关系变化趋势

单位：倍

国家	医生类型	雇佣类型	2003 年	2004 年	2005 年	2006 年	2007 年	2008 年	2009 年	2010 年	2011 年	2012 年
澳大利亚	全科	雇佣										
		自雇	1.59	1.69	1.79	1.79	1.73	1.74	1.74		1.74	1.74
	专科	雇佣										
		自雇	4.33	4.35	4.36	4.37	4.19	4.45	4.48		4.31	4.25
英国	全科	雇佣				1.97	1.93	1.95	1.93	1.88	1.82	
		自雇	3.27	3.89	4.18	3.92	3.67	3.58	3.51	3.4	3.3	
	专科	雇佣							2.56	2.54	2.47	2.43
		自雇										
荷兰	全科	雇佣	1.48	1.43	1.57	1.91	1.88	1.88	1.79	1.91	1.92	
		自雇	3.04	2.82	2.78	3.41	3.45	3.22	3.19	3.05	3.1	
	专科	雇佣	2.99	2.93	2.88	2.94	3.01	3.03	2.93	3.05	3.04	
		自雇	4.76	5	4.96	5.16	5.52	6.2	6.63	5.38	4.72	
加拿大	全科	雇佣										
		自雇	3	2.95	2.92	2.85	2.85	2.82	3.06	3.03	3	
	专科	雇佣										
		自雇	4.51	4.43	4.4	4.27	4.3	4.38	4.69	4.76	4.82	
法国	全科	雇佣										
		自雇	2.38	2.18	2.19	2.18	2.24	2.21	2.19	2.1		
	专科	雇佣				2.31	2.39	2.4	2.21	2.21	2.14	
		自雇	3.62	3.64	3.52	3.59	3.59	3.59	3.57	3.54		

续表

国家	医生类型	雇佣类型	2003 年	2004 年	2005 年	2006 年	2007 年	2008 年	2009 年	2010 年	2011 年	2012 年
德国	全科	雇佣										
		自雇	3. 47				3. 68				4. 02	
	专科	雇佣				2. 44				2. 76		
		自雇	4. 74				4. 97				5. 27	
墨西哥	全科	雇佣	3. 22	3. 09	2. 86	2. 71	2. 64	2. 59	2. 76	2. 66	2. 57	2. 54
		自雇										
	专科	雇佣	3. 54	3. 38	3. 57	3. 36	3. 28	3. 24	3. 51	3. 42	3. 31	3. 27
		自雇										
匈牙利	全科	雇佣	1. 67	1. 55	1. 65	1. 59	1. 51	1. 5	1. 45	1. 36	1. 32	1. 28
		自雇										
	专科	雇佣	1. 7	1. 62	1. 63	1. 63	1. 63	1. 67	1. 62	1. 57	1. 52	1. 77
		自雇										

资料来源：OECD Sta. Extra 数据库。

表 4－2　OECD 典型国家医生薪酬与社会平均工资倍数变化　单位：%

国家	医生类型	雇佣类型	2003 年	2004 年	2005 年	2006 年	2007 年	2008 年	2009 年	2010 年	2011 年	2012 年
澳大利亚	全科	雇佣										
		自雇	-1.13	9.66	8.23	3.37	1.31	0.48	3.80			6.03
	专科	雇佣										
		自雇	3.92	4.07	2.53	3.47	0.47	5.74	4.78			4.79
	人均 GDP 增长率		2.90	1.99	1.52	2.13	1.80	-0.45	0.12	0.88	2.09	0.97
英国	全科	雇佣					0.25	1.93	0.82	-6.11	2.38	
		自雇		24.34	9.23	-0.54	-4.51	-1.48	-0.02	-6.89	-2.05	
	专科	雇佣								-4.75	-1.49	1.99
		自雇										
	人均 GDP 增长率		3.54	2.67	2.56	2.16	2.75	-1.44	-5.78	0.89	0.35	-1.25
荷兰	全科	雇佣	3.89	1.11	13.22	28.45	2.14	4.35	-1.36	6.77	3.58	
		自雇	5.85	-3.15	1.80	29.83	4.82	-2.49	2.37	-4.47	5.17	
	专科	雇佣	1.82	2.11	1.51	7.97	6.29	4.95	-0.14	4.36	2.86	
		自雇	6.20	9.59	2.54	9.99	11.00	17.16	10.32	-18.67	-9.35	
	人均 GDP 增长率		-0.13	1.90	1.79	3.24	3.68	1.42	-4.17	1.00	0.46	-1.60
加拿大	全科	雇佣										
		自雇	2.39	2.22	6.39	2.66	3.59	-0.22	12.85	-0.73	0.78	
	专科	雇佣										
		自雇	2.75	2.04	6.84	2.07	4.06	3.00	11.48	1.43	3.17	
	人均 GDP 增长率		1.00	2.17	2.19	1.58	0.92	-0.01	-3.89	2.16	1.47	0.55

续表

国家	医生类型	雇佣类型	2003 年	2004 年	2005 年	2006 年	2007 年	2008 年	2009 年	2010 年	2011 年	2012 年
法国	全科	雇佣										
		自雇	5.02	-5.23	5.06	5.52	6.14	2.45	4.16	-1.69		
	专科	雇佣					6.95	4.45	-3.49	2.73	0.48	
		自雇	1.43	4.04	1.46	8.13	3.44	3.88	3.92	2.05		
	人均 GDP 增长率		0.20	1.80	1.07	1.76	1.66	-0.63	-3.64	1.22	1.50	-0.47
墨西哥	全科	雇佣		1.25	0.59	3.62	1.46	2.59	4.17	1.76	3.96	2.84
		自雇										
	专科	雇佣		0.36	14.74	3.46	1.38	3.30	5.86	2.68	4.29	2.93
		自雇										
	人均 GDP 增长率		0.13	3.00	1.92	3.76	1.93	0.00	-6.06	3.91	2.56	2.72
匈牙利	全科	雇佣		-1.95	2.28	1.67	-2.09	7.31	0.58	-2.80	1.68	-0.36
		自雇										
	专科	雇佣		0.92	5.45	6.33	2.60	10.87	1.02	0.31	1.55	19.64
		自雇										
	人均 GDP 增长率		4.15	5.03	4.17	4.06	0.27	1.07	-6.62	1.28	1.86	-1.16

注：表中医生分类单元格中内容表征相应类别医生当期薪酬购买力平价水平相对前一期变化情况，GDP 增长率后单元格表征人均 GDP 购买力平价水平相对前一期增长率。

资料来源：同表 4 - 1。

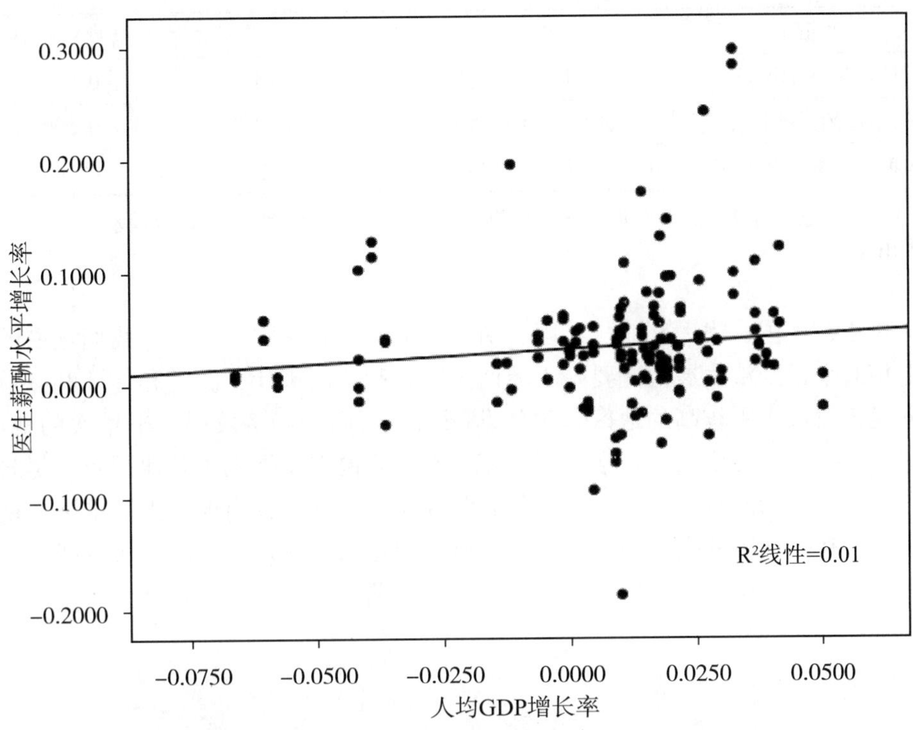

图 4-1　医生薪酬水平变化与当期人均 GDP 变化相关性

注：图中画出了线性总拟合曲线，对应 $R^2=0.01$，未画出的二次总拟合曲线对应 $R^2=0.025$，三次拟合曲线对应 $R^2=0.027$。

对 t 期与 t+1 期医生薪酬增长率与人均 GDP 增长率进行 3 组交叉相关分析，组 1 即 t 期医生薪酬增长率和 t 期人均 GDP 增长率，有效样本容量 143；组 2 即 t+1 期医生薪酬增长率与 t 期人均 GDP 增长率有效样本，容量为 126；组 3 即 t 期医生薪酬增长率与 t+1 期人均 GDP 增长率，有效样本容量 136。表 4-3 显示，利用 Pearson 相关分析，我们无法拒绝同期间医生薪酬与人均 GDP 增长率之间不存在相关性的假设。这与我们在图 4-1 中看到散点图和初步的总拟合曲线解释力是一致的。但是分析结果却显示：在 t+1 期医生薪酬增长率与 t 期 GDP 人均增长率之间在 1% 的显著水平上是弱相关的（相关系数为 0.342）。而 t 期医生薪酬增长率与 t+1 期人均 GDP 增长率是极弱相关或者是无相关的（相关系数为 0.172 <0.2）。

表 4－3　医生薪酬增长率与人均 GDP 增长率相关性分析

变量 1	变量 2	Pearson 相关系数	显著性检验 P 值
t 期医生薪酬增长率	t 期人均 GDP 增长率	0. 101	0. 228
t＋1 期医生薪酬增长率	t 期人均 GDP 增长率	0. 342 **	0. 000
t 期医生薪酬增长率	t＋1 期人均 GDP 增长率	0. 172 *	0. 046

注：** 表示在 1% 显著性水平下（双侧）显著相关；* 表示在 5% 显著性水平上（双侧）显著相关。

总之，美国、澳大利亚、英国、荷兰、加拿大、法国、德国在我们选取的国家中相对来说经济发展情况要好于墨西哥、智利、西班牙、波兰和匈牙利。总体说来经济发展水平较高的地区医生的薪酬水平要高于经济发展水平稍次的地区，美国的医生薪酬无论从绝对水平还是相对水平来说都要领先于其他国家。尽管认为经济发展的情况对医生薪酬的变化有前导作用，这与我们现实生活中下一期的薪酬往往在本期末依据相应经济体发展情况制定的认知是一致的，所以我们在讨论医生薪酬增长率的时候借鉴的基础可以是前期的经济体发展状况。

第五章

医生薪酬水平及其差异分析

了解和掌握世界发达国家医生薪酬水平和其内在确定逻辑固然重要，但同样不能忽略我国公立医院医生薪酬现状分析。本章分析对象是国内公立医院职工薪酬，在分析国内外医生薪酬水平与差异基础上，了解我国医生薪酬整体状况，为理清我国公立医院薪酬改革方向与路径提供借鉴。本章从三个方面展开论述：首先，分析了我国公立医院薪酬水平及其存在的差异。其次，分析了发达国家医生薪酬水平及其差异状况。最后，提出了国内外医生薪酬差异问题的相关政策启示。

一、国内医院职工薪酬水平

（一）公立医院职工平均薪酬水平

全国第二次经济普查数据显示（本章数据均来源于全国第二次经济普查报告），全国公立医院职工 2008 年平均薪酬为 3.566 万元，其中综合医院为 3.55 万元，专科医院为 4 万元，其他类型医院为 2.55 万元。因为这个薪酬水平是医院职工的平均水平，同医生薪酬会有较大差距。另外，尽管问卷要求医院填报工资福利，其中应该包括奖金，但填报数据同实际发放数据会有一定偏差。为此，我们验证了一下上海医院职工薪酬的实际财务数据和填报数据的差异。根据经济普查 2008 年的数据，上海综合性公立医院职工薪酬平均为 8.81 万元/年，如果按照每年 10% 的增长率推算，上海 2013 年综合医院的平均年薪为 14.2 万元，而我们从财务数据得到 2013 年上海市属综合医院职工平均年薪为 15.9 万元，比普查推算数据高 12% 左右。考虑到市属医院中不包括部属教学医院，经济普查数据同实际数据相差不多。不过用上海医院经济普查数据同实际数据的差异比例来推算全国其他地区的实际薪酬水平仍然有很大变动因素，因为 2008 年上海数据明显高于其他所有省市，特别是比北京医务人员的职工平均薪酬高 90%（上海是北京的 1.88 倍）。因此，全国经济普查数据反映的薪酬水平同实际收入水平的差异，还需要根据不同地区的情况分别做进一步调查。

同全国各行业职工平均工资水平比较，2008 年全国经济普查数据显示，全国职工平均工资为 2 万元，金融行业最高 4.03 万元。因此，医院职工的薪酬是全国平均工资的 1.8 倍，而专科医院平均工资相当于金融行业。根据上海市统计数据，2008 年上海社会平均工资是 3.8 万元，上海综合医院平均薪酬是市平均工资的 2.3 倍，比全国相对水平要高（需要注意，这里比较的是医院职工平均薪酬，不是医生平均薪酬）。

（二）省份之间公立医院薪酬差异

我国各省份医院职工平均薪酬（这是所有医院，包括公立和非公立）分中部、东部和西部三个地区的分布。从省平均薪酬水平来看，我国地区差异非常大，最高的省级医院职工薪酬平均值是全国平均值的两倍，最低仅为全国平均值的 68%。从中、东、西三个地区来看，医院职工薪酬差异的状态也不相同。中部地区各省医生薪酬平均水平普遍低于全国平均水平，差异也不大，在全国平均水平的 71% 至 99% 之间，最高水平是最低水平的 1.4 倍。东部 11 省的医院职工平均薪酬差异最大，最低为全国平均值的 78%，最高为全国平均值的 200%，最高最低之比为 2.57（见表 5－1）。

表 5－1　中国各省 2008 年医院职工平均薪酬地区调整系数分布

地区	样本量	均值	最小	最大	标准差
全部	30	1.00	0.68	2.00	0.28
西部	11	0.90	0.68	1.16	0.12
中部	8	0.85	0.71	0.99	0.08
东部	11	1.21	0.78	2.00	0.35

注：数据涉及中国 30 个省（自治区、市），选用各省份医生平均薪酬，以全国医生平均薪酬为基础，得出相应比例为我们所探讨的医院职工平均薪酬指数。

从全国 30 个省份的医院职工平均薪酬地区调整系数的分布图也可以看出，我国医院薪酬最高的是上海，其余在全国平均值的 1.5 倍左右，大部分省在全国平均值的 70% 至平均值之间，因此我国医院职工薪酬的分布不是很平均。我们没有分析城乡差异。事实上，每一个省份内城乡之间的差异都是很大的（人均 GDP 差异在 10 倍左右）（见图 5－1）。我国问题最大的是城乡差异，县级医院职工薪酬水平明显低于城市，特别是欠发达地区的县级医院很难招聘到高水平的医生。

全国省份之间比较，上海市公立医院职工薪酬最高，综合医院为 8.81 万元，专科医院为 9.55 万元。河南与山西公立医院职工收入最低，综合医院山西为 2.59 万元、河南为 2.41 万元，专科山西为 2.54 万元、河南为 2.99 万元。上海公立医院职工平均薪酬综合医院是河南的 3.65 倍，专科医院则是河南的 3.19 倍（见图 5－2、图 5－3）。

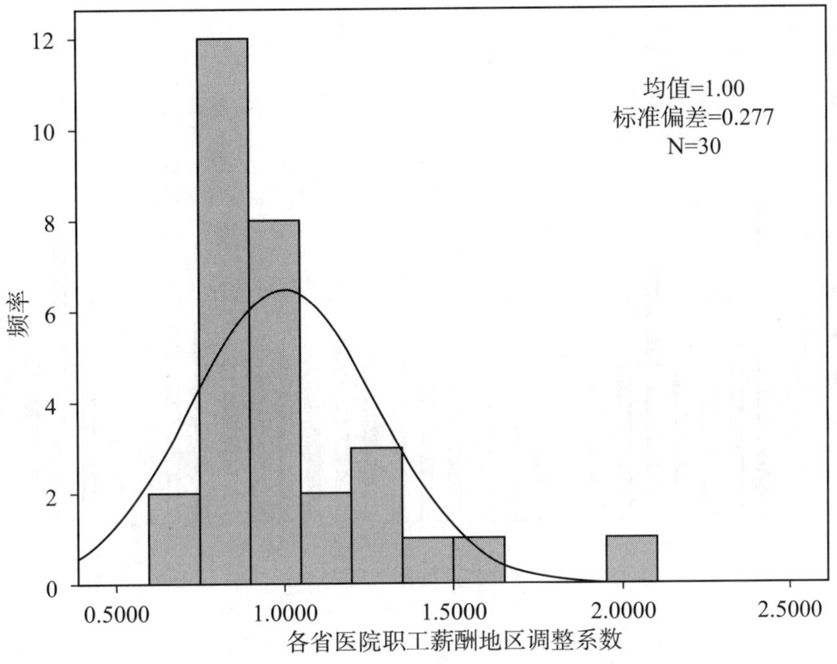

图5－1　2008年全国各省份医院职工薪酬地区调整系数分布

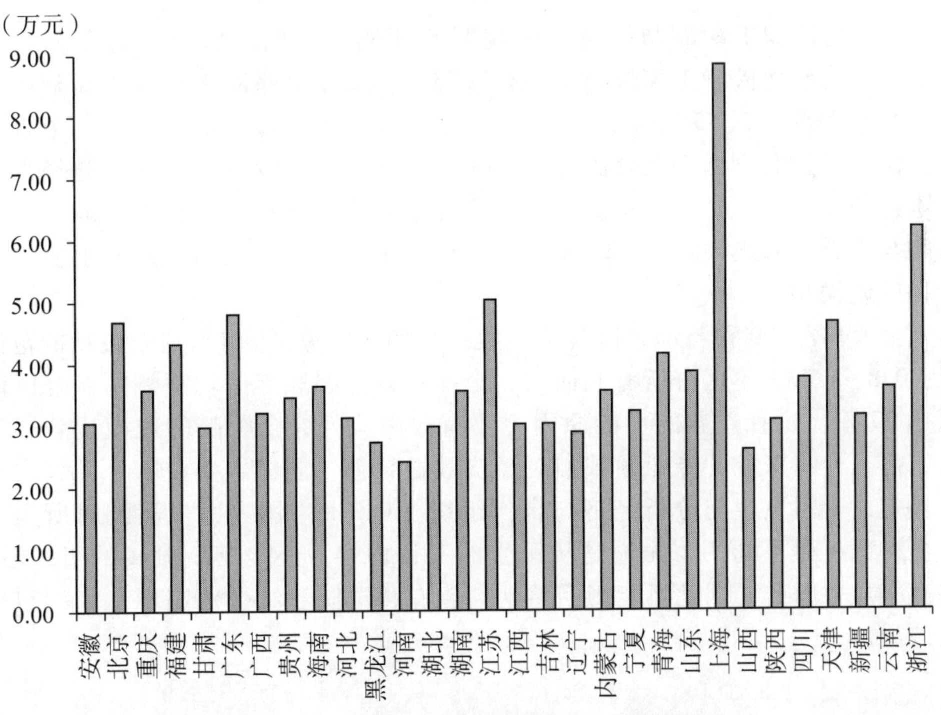

图5－2　各省份公立综合医院职工平均薪酬水平

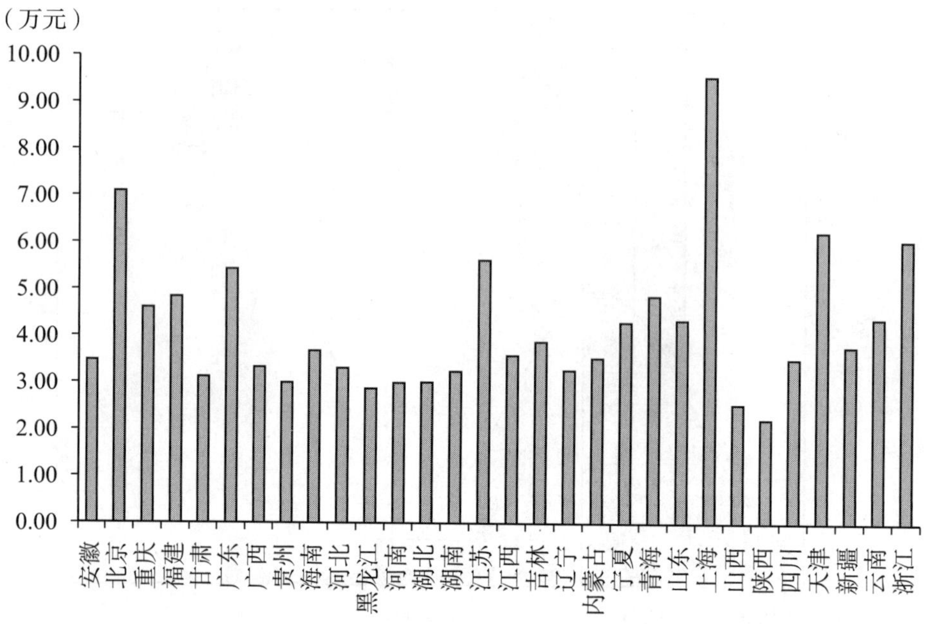

图 5－3　各省份公立专科医院职工平均薪酬水平

（三）不同类型医院薪酬之间差异

专科医院职工薪酬与综合性医院职工薪酬的高低和医院所有制形式相关。公立专科医院职工薪酬高于综合医院，全国专科医院平均职工薪酬 4 万元，综合医院为 3.55 万元，比例为 1.23（见图 5－4）。不过，有 7 个省的专科医院平均薪酬低于综合医院，可能是因为专科医院较少，而且是经济效益不好的专科（例如，儿科）。全国 30 个省市自治区中，专科医院职工平均薪酬与综合医院之比在 0.73（陕西）至 1.51（北京）之间，差异主要来自专科医院类型。

全国非公立专科与综合医院职工收入平均倍数关系为 1，这个波动的范围是：0.8～1.33。不区分所有制而言，全国专科医院职工平均薪酬是综合医院的 0.97 倍。这种差异的可能原因主要有：第一，综合医院的规模优势；第二，部分专科医院的专业领域相对经济效益较差。同时，要说明一下，本书中界定的全科医生与分析经济与合作组织（OECD）国家医生薪酬时所提到的全科医生是不同的，无论是从医生的工作内容，还是其所隶属的组织看，都有本质性差异，因此不能想当然地期望专科医院和综合医院职工薪酬有较大差异。

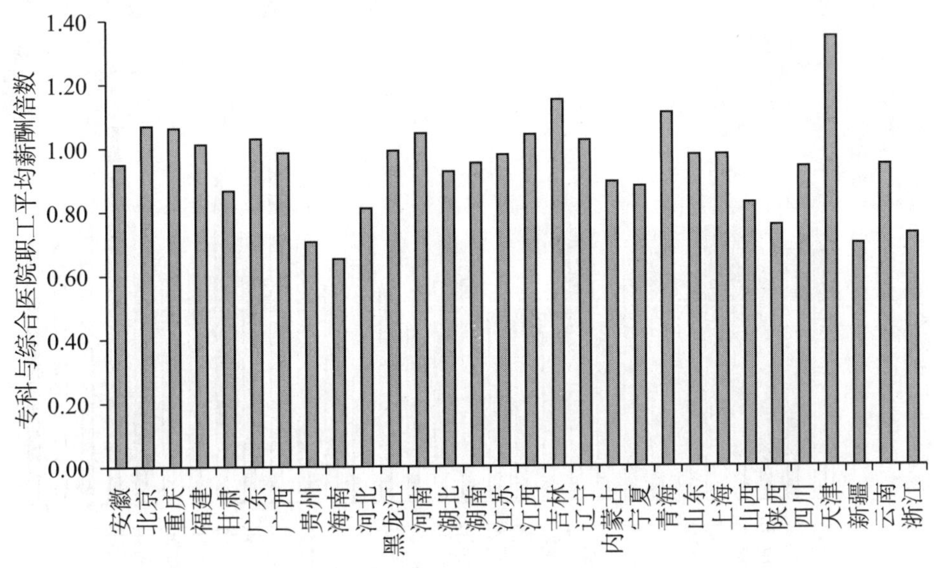

图 5－4　各省份公立专科与综合医院职工平均薪酬之比

（四）公立与非公立医院薪酬差异

公立医院职工薪酬水平普遍要高于非公立医院。综合医院 2008 年职工平均薪酬，公立医院是非公立医院的 1.43 倍，而专科医院是 1.61 倍。不过，各省份公立医院与非公立医院职工薪酬差异较大，最低为 1.06 倍（黑龙江），最高为 2.36 倍（天津）（见图 5－5、图 5－6、图 5－7）。

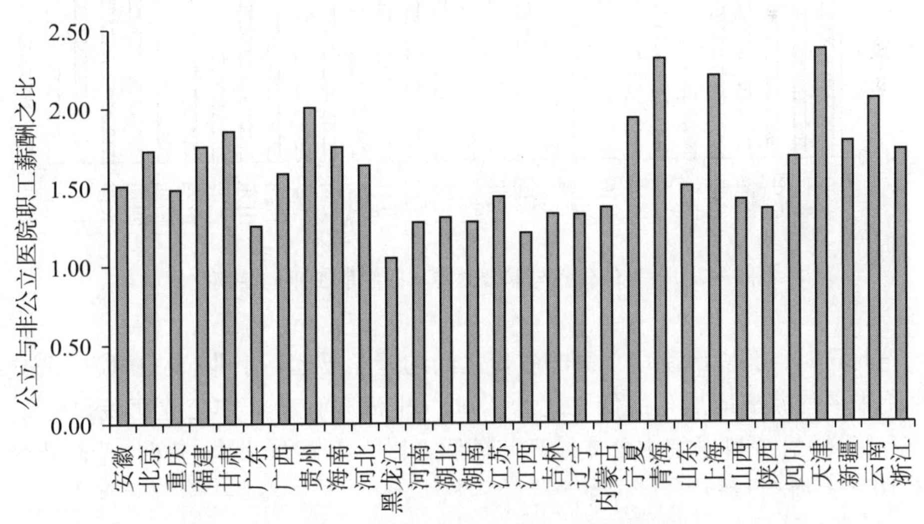

图 5－5　各省份公立与非公立医院职工平均薪酬之比

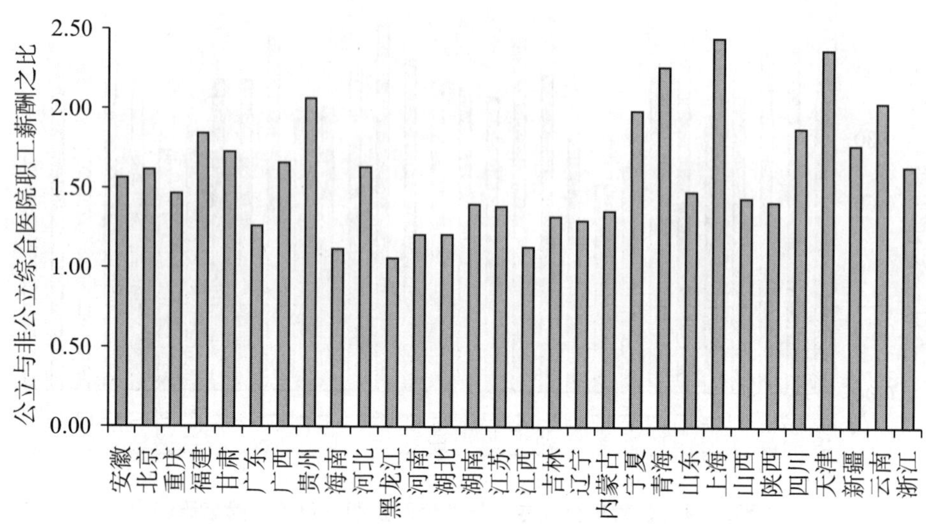

图5－6　各省份公立与非公立综合医院职工平均薪酬之比

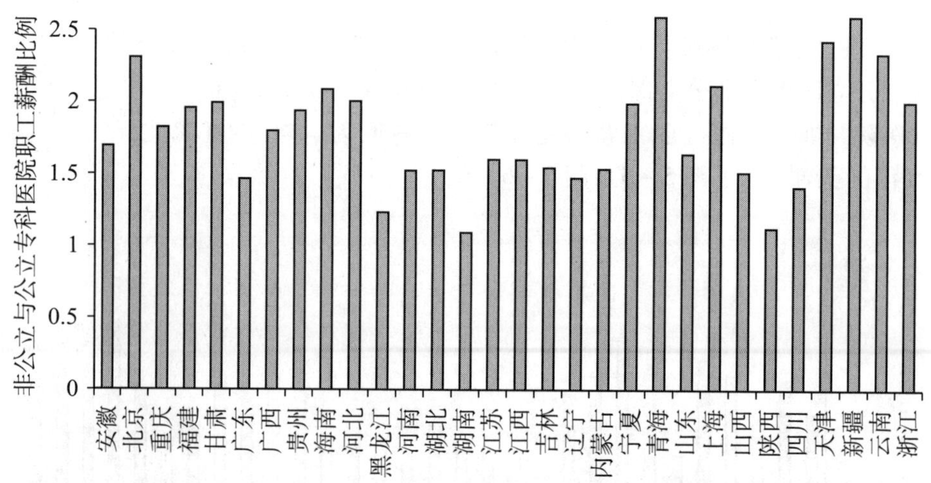

图5－7　各省份公立与非公立专科医院职工平均薪酬之比

与此同时，公立医院职工薪酬省份之间的差异要远高于非公立医院。公立综合医院中平均薪酬最高与最低之比为3.66（上海/河南），非公立医院仅为2.35（广东/宁夏）；专科医院中公立最高与最低之比为4.29（上海/陕西），而非公立为3.10（上海/新疆）。

表 5－2　　2008 年各省份不同类型医院职工平均薪酬　　单位：万元

省份	综合医院		专科		其他		全部	
	公立	非公立	公立	非公立	公立	非公立	公立	非公立
安徽	3.05	1.95	3.47	2.05	2.68	2.05	3.00	1.99
北京	4.69	2.90	7.09	3.07	5.17	2.77	5.06	2.92
重庆	3.58	2.44	4.61	2.53	3.70	2.65	3.71	2.50
福建	4.33	2.35	4.84	2.47	4.03	2.99	4.31	2.45
甘肃	2.98	1.72	3.12	1.57	2.89	1.03	2.96	1.60
广东	4.80	3.81	5.43	3.70	4.36	4.28	4.80	3.82
广西	3.20	1.93	3.33	1.85	2.74	2.14	3.09	1.95
贵州	3.45	1.67	3.00	1.55	2.90	1.74	3.29	1.64
海南	3.64	3.26	3.68	1.76	2.59	0.91	3.32	1.89
河北	3.12	1.91	3.31	1.65	2.55	1.91	2.99	1.83
黑龙江	2.73	2.58	2.87	2.33	2.62	3.09	2.72	2.60
河南	2.41	1.99	2.99	1.96	2.40	1.75	2.49	1.95
湖北	2.98	2.46	3.01	1.97	3.13	2.03	3.01	2.31
湖南	3.55	2.53	3.24	2.97	3.32	3.21	3.47	2.71
江苏	5.02	3.62	5.63	3.51	5.15	3.50	5.14	3.58
江西	3.01	2.67	3.58	2.24	2.90	2.52	3.05	2.54
吉林	3.02	2.28	3.88	2.51	3.10	2.64	3.20	2.41
辽宁	2.88	2.22	3.27	2.22	2.75	2.27	2.93	2.22
内蒙古	3.55	2.61	3.53	2.30	3.06	2.53	3.44	2.52
宁夏	3.21	1.62	4.29	2.16	3.13	0.87	3.21	1.66
青海	4.14	1.83	4.86	1.87	3.69	1.61	4.04	1.75
山东	3.85	2.60	4.34	2.64	3.91	2.73	3.94	2.63
上海	8.81	3.60	9.55	4.51	9.07	5.30	9.02	4.10
山西	2.59	1.80	2.54	1.68	2.18	1.92	2.49	1.76
陕西	3.07	2.16	2.22	1.98	2.83	2.74	2.93	2.17
四川	3.75	2.00	3.51	2.48	3.32	2.17	3.61	2.15
天津	4.65	1.96	6.23	2.56	4.67	2.13	4.97	2.10
新疆	3.14	1.77	3.77	1.45	3.04	2.13	3.14	1.76
云南	3.60	1.76	4.37	1.87	3.56	1.66	3.64	1.77
浙江	6.18	3.77	6.05	3.02	5.63	4.47	6.04	3.49
总计	3.55	2.48	4.00	2.48	3.34	2.55	3.56	2.49

资料来源：2009 年《中国卫生统计年鉴》。

各地医院职工薪酬水平差异除了地区之间的经济水平之外，还受到其他因素的影响，多变量回归分析之后发现影响医院职工薪酬的主要因素如下：医院的收入。医院的收入越高，医院平均工资越高。员工的人力资本。本科学历、研究生及以上学历占比越高，工资越高。医院规模。规模越大，职工平均工资越低。医院类型。专科医院的平均工资高于综合医院。如果控制了这些变量，即在医院的收入、人力资本构成、规模、医疗类型相同的情况下，上海公立医院的人均薪酬是全国的1.53倍、北京的1.63倍、江苏的1.48倍、江苏的1.41倍，处于全国最高水平（见表5-3）。

表5-3　上海医院职工薪酬相对于其他地方的倍数水平（预测值）

	全部医院	综合医院	专科医院	其他医院
上海（年平均工资）（万元）	8.94	8.75	9.61	8.72
上海/全国（倍）	1.53	1.46	1.74	1.55
上海/北京（倍）	1.63	1.61	1.60	1.75
上海/江苏（倍）	1.48	1.44	1.57	1.52
上海/浙江（倍）	1.41	1.34	1.61	1.42

资料来源：2009年《中国卫生统计年鉴》。

如果按照这个模型预测，似乎上海医务人员工资高还有另外原因，因为模型预测上海是全国工资的1.53倍，而实际薪酬上海是全国的2.48倍。其中一个原因是有些关键变量没有进入方程。例如，医院专家和高级职称医生在整体医生队伍中占比，虽然与学历有一定关系，但学历不能全部代表。特别是，医疗行业高学历水平的人员较多，在医生中的学历水平差距更多地体现在本科、硕士与博士学位之间的差异，我们仅使用大学本科以上学历作为教育水平甚至是人力资本指标过于简化。

此外，医院职工薪酬高至少还有两个主要原因，管理效率和服务项目的创收能力。医院的管理效率高，人均产出高，收入就会高。但是收入高并不一定就可以提高医务人员的薪酬，必须是可分配收入高才能达到增加薪酬分配的额度。另外一个影响医院可分配收入的是，医院提供的主流服务（特色、强项）是否有创收能力。因为医疗服务价格仍然扭曲，人力成本并没有通过服务收费获得。因此，在国家价格政策下，有些医院就很难创收，而有些医院则比较容易。

二、发达国家医生薪酬及其差异分析

（一）全科与专科医生薪酬差异

专科与全科医生之间的薪酬差异主要来自培养成本，另外一个影响因素是专科医生的市场准入，也就是垄断的程度。本部分使用的数据主要来自 OECD 统计数据库，该数据库主要通过各国相关机构的医生薪酬记录来收集数据。需要注意的是，前文介绍各国的医疗卫生体系特征时，有提及各国医生薪酬的支付方式与主体都是存在着很大差异的，而 OECD 数据库中所列示的医生薪酬数据，很多都是来自按服务付费机构对各医生薪酬的统计，并不能覆盖所有的医生。因此，这些数据对整个国家医生薪酬情况的描述能力是存在一定缺陷的。此外，数据库中给出的医生薪酬的数据不同于全科医生，专科医生与全科医生薪酬的计算方法和样本选取在各国中是否存在差距？通过参阅 OECD 统计数据库我们了解到各国专科医生薪酬计算时所使用的数据来源与数据构成，不同国家计算专科医生薪酬所用到的科室类别还是存在着一定差异。

表 5－4　OECD 典型国家最近可得年份专科医生与全科医生薪酬倍数关系

国家及年份	专科与全科医生薪酬比值（倍）
美国（2013）	1.27～1.49
澳大利亚（2012）	2.44
英国（2011）	1.36
荷兰（2011）	1.52～1.58
加拿大（2011）	1.61
法国（2010）	1.69
德国（2011）	1.31
墨西哥（2012）	1.29
智利（2012）	1.45
西班牙（2012）	1.15
波兰（2012）	0.75
匈牙利（2012）	1.39

资料来源：OECD 统计数据库。

从所选 OECD 国家来看，专科与全科医生的薪酬比值最高是澳大利亚（2.44），最低是西班牙（1.15）。波兰虽然更低（0.75），但是专科医生的薪酬低于全科医生说明数据有问题，或者是数据口径不同，需要进一步调查（见表 5－4）。总的来说，专科医生的薪酬是全科医生薪酬的 1.5～2 倍。澳大利亚比值高不是因为专科医生的薪酬高，而是由于全科医生的薪酬较低。在医生薪酬水平列示中，波兰只有受雇佣领薪医生的薪酬数据。对于波兰这种异常的全科医生薪酬高于专科医生的薪酬，并没有看到相关文献和资料的有力解释，这也许是因为数据本身存在问题，或是数据口径不同，需要进一步调查。

澳大利亚比值2.44，是将自雇专科医生的薪酬与自雇全科医生的薪酬相比所得，该比值的原因可能部分源于教育成本的差异。在澳大利亚，医学毕业生通过执业医师考试之后经过两年的实习可以成为全科医生，而之后全科医生执业5年之后才可以申请专科医生培训，通过培训才能成为一名专科医生。故而，可以看出，在澳大利亚成为一名专科医生和一名全科医生的教育成本差异和时间成本还是较大的。那么这种较大的薪酬差距也就比较好理解了，但这种解释需要我们进一步对整体 OECD 国际医生教育年限的考察才能确定。澳大利亚出现高比值，并非其专科医生薪酬过高（与社会平均工资之比为4.25，在 OECD 整体国家中并不突出），而是其全科医生相对薪酬水平较低（与社会平均工资之比为1.74，在 OECD 国家中也是低值）。

除波兰和澳大利亚外，其他国家专科医生薪酬与全科的倍数关系跨度从1.15到1.69，但是大部分还是集中于1.3~1.6。目前学界关于国内不同类别医生间的薪酬差异都集中在人力资本成本的分析上：即普遍认为教育成本、工作成本（劳动时间、劳动技术含量、劳动劳力强度）导致了科室间医生薪酬的差异。我们也认为科室间医生薪酬的差距并不存在一个定值，它的合理值应该是根据其基本的人力资本成本来确定。事实上在一个健全的医生劳动力市场中，这个机制应该是能够自发实现的。表5-5列示了2013年度美国各科医生薪酬的基本情况。美国知名医学网站 Medscape 选取了来自25个科室的24 000名医生进行了调研，这里列示的薪酬数据与我们在以上部分中列示的薪酬数据一样都是医生的税后收入。

表5-5　　　　2013年度美国分科医生薪酬

科别	收入水平值（美元）	收入与社会平均工资比值（倍）
骨科	413 000	7.33
心脏科	351 000	6.23
泌尿科	348 000	6.18
肠胃科	348 000	6.18
放射科	340 000	6.03
麻醉科	338 000	6.00
整形外科	321 000	5.70
皮肤科	308 000	5.47
普外科	295 000	5.24
眼科	291 000	5.17
肿瘤科	290 000	5.15

续表

科别	收入水平值（美元）	收入与社会平均工资比值（倍）
重症监护	281 000	4.99
急诊科	272 000	4.83
肺科	258 000	4.58
妇产科	243 000	4.31
肾脏科	242 000	4.30
病理科	239 000	4.24
神经内科	219 000	3.89
风湿科	214 000	3.80
精神病学科	197 000	3.50
内科	188 000	3.34
糖尿病与内分泌学科	184 000	3.27
儿科	181 000	3.21
家庭医生	176 000	3.12
艾滋病科	174 000	3.09

注：表中描述 2013 年美国专科医生收入的基本情况。

资料来源：医生薪酬数据来自 Medscape Physician Compensation Report 2014，美国 2013 年度社会平均薪酬来自 OECD 统计数据库，已使用当年 PPP 指数调节。

表 5－5 中由高到低列示了用各科室医生薪酬的数据，第三列所使用的社会平均薪酬的数据来自 OECD 数据库。表 5－5 列出了 2013 年美国各个专科医生平均薪酬水平及与社会平均工资的倍数关系。骨科和心脏科的医生薪酬最高，分别相当于社会平均工资的 7.33 倍和 6.23 倍；而儿科、艾滋病、糖尿病与内分泌、精神病科的薪酬水平同家庭医生和内科医生差不多。因此，在我们比较专科医生水平时，仍然需要有比较具体的比较，不能把每一项专科都用平均值去比较，关键是看培养成本和市场准入条件。以骨科医生为例，在美国想要成为一名骨科医生从中学开始成绩就很重要，从进入大学，如果一切顺利的话也要 15 年才能成为一名骨科医生。美国医学院申请的难度众所周知，在这其中骨科的申请难度尤甚。另外从表 5－5 中我们能明显发现在众多科室范围内，多数专科医生的薪酬水平还是维持在全科医生的 2 倍以内的。这与我们在表 5－4 中看到的国际间趋势是一致的。在表 5－5 列示了静态专科医生薪酬数据之后，我们在图 5－8 中列示了美国不同专业领域医生薪酬在 2011～2013 年间薪酬的变化趋势。美国各专业医生的薪酬在这 3 年间总体上是呈现上升的趋势的（我们这里列示的是医生薪酬当面度的美元现值）。这种上升趋势在专业间的分布是相对一致的，表现在图

5-8中即三条曲线间的形状是相对一致的。不存在多个专业上薪酬曲线的多次交叉。同时，医生收入在专业间的排序虽然不是一成不变的，但是就专业间的收入差距还是相对比较稳定的。骨科、心脏科、泌尿科、肠胃科、放射科在三年中都是收入相对靠前的专业领域；艾滋病医生、家庭医生、儿科医生、糖尿病医生、内科与精神科医生的收入也一直是相对较低的。

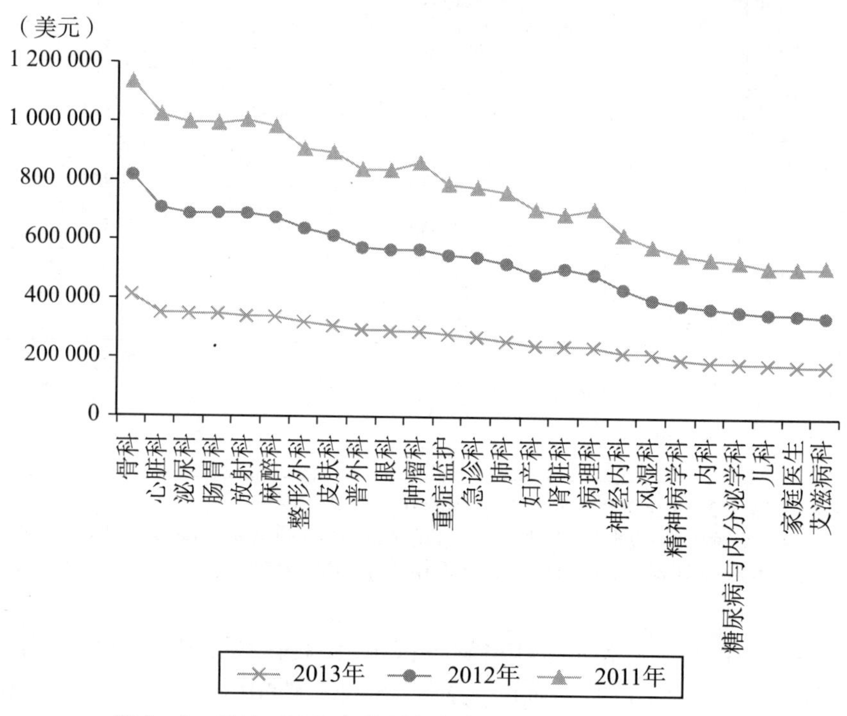

图5-8　2011~2013年美国各专业科室医生人均薪酬变化

资料来源：Medscape医生薪酬报告，2012~2014年。

对待不同专科间医生薪酬差异经济学理论上最为原始的解释就是我们前面所提及的人力资本理论。不同专业医生受过的教育和培训不同，即其人力资本积累成本不同，使个体人力资本价值不同，那么实践中医生薪酬也应该不同。但这种理论还是要求一个理想的市场，现实中的市场存在诸多因素影响，人力资本理论更多的是为医生薪酬提供了一个参考基础、一个长期中的相对稳定值。短期内国家间全科与专科医生薪酬之间的差异还可能来自供需不匹配。如果一个专科的薪酬较低，医学院学生会转向薪酬相对较高的专业，导致某些专业缺少医生。这种短缺需要较长的时间才能够体现出来，由于医生培养周期很长，一旦市场出现短缺，短期内很难调整，就会造成薪酬的上升。在众多医学专业中护理师一直就是薪酬最高梯队中的成员，某些方面来说这个专业也不是传统大专业中的一员。对医疗护理师短缺这个问题在20世纪80年代就有人开始提及，分析缺乏情况、原因，呼吁社会关注与政策倾斜，但是，一方面可能当时问题并不严重，没有引起足够的重视。另一方面医学专业的转变也需要很长的一段时间，时至今日，我们仍然看到人们讨论护理师缺乏问题的文章。在这期间我们也看到了护理师薪酬的增长显著快于其他相关行业，例如物理护理师在2006～2010年五年间薪酬增长了15.5%，而同期其他行业薪酬增长率为－4.2%，整个医疗行业薪酬平均增长率为13.8%。

影响全科和专科医生之间薪酬差异的另外一个原因是一个国家医疗系统的管理能力。一般说来，全民医疗体制下，政府的话语权比较强，有能力干预市场的需求，从而影响医生的薪酬。但是，在经济全球化发展的趋势下，国家间医生薪酬的差异影响会逐渐增加。不过，由于医生劳务市场在国家间受到语言和制度的影响，国家间的医生流动还仅仅限于少数国家（例如加拿大和美国）。但是新技术、新药品和新的治疗方法的扩散会增加对掌握新技术医生的需求，从而间接带动国家间医生薪酬的趋同（见表5－6）。

从全科医生来看，经济比较好的7个国家中除了法国和澳大利亚之外，其他五个国家水平较高也比较接近。用平行购买力折算，这五个国家中自雇全科医生美国最高，年收入为188 000美元，而加拿大最低为136 246美元，澳大利亚和法国要低很多，分别为87 767美元和83 219美元。较低收入一组五个国家的一个共同特点是只有雇用制数据。这五个国家中西班牙最高为79 559美元，智利为53 569美元，而墨西哥和波兰分别为43 206和48 204美元，匈牙利最低，仅有30 830美元。总体来看，自雇式医生薪酬水平反映医生的收入，而雇用制的水平加上额外行医的报酬应该接近于自雇式。因此，对于这五个经济水平相对较低的国家，医生的实际薪酬水平要高于报告的雇佣式水平。具体高出的数额很大程度上取决于所在国家对医生行医的管理方式，较难用其他国家的比例去预测。

从专科医生来看，经济比较好的7个国家中美国远高于其他国家，自雇专科年收入为281 000美元，澳大利亚、荷兰、德国和加拿大都在21万至24万美元之间，法国仍然最低，为140 410美元。需要说明的是英国没有专科自雇式的数据，雇佣制专科医生薪酬为110 670美元，如果按照全科雇佣与自雇之间的收入比例推算，英国专科医生雇佣加自执业行医的额外收入后，薪酬可达20万美元左右，接近其他四个国家。收入相对较低的五个国家专科医生的薪酬水平差异（雇用制）基本与全科医生的差异一致，最高为西班牙（91 566美元），智利和墨西哥分别为78 062美元和55 661美元，而波兰和匈牙利最低，分别为36 546美元和42 708美元。需要注意的是波兰的专科医生收入低于全科医生，这个问题有待进一步深入调查。

表 5－6　OECD 典型国家最近可得年份医生薪酬

国家	类型	雇佣类型	美元汇率薪酬（美元）	购买力平价薪酬（美元）	薪酬与社会平均工资比值	薪酬与人均 GDP 比值
美国（2013 年）	全科	雇佣	180 000	180 000	3. 19	3. 40
		自雇	188 000	188 000	3. 34	3. 55
	专科	雇佣	228 000	228 000	4. 05	4. 30
		自雇	281 000	281 000	4. 99	5. 30
澳大利亚（2012 年）	全科	雇佣				
		自雇	134 594	87 767	1. 74	1. 94
	专科	雇佣				
		自雇	328 450	214 179	4. 25	4. 74
英国（2011 年）	全科	雇佣	91 005	81 358	1. 82	2. 34
		自雇	165 027	147 533	3. 30	4. 24
	专科	雇佣	123 795	110 671	2. 47	3. 18
		自雇	224 486[a]	200 688[a]	4. 48[a]	5. 76[a]
荷兰（2011 年）	全科	雇佣	107 024	925 678	1. 92	2. 15
		自雇	173 072	149 695	3. 10	3. 47
	专科	雇佣	169 669	146 751	3. 04	3. 40
		自雇	263 569	227 969	4. 72	5. 28
加拿大（2011 年）	全科	雇佣				
		自雇	170 719	136 246	3. 00	3. 31
	专科	雇佣				
		自雇	274 172	218 809	4. 82	5. 32
法国（2010 年）	全科	雇佣				
		自雇	94 431	83 219	2. 10	2. 39
	专科	雇佣	99 476	87 665	2. 21	2. 51
		自雇	159 328	140 411	3. 54	4. 03
德国（2011 年）	全科	雇佣				
		自雇	191 838	177 244	4. 02	4. 33
	专科	雇佣				
		自雇	251 614	232 472	5. 27	5. 67

续表

国家	类型	雇佣类型	美元汇率薪酬（美元）	购买力平价薪酬（美元）	薪酬与社会平均工资比值	薪酬与人均GDP比值
墨西哥（2012年）	全科	雇佣	25 627	43 207	2.10[b]	2.54
		自雇	41 260	69 563	3.38	4.09
	专科	雇佣	33 014	55 661	2.73[b]	3.27
		自雇	53 153[a]	89 614[a]	4.40[a]	5.26[a]
智利（2012年）	全科	雇佣	38 335	53 569	2.08[b]	2.49
		自雇	61 720[a]	86 246[a]	3.34[a]	4.01[a]
	专科	雇佣	55 863	78 062	3.02[b]	3.62
		自雇	89 939[a]	125 679[a]	4.86[a]	5.83[a]
西班牙（2012年）	全科	雇佣	70 001	79 559	2.02	2.48
		自雇	112 702[a]	128 090[a]	3.25[a]	3.99[a]
	专科	雇佣	80 566	91 566	2.33	2.85
		自雇	129 712[a]	147 422[a]	3.75[a]	4.59[a]
波兰（2012年）	全科	雇佣	26 897	48 205	2.07	2.12
		自雇	43 304[a]	77 609[a]	3.33a	3.41[a]
	专科	雇佣	20 392	36 546	1.57	1.60
		自雇	32 830[a]	58 839[a]	2.53[a]	2.58[a]
匈牙利（2012年）	全科	雇佣	17 107	30 830	1.28	1.36
		自雇	27 543[a]	49 636[a]	2.06[a]	2.19[a]
	专科	雇佣	23 699	42 708	1.77	1.89
		自雇	38 155[a]	68 761[a]	2.85[a]	3.04[a]

注：a表明该国最近可得年度自雇医生薪酬数据不可得，依照同类国家自雇与全科医生比例估算而来。b表明该国最近可得年度社会平均薪酬水平不可得，故医生薪酬水平与社会平均薪酬水平比例，由根据同类国家人均GDP与社会平均薪酬水平比例估算社平工资水平后计算得出。

资料来源：OECD. StatExtras Health data，购买力平价指数取当年的实时平价指数处理。美国医生薪酬数据来源于Medscape Physician Compensation Report 2014（Medscape，2014），社会平均薪酬与人均GDP数据来自OECD. StatExtras。计算医生薪酬与社会平均薪酬水平比例及与人均GDP比例时所用数据，均为经过本国当年美元购买力评价处理数值。

（二）不同地区医生薪酬的差异分析

如果从社会逐步追求医疗服务可及性的最优目标思考，理想的地区薪酬差异是能够影响医生就业分布，保证医疗服务质量无地区差异的薪酬水平。但是，实际上医疗服务可及性受到很多客观因素影响。例如，经济规模就会要求罕见病的治疗不可能广泛布点，必须遵从实际发病人数的经济规模。另外，长期在乡村行医，医术交流和提高机会的缺失也会影响医疗服务水平的不断提升。城乡医疗服务质量水平的差异无法在薪酬政策支持下全部消除。为此，本书比较分析了美国的医生地区薪酬差异。美国医生薪酬基本上按照市场规律决定，当然美国医生薪酬的总体水平受到了各种市场垄断因素的影响，但是相对水平则基本上按照市场规律决定。由于美国地区之间的经济差异也是由市场决定，地区之间的人才流动非常自由，我们可以利用美国老年医疗保险局 2012 年支付给 3501 家医院费用时使用的职工薪酬成本调整系数，观察美国医生薪酬的地区差异，进而与我国省份之间医生平均薪酬差异进行比较。

虽然美国医生行业的劳动力市场也存在农村缺乏好医生，城市医院比较集中的情况。但是在市场的自由调节下，农村也会有医生愿意在那里生活，提供服务。关键是城乡薪酬的差距，乡村医生的薪酬在当地的生活成本之下也会有吸引力。根据老年医疗保险局的数据显示（见表 5 –7），全国医院职工平均薪酬指数为 0.98，乡村医院职工平均薪酬比全国平均值低 10%，一般城市医院职工薪酬基本上是全国平均值，大城市医院职工平均薪酬比全国平均值高 8%。而一般城市医院职工薪酬平均指数与农村之比为 1.09，大城市是农村平均指数的 1.19。

表 5 –7　　美国老年医疗保险局 2012 年医院职工薪酬地区调整系数分布

	样本量（个）	均值	最小	最大	标准差
全部	3 501	0.98	0.39	1.93	0.19
乡村	953	0.88	0.39	1.93	0.14
城市	1 141	0.96	0.39	1.93	0.18
大城市	1 407	1.05	0.43	1.70	0.19

资料来源：Medscape Physician Compensation Report 2013（Medscape，2013）。

如果观察美国 3501 所医院的薪酬指数可以发现也有不少医院处于很高或者很低的薪酬地区，高薪酬是夏威夷和阿拉斯加地区的医院，而最低薪酬是在美国的波多黎各属地（是美国在加勒比海的一个领地，不属于任何一个州）（见图 5 –9）。一般说来，美国大陆的医院职工薪酬水平在全国平均值的 70% ~ 150% 之间。

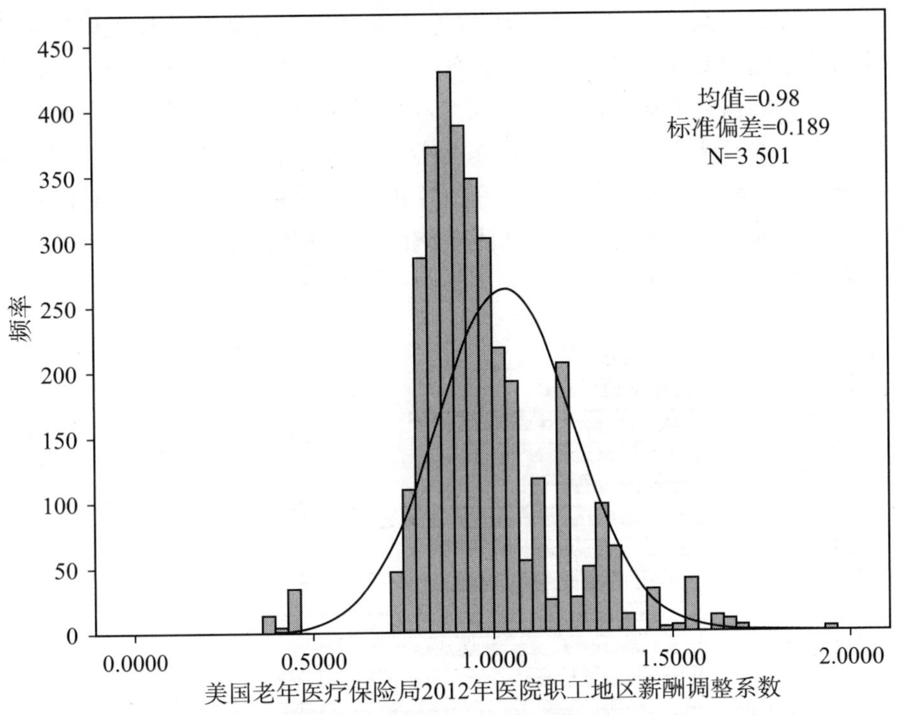

图 5－9 全美医生薪酬指数分布

（三）医生薪酬与社会平均工资差异

发达国家之间医生薪酬与社会平均工资的倍数关系差异也很大。从全科来看，这 7 个收入较高的国家中德国最高，自雇医生的薪酬与社会平均工资的比值达到了 4.02，而美国、加拿大、荷兰和英国全部在 3 以上，而法国（2.1）和澳大利亚（1.74）则接近了西班牙（2.02）和波兰（2.07），匈牙利最低为 1.28。墨西哥和智利虽然没有数据，但是根据人均 GDP 推算也应该在 2 左右。从专科医生的情况来看，这 7 个高收入国家的医生薪酬与社会平均工资的比值都比较高。其中德国最高为 5.27，美国（4.99）、加拿大（4.82）和荷兰（4.72）其次，再低一些是澳大利亚（4.25）和英国。如果按照自雇与雇佣之间的比例分布估算英国专科医生的自雇或者雇佣的全部收入与社会平均工资的比值也应该在 4 左右。法国仍然最低为 3.54。而五个较低收入国家的专科薪酬与社会平均工资的比值相对较低，西班牙为 2.33，匈牙利和波兰分别为 1.77 和 1.57。智利和墨西哥如果用人均 GDP 推算也应该在 2 以上。总的来看，经济水平较高的国家医生与社会平均工资的比值也比较高。以德国和美国为代表的发达国家全科医生的薪酬相当于社会平均工资的 3.5 倍左右，专科医生则达到 5 倍。但是这个比例在经济发展水平相对较低国家则显著不同，考虑了工资之外的额外收入后全科医生在 2 倍左右，专科医生可能会达到 3 倍。

一般来说受雇医生在受雇医疗机构外从事医疗服务活动的现象时普遍存在的，故而，他们的受雇薪酬不能代表其作为生产医疗卫生服务的劳动力的完整价格。因此，我们认为自雇式医生的收入（我们所使用的薪酬数据已经排除了自雇式医生执业成本）更能代表相应国家医生劳动力市场中的价格水平。因此对自雇医生薪酬总额的研究更有借鉴意义。图 5－10 及图 5－11 直观地表现了在 12 个典型国家中自雇式全科医生和专科医生薪酬的绝对水平和相对水平。对部分自雇式医生薪酬数据不可得国家，我们采用表 5－6 中列示的估算值。

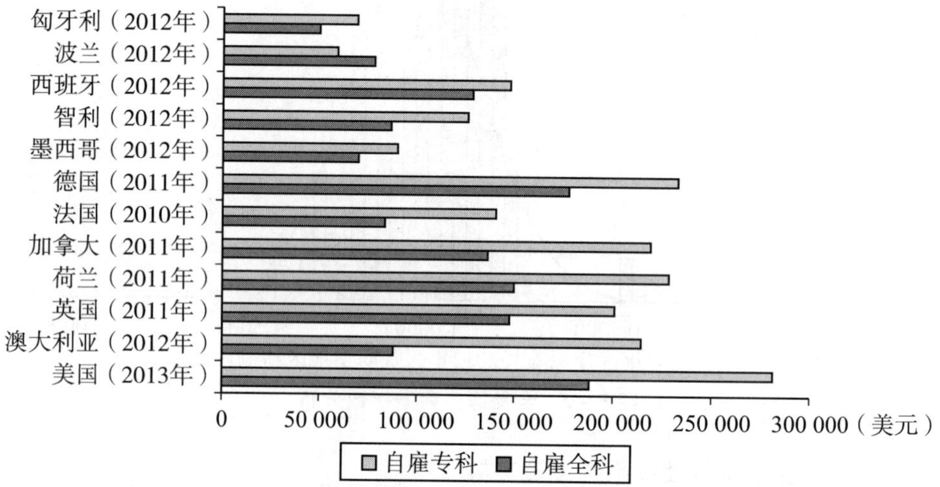

图 5－10　OECD 典型国家最近可得年份自雇式医生薪酬绝对水平

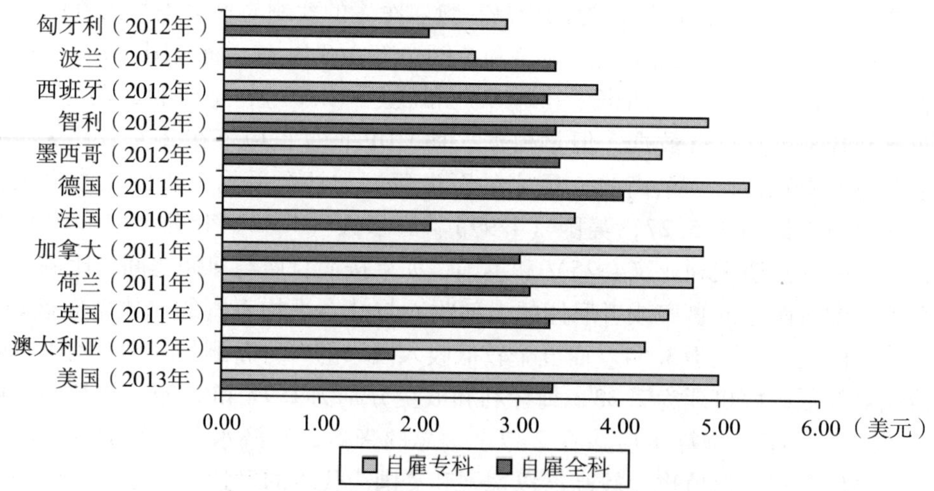

图 5－11　OECD 典型国家最近可得年份医生薪酬相对水平

资料来源：OECD 统计数据库，部分值为估计水平值，计算的是医生薪酬相对本国社会平均工资水平的倍数关系。

总体说来经济发展水平较高地区医生的薪酬水平要高于经济发展水平稍次的地区（虽然，这看起来对经济发展较好但是实行全民保险的英国来说不是那么适用）。美国的医生薪酬无论从绝对水平还是相对水平来说都要领先于其他国家。以墨西哥为界，其上经济发展较好的国家医生薪酬经购买力评价处理之后数值要低于单纯按美元汇率计算的值。其次，相对经济水平稍次国家的薪酬水平在经购买力平价处理之后有了明显提升。但是，这两个集团中的医生薪酬绝对水平还是有较大差距，部分有一个数量级的差距。

从相对水平的角度来考察医生薪酬的国际差距，他们的差距要略小于绝对水平。较发达的国家集团医生薪酬和社会平均薪酬的比值大部分集中于 3 ~ 4.5 这个区间，当然部门也有 1.74（澳大利亚自雇全科医生）及 5.27（德国自雇专科医生）这些极值。而二级发达国家集团中医生薪酬与社平工资的比例主要集中于 2 ~ 3.5 这个区间内，这个倍数差距就绝对水平差距在倍数上相对来说要小一些。但是我们基本上可以得出一个结论：在不考虑国家个体医疗卫生服务体系特异性的情况下，经济发展水平较高的国家，医生薪酬水平在整个社会收入水平中越趋上。

三、国内外医生薪酬水平差异启示

通过以上国内外医生薪酬差异的不同数据对比发现，相对于发达国家而言，中国医生薪酬分布的不均匀程度比国外要严重，少数地区医院高收入集中现象更为明显，这主要是由于我国城乡之间和地区之间的经济发展水平差异要显著大于发达国家。巨大的经济水平差异和随之带来的医院薪酬差异使得我国医生资源的配置出现明显差异，进而使得欠发达地区和农村地区居民能够获得较好医疗水平成为问题，这也是我国大城市三级医院不断扩张，大量居民涌到大城市看病的一个根本原因。由于提供平等的基本医疗服务是社会的一个目标，政府应该在地区和城乡经济水平差异缩小之前对市场进行干预，采用财政补助等方式使得城乡和地区间的医院职工薪酬基本同医院的规划级别保持一致。例如，所有县医院的薪酬差异主要体现在生活成本差异，而不是地方财力的差异。

本章在分析了国内外医生职工薪酬水平差异后认为，首先，我国公立医院职工薪酬在全国各行业中属于较高水平，2008 年全国综合医院职工平均薪酬（3.56 万元）是全国各行业平均薪酬的 1.8 倍，专科医院职工平均薪酬（4 万元）达到全国最高的金融行业水平。其次，上海公立医院职工薪酬水平在全国最高，即使考虑到人才水平和省内医院水平差异大因素，上海仍然远高于于全国其他的直辖市（例如北京）。最后，我国公立医院职工薪酬水平的地区差异非常大，即使是以省的平均值计算，最低为全国平均值 68%，而最高为 200%。虽然只是报告了各省、自治区和直辖市的平均数据，各省内城市之间和城乡之间的差异也很大。显著的薪酬差异，对医生资源的配置会产生严重的后果，导致农村（县级医院）和欠发达地区医生人才留不住。

因此，上海应该注意公立医院的薪酬水平管理，提出合理的薪酬水平政策。通过分析全国各省份公立医院职工薪酬水平和上海近年来职工薪酬的连续增长幅度可见，上海薪酬水平目前应该仍然处于全国前列。但是薪酬水平是否合适应该同政府发展目标一致。在明确了上海公立医院的功能和技术目标之后，薪酬水平应该是能够吸引与发展目标相匹配的人才而需要的水平。由于上海在全国医疗服务的定位和发展目标都居于前列，上海公立医院医生的薪酬水平管理目标不能局限在全国其他省市的水平上。另外，政府应该建立缩小公立医院职工薪酬的城乡和地区差异的政策目标和落实计划。多年来，城乡和地区间医院医生水平的差异不但没有随着经济水平增长而减少，还有增加趋势。医疗服务发展策略同地区经济发展策略应该有区别，缩小医疗服务水平差异应该先于缩小地区经济水平差异。随着整体经济水平的提高，政府应该制定明确目标来改善所属地区医疗服务的差异。从政策实施的策略来看，全国层面上首先要解决省内的城乡差异。但是政府近年来改善城乡差异的做法是在硬件上投入，虽然县医院的房屋设备有了很大改善，可如果没有好的医生，医疗水平是无法提高的，所以应进一步消除城乡差异，建立以提高医疗服务水平为目标的薪酬补助政策，在省级范围内建立统一县级医院医生薪酬的最低标准。政府财政可以根据医院现有的运营水平，建立合理的薪酬补助制度，不能让医院自筹资金满足薪酬目标。省级财政应该根据地方财政的能力，给予低于平均水平的县以相应的财政补助，不应该让地方政府自筹资金。

第六章

国内典型地区公立医院运营、薪酬与改革案例

一、欠发达地区公立医院经济运营

（一）西宁公立医院案例

1. 西宁市及大通县社会经济发展概况。作为青海省省会，西宁市是典型的移民和多民族聚居城市，是青藏高原唯一人口超过百万的城市，也是全省的政治、经济、文化、交通、教育、医疗中心。截至2015年底，年末全市常住人口为231.08万，同比增长0.88%，其中，城镇人口159.6万，市区人口126.76万，占总人口的55%，少数民族人口为59.78万，占常住人口的25.9%；全市总面积7 665平方公里，市区面积380平方公里，辖城东、城中、城西、城北四个区，大通、湟中、湟源三个县，以及正在建设的西宁（国家级）经济技术开发区和海湖新区。

2015年，西宁地区生产总值1 131.6亿元，增长10.9%，人均地区生产总值达到4.92万元，扣除价格因素，实际增长9.9%，地方公共财政预算收入94.8亿元，增长13%；农村常住居民人均可支配收入8 865元，增长8.7%；城镇常住居民人均可支配收入25 232元，增长10.2%；城镇新增就业3.14万人，城镇失业登记率2.49%；居民消费价格累计涨幅2.5%。

大通县是1986年经国务院批准成立的回族土族自治县，属青海省省会西宁市辖县，地处青海省东部，海拔2 280～4 622米，全县总面积3 090平方公里，辖9镇11乡，总人口45.5万，全县有汉、回、土、藏、蒙古等27个民族，少数民族人口22.2万。大通县既是青海省的农业县，是河湟谷地重要的农业区，全县农业人口36.2万，占总人口的79.2%，同时也是全省的工业县，该县工业对其国民经济增长的贡献率达85.9%。2015年，大通县生产总值97.84亿元，

增长9.5%，地方公共财政预算收入6.36亿元，增长10.2%；农村常住居民人均可支配收入8 651元，增长8.5%；城镇常住居民人均可支配收入23 741元，增长10%。

2. 西宁市医疗服务资源及公立医院改革。

（1）医疗服务资源。2010年，西宁市纳入首批国家城市公立医院改革联系试点城市。根据调研访谈，西宁市有1 740多家各级医疗机构，包括卫生院、门诊部等。公立医院直管14所，其中：市级医院5家，分别为市一、市二、市三、市中医和市口腔医院；县级医院9家，湟中县4家（县一院、县二院、县中医院、县藏医院），大通县3家（县一院、县二院、县中医院），湟源县2家（县医院、县中医院）；另有乡镇卫生院58所，1 150所村卫生室，其中983所接受政府补助。根据青海省统计信息网公布的西宁市2014年国民经济和社会发展统计公报，2014年末全市有各类医疗计生卫生机构1 764所，其中：医院55所；卫生技术人员19 697人，其中：执业（助理）医师7 262人；注册护士8 656人；卫生机构床位数17 052张。每千人拥有执业（助理）医师数3.2人。

（2）公立医院改革。西宁市公立医院管改革以“政事分开”和“医药分开”为重点。政事分开方面以成立医疗卫生服务管理中心为契机，将卫计委的医院管理事务性工作剥离，技术准入、行业标准制定等行政性工作仍旧放在卫计委，2011年8月省编办核定编制8人，为副县级机构全额事业单位。医管中心主要负责市属公立医疗机构的全面运营管理，包括组织开展医疗服务，协调总院及联合体内各基层医疗卫生机构职能分工、分级医疗、双向转诊、对口帮扶、资源共享及信息化建设等工作，实施总体目标考核和院长年度及任期目标考核，落实所属医疗机构重大投资及建设项目和国有资产管理等。医药分开方面以成立医疗机构药事服务监督管理中心为关键点，将5家市级医院药房的在编药剂人员（不含制剂人员、临床药学和不良反应监测药师等）成建制划归药品管理中心，下设医疗机构药品调配站。据了解，药管中心成立后，有96个编制从医院剥离，药管中心管理人员编制12人，为副县级机构全额事业单位。按照规定，在省级平台招标的基础上，药管中心负责药品调配站的管理及人员配备，药品采购计划的汇总、编制、上报等，组织药品统一验收、配送和财务结算等。药管中心每个月要抽查医院药物处方，规范临床合理用药，查处医疗机构擅自采购药品和参与临床药品促销活动等。两分开改革基本实现了药品目录、采购平台、药品配送、药品价格和药品结算等管理的“五统一”，市级医院的门诊抗菌药物使用率、住院抗菌药物使用比例等均出现下降，2011年开始青海省各州市都在积极推广。

在政府强有力的推动下，西宁市公立医院改革取得了显著成绩。

第一，取消药品加价和调整财政补偿。2012年4月起，西宁市和格尔木市公立医院全面取消药品加成，实行药物（含基本药物、非基本药物和一般医用耗材）零差率销售；当年 12 月起，青海省 70 所县级公立医院全部取消药品加成，实行药品零差率销售。按照国家医改精神，取消药品加价率后，公立医院的补偿将由医疗服务收费、药品加成收入和政府补助三个渠道改为服务收费和政府补助两个渠道。2015 年，为加快推进市（州）公立医院综合改革，积极构建医院运行新机制，青海省财政厅等 4 部门印发了《青海省市（州）公立医院改革经费补偿办法》，针对市（州）公立医院综合改革，明确将取消药品加价后减少收入纳入补偿范围，其他财政补偿内容还包括：符合国家及省上规定的离退休人员费用和在职人员经费；符合区域卫生发展规划的医院基本建设、大型医疗设备购置和医疗信息化建设等；重点学科建设、人才培养、政策性亏损补贴等；承担政府指定的紧急救治、救灾、援外、支农、支边和城乡医院对口支援等。实行药品零差率的补偿方法明确为：改革初期对医院取消药品加成减少的收入，按 2014 年度的药品加成额核定，由省财政给予全额补助；以后随着改革的逐步推进，在综合考虑医院收支状况后，合理确定补偿额度；补偿经费主要由同级财政承担，由此形成的财力缺口，省级财政通过转移支付给予补助。

第二，建立分级诊疗和紧密型医疗联合体。青海省从 2013 年开始着手研究和建立分级诊疗制度。西宁市是全国第一个实行政策性分级诊疗的地区。2015 年起，根据《青海省人民政府办公厅关于印发青海省构建医疗联合体指导意见的通知》和《青海省深化医药卫生体制改革领导小组关于印发青海省建立区域型医疗联合体实施方案的通知》等文件精神，为进一步加强基层医疗机构的分级、服务能力建设，西宁市结合多年探索经验，全力推进组建市、县、乡、村的四级医疗联合体。目前，国内大部分地区的医联体是松散合作型组织，而西宁市力推的是紧密型一体化改革，首要目标就是推进分级诊疗：通过明确三、二、一级医疗机构的功能定位和疾病诊疗范围，促进西宁市疾病分级分类诊疗的病种（组）和医保支付方式改革的衔接。西宁市希望通过紧密型医疗联合体试点，逐步实现医疗联合体内人员调配考核、财务管理、设备管理、药品管理、业务管理“五统一”，促进基层医疗卫生机构服务能力、服务效率、技术水平、管理水平“四提高”，实现“基层首诊、双向转诊、急慢分治、上下联动、资源共享、共同发展、造福百姓”的目标。截至 2015 年，西宁市医联体已经组建 7 个市州公立医院医联体，并在所辖县域内试点县乡村医疗卫生服务一体化。

以调研组实地调研的大通县为例，分别以县域内三家二级医院为主体（县一院、县二院、县中医院），组建三个医疗联合体，涵盖了县域内所有基层医疗卫生机构。在体制机制改革方面，主要采取以下方法：一是拨款渠道不变。试点期间，乡镇卫生院目前的拨款渠道保持不变，但是纳入紧密型医疗联合体后，乡镇卫生院的财务审批权下放到三个核心医院，经费开支由院务会研究、院长签字、核心医院负责人审核批准后，由县卫生和计划生育局拨付。二是行政班子不变。

各乡镇卫生院现任院长、副院长暂时不予调整，工作运行一年后根据考核情况由核心医院提出建议，由县卫生和计划生育局根据相关程序予以调整；加强人员流动。医联体内的专业技术人员各联合体核心医院可根据实际工作需要进行横向和纵向岗位调整。三是实行双重考核。对各乡镇卫生院实行联合体核心医院和卫生计划生育局双重考核。

第三，整合医保体系和改革支付方式。在整合医保体系方面。为健全完善城乡居民基本医疗保险制度，2009 年青海省就探索实现城镇居民医保制度和管理一体化，自 2011 年 9 月起由人社部门承担市（州）县新农合管理与经办职能，2011 年底实现居民医保市州级统筹，2013 年 6 月新农合和城镇居民医保并轨，实施统一的城乡居民医保制度，推行医疗保险城乡一体化，2014 年 3 月统一居民医保与新农合省级管理职能，2014 年底实现新农合市州级统筹，2015 年全面实现医保城乡统筹。作为国家医改试点城市和青海省省会，西宁市在医保体系整合中承担许多试点任务，建立了统一的城乡居民医保制度，全面实行市州级统筹，实现“五统一”（即统一政策、统一管理部门、统一筹资标准、统一实行市州级统筹、统一推行就医一卡通）。此外，根据青海省《开展城乡居民医保普通门诊统筹制度试点工作的意见》，2015 年西宁市试点城乡居民门诊统筹制度，减轻普通门诊医疗费用负担。在改革支付方式方面。2014 年起，根据青海省基本医疗保险支付方式改革方案，西宁市试点医保总额控制，总额控制的范围为城镇职工和城乡居民医疗保险参保人员在统筹区域内和西宁地区三级定点医疗机构住院发生符合医疗保险政策规定的由统筹基金（城镇职工医疗保险含大额补充医疗和公务员医疗补助基金）支付的医疗费用。2015 年，西宁市在试点医保付费总额控制和按人头付费试点的基础上，按照青海省政府《关于印发 2015 年全省综合医改试点主要任务分工的通知》和《关于推进医保复合型支付方式改革工作的通知》等要求，根据临床特点与费用特征分别采用按病种、按人头、按床日、按定额付费等方式并行的复合型付费，抑制医疗费用不合理增长，平衡基金收支，维护基金安全。

3. 西宁市样本医院及其经济运行。

（1）西宁市样本医院概况。西宁市 A 医院是集医疗、教学、科研和预防保健于一体的综合性三级甲等医院，学科门类齐全、师资力量雄厚、医疗技术精湛、诊疗设备先进、管理方法科学，是西宁市主要的公立医疗机构之一，同时也是青海大学医学院临床教学医院等多家医学院校的教学基地，并承担了青海省和西宁市全科医学培训任务。医疗规模：2015 年，医院编制床位为 900 张，实际开放床位数 901 张，较 2014 年增加 25 张床位，增幅 2.9%。医院在职职工 1 269 人，较 2014 年增加 65 人，增幅 5.4%，其中：卫生专业技术人员 1 077 人，较 2014 年增加 47 人，增幅 4.6%。医院高级职称比例约为 10%，中级职称比例约为20%，合计中高级职称比例约30%；在编人员比例略高于40%，非编人员比例接近60%。为缓解患者就医困难，医院开设了午间门诊，医务人员工作压力也相应加大。与省级医院相比，市级医院在投入、技术等方面无法匹敌，因此医院实行与省级医院错位发展的战略：一是聚焦优势专科，例如内分泌、消化、眼科、口腔、皮肤、产科等；二是将重心放在加强管理，例如临床路径、单病种、质量管理等；三是提升医疗服务感受，包括提升医疗环境、提高就医便利性等，从而吸引患者。近年来，该医院作为牵头主体，负责组建西宁市紧密型医联体，涵盖了部分县级医院和县域内基层医疗卫生机构。由于该院没有博士点（在青海省，仅有青海大学附属医院和省人民医院有博士点），在吸引高级人才方面缺乏优势。为吸引和留住人才，在医院编制资源紧缺的情况下，一方面医院对聘用职工实行同工同酬待遇，另一方面医院每年引进的硕士研究生以上学历的优秀人才，经面试综合考核后可直接给予事业单位编制。此外，医院面临着较大的离退休人员负担，根据西宁市卫计委2016年部门预算编制公开资料，除去财政部门预算保障以外，医院还需通过经营收入自行承担离退休费用183.64万元。

西宁市B医院属于县级医院，是集医疗、急救、科研、教学、保健为一体的综合二级甲等医院。据访谈了解，B医院在西宁市四区三县中医疗实力较强，在全市医疗质量评价中排行第五。医院的主要优势学科包括小儿科、中医科、内科、骨科、外科等。此外，北京等地有提供医疗教学等对口帮扶。B医院是县域内的重要公立医疗机构。一方面，B医院是西宁市州医疗联合体的主要组成部分，按照2015年8月份青海省制定的区域性医疗联合体实施方案，B医院与该县的另外一家县级医院及县域范围内的乡镇卫生院等基层医疗机构，共同属于西宁市第××医疗联合体的重要组成部分。另一方面，B医院也是县域内紧密型联合体的核心医院，涵盖了县域内8家卫生院和社区卫生服务站。

2014年，B医院实际开放床位数526张，核定编制402人，实际在职职工人数（不含劳务派遣）约493人（在编比例73.6%），此外还有较多临聘人员，包括返聘的退休护士，在人员结构方面：高级职称约40人，副高职称约29人，中级职称约97人；本科约155人；医生135人，医技82人，护士192人。在目前的医疗业务量和运行情况下，医院职工工作负荷压力很大；根据医院推算，在目前实际医疗业务量下，应当配置员工750人左右，医院已经在“小马拉大车”。

（2）西宁市样本医院经济运营状况。2012年4月西宁市在5家市级公立医院（包括市一、市二、市三、市口腔医院、市中医院）启动所有药品零差率销售后，截至当年10月份，5家公立医院累计减少收入1 125.08万元，抗菌药物使用率同比下降8%，门诊均次费用同比下降36.11%，药品收入占业务收入的比例下降到40.1%。政府在改革实施当年给予了全额补助，但A医院在后续年度因取消药品加价率减少产生的“缺口”越来越大，目前医院累计“缺口”大概在2 000多万元，其中2015年零差率减少收入2 800多万元，财政补助了约50%，其余部分暂未落实补助。B医院从2011年12月1日起，对药品和医用耗材实行零差率销售，按照有关政策，2012年起每年有财政补助，2012年财政全部到位627万元，2013年起药品及医用耗材亏损总额由县级财政在省财政一般性转移支付中统筹安排，但随着医院医疗规模的扩大，到2014年实际财政补助规模已不能完全弥补药品零差率引起的减收缺口。

2014~2016年预算信息显示，西宁市5家市级医院的财政投入预算总体水平维持在5 000万~6 000万元，平均每家医院投入1 000万~1 200万元，其中：2014年预算安排约5 400万元，2015年和2016年分别是5 152万元和5 770万元。在财政投入方向方面，主要以基本支出补助为主、项目支出补助为辅，且基本支出补助保障对象为事业单位离退休费用；从预算信息公开看，财政不补助医院在职职工人员经费和公用经费，因此“工资福利支出”和“商品和服务支出”的预算科目补助金额均为零。2016年，各医院基本补助中：市一、市二、市三等3家财政补助预算分别为2 220万元、1 534万元和154万元；市中医财政补助预算292万元；市口腔医院财政补助预算170万元。近三年，各医院财政项目补助规模基本保持不变。在5家市级医院中，市一医院的财政补助规模最大，2014~2015年部门预算补助年均在2 700万元左右，其中：基本支出补助2 000万~2 200万元；项目支出补助500万元左右（见表6-1）。

表6-1　西宁市卫计委主要医疗机构财政部门预算投入情况　单位：万元

医院	2014年预算（仅专项）	2015年预算			2016年预算		
		合计	基本补助	项目补助	合计	基本补助	项目补助
市一	1 285	2 411	1 901	510	2 730	2 220	510
市二		1 613	1 323	289	1 823	1 534	289
市三		614	128	486	639	154	485
中医	42	221	251	42	334	292	42
口腔	74	293	147	74	244	170	74
合计	1 401	5 152	3 751	1 401	5 770	4 370	1 400

注：根据2014年预算汇总报表，西宁市卫计委统筹安排“事业单位离退休”财政补助4 277.22万元，结合近几年该市事业单位性质医疗管理部门离退休预算在200万元左右，据此可以推测2014年度5家市级医院部门预算安排应该在5 400万元左右。

另根据2014年度决算信息资料显示，2014年5家市级医院财政补助收入为7 463.97万元，比年初预算安排增加约2 000万元，表明随着医改工作的推进，西宁市级财力逐步在增加投入，各医院中，3家综合医院财政补助6 633.59万元，市中医院财政补助652.2万元，市口腔医院财政补助178万元（见表6－2，数据来源于实地调查）。

表6－2　2014年西宁市和大通县公立医院财政补助情况　单位：万元

医院	医院家数	财政补助		
		小计	基本支出	项目支出
西宁市级医院小计	5	7 463.79	2 978.99	4 484.80
西宁市综合医院	3	6 633.59	2 403.79	4 229.80
西宁市中医（民族）医院	1	652.20	467.20	185.00
西宁市其他专科医院	1	178.00	108.00	70.00
大通县级医院小计	3	2 897.82	2 680.82	217.00
大通县综合医院	2	2 160.46	2 160.46	
大通县中医（民族）医院	1	737.36	520.36	217.00

根据改革要求，青海省针对县级医院初步建立了较为稳定的财政经费补偿机制，将补偿渠道由服务收费、药品加成收入和政府补助三个渠道改革为服务收费和政府补助两个渠道，将人员经费、运转经费、药物零差率缺口等纳入了同级财政预算，县级公立医院财政补助占人员经费的比例提高到80%以上。根据该县卫计委2014年决算报表显示，2家县综合医院财政投入2 160.46万元（均为基本支出），1家县中医院财政投入737.36万元，其中：基本支出补助520.36万元，项目支出补助217万元。

4. 西宁市样本医院薪酬改革。

（1）西宁市公立医院薪酬改革。西宁市实施取消药品加成和建立财政补偿机制改革的同时，积极推进人事分配机制改革，主要内容包括：

一是深化人事制度改革。2013年，青海省实行了人员总量控制，全省共核定县级公立医院人员配备总量6 450名，比原编制增加了1 974名，增长了44.1%；通过公开考录方式，补充医务人员965名，缓解了县级医院人才紧张压力。在此基础上，近年来继续完善和合理核定公立医院人员总量，建立人员总量备案制和动态调整机制，统筹管理纳入总量范围内的人员在岗设置、收入分配、职称评定等，为以岗定薪、岗变薪变、合同管理、同工同酬奠定基础。二是核定绩效工资总量。要求建立公立医院绩效工资总量核定办法，把符合国家和本省政策规定的津补贴纳入绩效工资中，根据对公立医院绩效考核结果提高绩效工资总量，合理确定医务人员收入水平。三是完善内部绩效分配。要求市（州）公立医院建立健全内部考核奖励机制，突出岗位工作量、服务质量、行为规范、技术能力、医德医风和患者满意度，将考核结果与医务人员的岗位聘用、职称晋升、个人薪酬挂钩，严禁给医务人员设定创收指标，医务人员个人薪酬不得与医院的药品、耗材、大型医学检查等业务收入挂钩；更加具体地讲，就是完善收入分配激励约束机制，将医务人员工资与服务质量、数量等挂钩，重点对住院患者平均费用、平均住院日、药占比、分级诊疗等控制指标进行考核，核定奖励性的绩效工资标准，做到多劳多酬、优绩优酬，适当拉开收入分配差距。

（2）样本医院薪酬改革探索。公立医院本身最能直接推进的就是内部绩效考核和收入分配制度改革。A 医院和 B 医院都结合本院职工收入分配的现状，做了积极有益的探索。

A 医院主要实行了基于医疗绩效的奖金考核及发放方案，实行三级质控组织和三级运行管控，采用院、科二级分配考核模式。所谓院科两级及科室内部奖金发放和考核方式，是指科室根据院方规定结合本科室自身情况定出适合本科室的考核方案，绩效分配方案向临床一线、向高风险和复杂岗位倾斜，科室对考核结果必须进行二次考核分配。为了体现医疗技术价值和社会价值的手段，根据客观公正、公平合理等考核原则，A 医院的绩效考核方案根据平衡计分卡绩效考核管理工具，建立以医疗质量、服务数量、服务质量、医德医风、公益性质、成本核算为主要考核内容进行多维度考核。

B 医院主要从人事制度和分配制度同时推进改革。一方面，创新人事聘用制度。根据“因需上岗、合理上岗”的原则以及省编办下达的人员配备总量，对全院职工进行岗位设置，其中，专业技术岗位占总数的 90%；落实“能者上、庸者下”的原则，优化临床医疗人才专业队伍建设；将一些重要岗位的临时职工纳入医院正式编制，进一步调动了全院职工的积极性。另一方面，改革收入分配制度。B 医院在推行全成本核算和绩效管理的基础上，进一步完善和加大内部绩效考核力度，制定了医院绩效工资分配方案，将绩效工资分为基础性绩效工资和奖励性绩效工资，重新梳理和确定绩效考核指标，讲绩效工资分为科室考核和个人考核两部分。2013 年，随着 B 医院医疗业务量提升，为进一步地激发员工积极性，B 医院加大了对超额完成工作量的考核奖励力度，收入分配更加向技术骨干、学科带头人、临床一线医护人员倾斜。

A 医院和 B 医院的薪酬改革取得一些成效。首先，调动了职工积极性。根据医改总体要求，两家样本医院都努力改变过去多收多得或平均分配的分配方法，搞活收入分配，在绩效考核体系中更加体现“按劳分配”原则，向高风险、关键岗位、优秀人才、临床一线人员倾斜，充分体现医疗人员的劳动价值。在改革具体推进过程中，逐步形成“按岗聘用、以岗定薪、岗变薪变、同工同酬”的新型收入分配制度，实行岗位绩效工资制，充分体现多劳多得、优绩优酬、奖优罚劣、奖勤罚懒。其次，体现了社会效益。在内部绩效考核和收入分配制度改革中，两家样本医院都努力由追求经济效益向注重社会效益转变，将医务人员收入与医疗服务的数量、质量、技术难度、成本控制、群众满意度挂钩进行动态化、常态化监管，同时收入分配向风险大、技术含量高的给予了绩效奖励倾斜。例如，将次均费用、平均住院日、医保患者自费比例、基本药物使用率、药占比、门诊（住院）抗菌药物使用率、分级诊疗转诊率、单病种管理和临床路径管理等指标等医疗绩效指标，以及门诊接诊患者数、公共卫生服务任务、急救转送任务等医疗服务数量等纳入内部绩效考核、并与收入分配形成挂钩。由于组建了市县乡村四级紧密型医联体，A 医院和 B 医院在收入分配中考虑了双向转诊率等指标，有利于引导医务人员诊疗行为更加客观和理性，从而有效地控制医疗费用不合理增长，最终实现医院可持续发展、医务人员积极性增强、群众满意多方共赢的局面。最后，医务人员收入竞争力提高。从相对水平看，A 医院职工收入水平与当地社会经济发展水平基本相适应，与社会平均工资倍数有待提高。2014 年，A 医院和 B 医院的人员支出人员支出占业务总支出的比例均约为 30%；另据了解，A 医院职工收入每月在 4 700 ~ 5 000 元，为同期西宁市在岗职工年平均工资（5.49 万元）的 1.09 倍，略低于同期的西宁市国有单位在岗职工年平均工资（6.44 万元），近年来 A 医院职工收入年度增幅在 7% ~ 8%。从改革前后看，从访谈中了解到，A 医院和 B 医院改革后的职工人均收入水平都有所提高，其中 1 家医院的职工人均月收入比改革前增加 700 ~ 800 元，通过增量改革，有效调动了医务人员积极性。

5. 西宁市公立医院经济运营与薪酬改革思考。

（1）发挥好财政补助在医院运行机制破旧立新过程中的引导作用。西宁市公立医院薪酬制度改革是在青海省全面取消药品加成、建立分级诊疗制度、推进医疗联合体建设等一系列改革中推行的。在公立医院运行机制破旧立新过程中，财政补助的基本保障和引导作用需要增强。

从调研情况看，A 医院和 B 医院职工收入水平与同期本地在岗职工人均收入的倍数相对偏低，这与医院整体经济运行状况有密切关系：在医疗收入方面，医院均次费用水平也不高，B 医院 2014 年平均住院费用 4 180 元（其中：医保支付 2 534 元，个人支付约占 40%）、平均门急诊费用 133 元（其中：医保支付 18.3 元，个人支付约占 86%），医疗价格对医院的补偿水平也不高，同时患者个人负担水平却不低，医疗价格弥补医院运行成本的能力有限；在财政投入方面，近年来虽然对市县公立医院的投入有所增加，但补偿能力也有限，特别是政府对取消药品加成后对县级公立医院财政投入缺乏持续性，稳定有序的经费补偿机制还不巩固；而在业务支出方面，医院不仅面临职工收入刚性增长压力，同时还要承担诸多政策性人力成本增长压力，包括实施养老保险制度改革、缴纳职业年金等政策出台后，财政部门仅保障在编职工基本工资部分的 50% ~70%，在编职工绩效工资和非在编职工均不纳入财政保障范围。此外，公立医院还承担了大量的政府指令性任务，例如A医院承担了政府交办的看守所医疗保障任务，每年约200万元的保障成本需医院自行承担。因此，两家样本医院经济运行和收支平衡情况并不乐观。特别是西宁作为省会城市，由于省级医院在人才、学科等方面的整体实力很强，市县医院往往在夹缝中生存，财政投入不足问题不仅体现在整体投入规模上，而且反映在针对特定改革政策资金配套不足或者不能持续，长此以往会恶化公立医院生态环境，医院最终回到追求经济效益、扭曲医疗行为。

因此，在公立医院改革、特别是薪酬制度改革推进过程中，必须坚持以投入换机制的原则，切实加大财政对医改的投入，要明确政府财政补助在公立医院运行补偿中的作用。诚然，政府在主导改革中往往心有余而力不足、无法兜底，因此也要回归本位，重点保障基本医疗。在医院管理方面，要明确政府与医院的责权，健全完善政府对医院的考核机制，同时承担好基础设施建设等投入责任，让医院薪酬制度改革有良好经济运行机制保障，让改革取得实效。

（2）充分利用好分级诊疗等医疗体制改革给医院带来的发展机遇。建立和完善“基层首诊、分级诊疗、双向转诊”的分级诊疗制度，是合理配置医疗资源、促进基本医疗卫生服务均等化和提高医疗卫生资源整体效率等的重要举措。在调研访谈中，A医院院长屡次提及强化基层医疗机构医疗服务能级问题，认为不仅要加强基层硬件建设，更要注重软件的提升，进一步加强扶持基层强化人才建设的政策支撑，特别是要避免为分级诊疗而分级诊疗，并且要警惕控费走向极端，如果是行政化地让患者去基层机构看病，造成三级医院医疗资源闲置，同样会造成政府卫生投入效率低下。

对此，青海省从2013年就开始着手研究通过组建区域型医疗联合体，综合运用医疗、医保、价格等杠杆，建立分级诊疗制度。目前，A医院是西宁市市域内重要的医联体核心医院，B医院既是县域内医联体的核心医院，也是A医院医联体的组成部分。由于医联体纵向链接市县乡村四级组织，涉及医院管理体制改革、县乡卫生改革、财政体制、人事制度、医保支付、编制管理等许多改革。对此，西宁市委研究决定将财政资金统一划拨到紧密型联合体的“中心医院”，且在改革文件中提出人财物全部交给“中心医院”管理，这在全国范围内的医联体探索中都是政策支持力度非常大的，为推进分级诊疗体系构建提供很好的制度保障，同时也为公立医院发展提供了很好的机遇。例如，2015年8月，西宁市第一人民医院、大通县人民医院等在医联体探索的基础上成立了西宁市第一医疗集团，在药品耗材采购、人员平行与垂直流动、专科资源共享、绩效考核分配、区域信息联网、完善便民惠民措施等方面取得重要进展，特别在内部绩效考核收入分配方面，制定了《西宁市第一医疗集团绩效工资总量核定办法》，这对于引导医疗集团内部医疗资源流动起到非常关键的作用。

（3）警惕单边地切断公立医院内部分配与经济利益挂钩的局限性。从对 A 医院和 B 医院的访谈中，调研组一行深切感受到任何改革都要在公立医院发展和百姓获得感之间找到平衡点，唯有如此，才既能让患者满意，同时保障医院健康可持续发展。2015 年以来，国务院办公厅先后印发县级公立医院和城市公立医院两个综合改革试点指导意见，指出公立医院逐利机制有待破除等突出矛盾和问题，并明确人事薪酬制度改革的两个层面：政策层面要探索制定公立医院绩效工资总量核定办法，合理确定医务人员薪酬水平，体现医疗行业培养周期长、职业风险高、责任担当重等特点；分配层面要完善绩效工资制度，建立科学的绩效考核和自主分配收入制度。在政策指引下，公立医院薪酬制度改革得到积极推进，各地探索总结出一些模式经验；不足之处是，大部分探索局限在医院内部层面，例如在计薪公式上切断与科室结余、药品收入等经济指标的关联，又如薪酬增量主要用以临床一线、关键岗位等，而政策层面的改革相对滞后。

从访谈情况看，公立医院院长及医务人员都赞同“严禁给医务人员设定创收指标，医务人员个人薪酬不得与医院的药品、耗材、大型医学检查等业务收入挂钩”等改革要求，但对切断收入分配与经济利益的挂钩也存在担忧：第一，医院用以职工收入分配的收入来源主要是提供医疗服务产生的经济收入，如果真正完全脱钩，医院保持经济平稳运行和收入平衡等目标，就无法与职工薪酬激励的导向保持一致，形成整体薪资水平降低与无法调动积极性的恶性循环；第二，医院资金普遍紧张，例如有 1 家医院目前垫付新农合和低保等尚未支付的医保资金 4 000 余万元，医院只能通过延长药品款支付周期维持资金链，如果完全切断收入分配与经济利益关系，医院整体医疗收支规模缩小将加剧医院资金紧缺；第三，面临人才竞争能力削弱，职工收入分配与经济利益切断后，职工收入增长很可能会落后于其他尚未推进薪酬制度改革的公立医院或者社会医疗机构，加上基层医院本身人才吸引能力较弱，很可能加剧卫生人才流失。

因此，政府改革部门要警惕单侧地切断公立医院内部收入分配与经济利益挂钩的局限性。在公立医院积极推进内部层面改革的同时，要抓紧在财政、物价、医保等政策层面推进改革，为薪酬制度改革提供的政策保障。例如，青海省在完善公立医院补偿机制方面的探索已经提供了很好的思路，《青海省市（州）公立医院改革经费补偿办法（实行）》提出要在加强预算管理、全面核定收支的基础上，综合考虑医疗服务收入、取消药品加成减收、运行成本等因素，确定财政对市（州）公立医院的补偿。此外，还要坚持发挥好医疗服务价格和医保支付政策在公立医院补偿中的基础功能。

（二）江西公立医院案例

1. 南昌市及新建区社会经济发展概况。作为江西省省会城市，南昌市经济发展较好，南昌辖6区3县，设1个国家级新区（赣江新区），总面积0.74万平方公里（含水域）。2017年南昌常住人口546.35万。截至2016年6月，南昌市下辖：东湖区、西湖区、青云谱区、青山湖区、湾里区、新建区6个市辖区，南昌县、进贤县、安义县3个县，以及1个国家级新区：赣江新区（包括青山湖区、新建区、永修县、共青城市部分）。高速发展使得南昌正吸引越来越多的年轻人，据《2017全国城市年轻指数报告》，南昌入选中国十大最年轻城市。

2015年全年实现地区生产总值4 000.01亿元，按可比价格计算，比上年增长9.6%。2015年，南昌市城乡居民收入稳步攀升，城镇居民人均可支配收入突破3万元，达到31 942元，农村居民人均可支配收入达到13 693元；从增速看，城镇居民人均可支配收入、农村居民人均可支配收入同比分别增长9.8%、10.3%，高于全国平均水平1.6、1.4个百分点，高于全省平均水平0.8、0.2个百分点。

南昌市新建区是2015年撤县设区而来，是江西省会南昌市市辖区，与南昌城区融为一体。新建区人民医院是南昌市新建区医院实力最强的医疗机构。2015年，全区年末户籍总人口为69.09万人，其中城镇人口19.47万人，比重为28.2%。人口出生率为14.45‰，死亡率为5.27‰，自然增长率为9.18‰。新建区“十二五”时期国内生产总值自2011年至2015年大幅提升，年增长率均在10%左右。财政收支方面，收入增速略高于支出。全年完成财政总收入40.05亿元，比上年同口径增长31.9%。其中，地方公共财政预算收入28.05亿元，比上年增长29.2%。全年公共财政预算支出50.88亿元，比上年增长24.8%。其中，医疗卫生与计划生育支出8.82亿元，增长59.2%。财政总收入增速大大超过GDP的增速，为财政支出打下了坚实的基础，医疗卫生与计划生育支出增长59.2%就是明证。

2. 南昌市医疗服务资源及其服务。2015年末全区共有医疗卫生机构39家，其中医院、卫生院34家，疾病预防控制中心1家，卫生监督所1家，妇幼卫生机构1家。全区医院、卫生院实有床位数1 973张，平均每千人拥有医院床位3张；拥有各类卫生技术工作人员1 803人，其中执业医师716人、执业助理医师266人、护士1 438人，每千人中拥有医生2人。

公立医院在市场中处主导地位。就县级医院而言，按照全年诊疗次数衡量的公立民营医院市场份额，公立医院2011年占有市场份额[①]为93.3%，2012年为96.9%，2013年为94.36%。若按照床位数来衡量，县级公立医院2011年占比为81.8%，2012年为76.3%，2013年为80%。新建区人民医院为区内领先的二

① 公立医院占有的市场份额=县级公立医院门急诊人次数/县级医院门急诊人次数；新建区人民医院占有的市场份额=新建区人民医院诊疗次数/县级医院门急诊人次数。

级甲等综合性医院。按照全年诊疗次数衡量的市场份额，新建区人民医院占有的市场份额2013年为57.7%，2012年为56.36%，2011为56.9%。

3. 南昌市样本医院及其经济运行。新建区A医院为区内领先的二级甲等综合性医院。按照全年诊疗次数衡量的市场份额，新建区人民医院占有的市场份额2013年为57.7%，2012年为56.36%，2011为56.9%。

南昌市A医院自2011年至2014年业务亏损额偏大。2011年亏965.7万元，财政补助额为1 215.62万元；2012年大幅亏损2 227.77万元，财政补助额为1 702.78万元；2013年亏损则为1 631.77万元，财政补助额为2 101.96万元。2014年与2013年亏损额基本一致，但在2015年突然结余4 706.11万元（见表6-3、表6-4）。

A医院基建投入金额历年基本一致，但从实地调研看，政府对医院除了提供数额相对稳定的财政基建投入外，还就新院区建设和大型设备的购置提供资金支持。从财政基本补助数额这个指标也可以佐证2011~2013年亏损的真实存在。其中，三年的财政项目补助数额基本相同，三年的财政基建投入都是150万元。当然，该基建投入数额主要针对老院区，实际上区政府已经投资新建了新院区。基本财政补助额巨大，主要用于人员和办公经费的支出，购置设备等方面的发展项目则滞后。由于数据来源不一致，2015年结余数额可能有调整空间。医院正常运营目前主要依赖财政的补助。

南昌市B医院2011年亏损272万元，且亏损额相比区人民医院少很多。医院每年获得财政补助额也不到区人民医院的一半。尤其重要的是财政基建投入三年都是零。两所医院所在地虽然都是设区市的核心区临近县，但是上饶市财政与南昌市相差很大，财政补助能力显然也不在同一水平线。当然，在这种运营氛围下，区人民医院虽然有南昌市区优质医院偏多从而吸引病源的原因，但总体上其运营效率与县人民医院有较大差异。可见财政能力与医院的运营能力成反比。

表6-3　南昌市A医院2011~2015年业务经营、财政投入情况　单位：万元

年份	业务结余/亏损	财政补助（基本+项目）	财政基建投入
2011	-965.7	1 215.62（1 038.3+177.32）	150
2012	-2 227.77	1 702.78（1 527.78+175）	150
2013	-1 631.77	2 101.96（1 971.96+130）	150
2014	-1 600.12	—	—
2015	4 706.11	—	—

资料来源：本章2011~2013年数据来源于主管部门，2014年和2015年数据来源于实地调研。

表 6－4　　南昌市医院 2011～2015 年业务经营、财政投入　　单位：万元

年份	业务结余/亏损	财政补助（基本＋项目）	财政基建投入
2011	－272	740（645＋95）	0
2012	1	663（663＋0）	0
2013	198	673（543＋130）	0

注：结余/亏损＝医疗收入＋药品收入－总业务支出。

从采集到的新建区医院三年医保收入数据可以看出，医院来自职工医疗保险和新农合的收入总量逐年增加，来自居民医疗保险的收入总量则从 2012 年的 4 447.05 万元骤减至 2013 年的 348.77 万元，其原因没有在访谈中得到回复（见表 6－5）。总体上，2012 年和 2013 年三种医保数据都有很大变化。来自职工医疗保险的收入总量 2013 年是 2012 年的 2.18 倍，而来自新农合的收入 2013 年是 2012 年的 6.85 倍。其变化态势非常明显。

表 6－5　　A 医院来自三种社会医疗保险的收入状况　　单位：万元

社会医疗保险收入	2011 年	2012 年	2013 年
来自职工医疗保险的收入总量	279.2	264.53	576.25
来自居民医疗保险的收入总量	2 519.86	4 447.05	348.77
来自新农合的收入总量	338.64	512.4	3 508.1

而从采集到的 B 医院三年医保收入数据可以看出，医院来自职工医疗保险、居民医疗保险和新农合的收入总量逐年增加，但来自职工医疗保险的收入总量大于居民而远小于来自新农合的收入总量。以 2013 年数据来看，来自职工医疗保险的收入总量是居民的 2.62 倍，是新农合的 0.185 倍。纵向看，2013 年相比 2012 年，职工医疗保险增长－3.8%，居民医疗保险增长 17%，新农合增长 6.89%（见表 6－6）。

表 6－6　　B 医院来自三种社会医疗保险的收入状况　　单位：万元

社会医疗保险收入	2011 年	2012 年	2013 年
来自职工医疗保险的收入总量	911.56	1 217.37	1 170.98
来自居民医疗保险的收入总量	244.64	382.43	447.74
来自新农合的收入总量	3 867.94	5 904.54	6 309.48

上饶县 B 医院相比新建区 A 医院有几个特征：A 医院来自职工和新农合医疗

保险的收入远小于 B 医院，2011 年和 2012 年来自居民医疗保险的远大于 B 医院，2013 年则接近。差异主要源于大量南昌市优质资源的存在吸引了新建区居民，而上饶县居民由于与大量优质资源路途较远，囿于医保政策差异，所以其从不同医疗保险获得的收入总量变化很大。

4. 南昌市样本医院薪酬改革。

（1）南昌市公立医院薪酬改革。南昌市公立医院薪酬改革以全面落实政府办医责任为主，区政府在不改变区人民医院和区中医院两所医院差额拨款单位性质的基础上，将在编在岗人员的基本工资、绩效工资以及住房公积金单位应承担部分全额列入财政预算，对于离退休人员工资及遗属补助也纳入全额保障。政府承担医院债务。在改革中，为让医院“轻装上阵”，政府对两所医院的历史债务进行了审计锁定，然后分类处理。对其建设事业产生的银行利息由财政承担，其业务往来产生的债务则由财政每年安排资金逐步化解。保障医院编制逐步到位。区人民医院、区中医医院按床位与工作人员 1∶1.3 的比例核定编制，医生、护士等专业技术人员不低于编制总数的 85%，目前共增加人员编制 250 个。保障公立医院良性发展。政府对于两所医院的基本建设和大型设备购置、重点专科发展、承担紧急救治、救灾等公共卫生服务经费给予全力支持，以解决医院发展的后顾之忧。同时，建立医院创新收入分配新模式。

（2）样本医院薪酬改革探索。南昌市新建区 A 医院薪酬改革采取了绩效管理，从原来单一的工作数量考核转变为工作数量、质量、全成本核算及满意度等综合考核管理。为保障合理的绩效工资层次，突出倾向临床的原则，奖励性绩效工资发放顺序一般为：临床科室、医技（门诊）、行政后勤。各层级之间原则上保持差距在 20%。用倾斜的激励机制把行政后勤岗位的富余人员充实到临床岗位，打破人事和分配制度大锅饭，充分体现多劳多得，优绩优酬。主要特征为：

注重绩效考核：考核方式及程序采用月度考核制度与年度考核相结合。考核指标：设定关键业绩指标（KPI），将医院的公益性质、运行效率、群众满意度等作为考核的重要指标。考核结果应用：月度考核结果作为绩效分配系数，直接参与月度奖励性绩效工资核算分配。年度考核结果主要用于绩优人员奖励。各级员工参加 KPI 绩效考核，对年度绩效考核结果最优的（按专业类别区分）10% 绩优人员将给予津贴奖励以及晋升、评优等方面优先，其他涉及年度一次性个人待遇，均按照年度绩效考核结果从绩优人员中产生。

设置年度奖金：为了激励医生工作积极性，医院设置了年度奖金。以 201× 年为例。先确定 201× 年奋斗目标：员工收入在上年度基础上上升幅度 20%；患者满意度在上年度基础上上升幅度 5%；床位利用率 90%；投诉纠纷发生数量低于上年度数量；可控性成本消耗（卫材、水电、办公消耗等）百元业务收入成本消耗下降 10%。依上述目标设定年度奖金总额。全体员工结合年度绩效考核结果兑现，实施年度考核奖罚兑现，保留原福利（端午节、中秋节、春节原福利不变），中高层人员结合本人岗位系数执行。中高层人员年度奖金 = 基数 × 个人岗位系数 × 个人绩效考核结果。在核定收入、核定补助不变的前提下，医院所得的收益中 50% 用于第二次奖励性绩效工资发放，实行二次奖励性绩效后，医院人员收入平均提高 15% 以上。

医院薪酬体制改革的进行大大提高了医院薪酬水平。新建区 A 医院的人员支出占业务支出比例一般在 30% 左右，管理费用占业务支出比例在 15% 左右，在职职工人均工资性收入则变化较大，从 2008 年的 30 357.05 元增长为 2012 年的 77 106.77 元，增长不止 1 倍，是新建区城镇人均可支配收入的 3 ~ 5 倍（见表 6 – 7）。

表 6 – 7　　新建区 A 医院相关支出比例　　单位：%

	2008 年	2009 年	2010 年	2011 年	2012 年	2013 年
人员支出占业务支出比例（%）	29.04	26.08	23.25	24.69	35.32	30.8
管理费用占业务支出比例（%）	14.74	15.99	17.44	14.79	18.36	19.84
在职职工人均工资性收入（元）	30 357.05	30 800.97	29 968.58	40 544.87	77 106.77	73 522.58

上饶县 B 医院的人员支出占业务支出比例一般在 15% 左右，管理费用占比则从 2008 年的 13.2% 增长为 2012 年的 28.8%。在职职工人均工资性收入从 2008 年的 9 948.2 元增长为 2012 年的 33 950.68 元，增长了 2.41 倍（见表 6 – 8）。两县人民医院人员支出占业务支出比例相差近一倍，可能是由于业务支出相差较大，也有可能是人员支出相差较大。不过，虽然上饶县人民医院在职职工人均工资性收入增长幅度很大，但由于基数很低，其与新建区 A 医院的绝对数额还有很大的差距。

表 6 – 8　　上饶县 B 医院相关支出比例　　单位：%

	2008 年	2009 年	2010 年	2011 年	2012 年	2013 年
人员支出占业务支出比例（%）	20.38	17.39	16.5	15.31	17.81	19.36
管理费用占业务支出比例（%）	13.2	9.65		12.43	28.8	27.54
在职职工人均工资性收入（元）	9 948.2	10 439.54	13 611.81	13 419.31	33 950.68	28 346.09

5. 南昌市公立医院经济运营与薪酬改革思考。医院当前也在创新收入分配新模式，实行二次奖励性绩效，引入精细管理模式等。其绩效奖励方案由确定绩效考核岗位、考核方式、考核指标、考核结果应用、月度年度奖金和员工收入结构等六部分构成。考核能够满足医务人员生理、安全和社会交往需要，大部分人也能够实现自尊需要。缺陷是该绩效考核与工作的联系并不紧密。按照斯金纳的行为塑造理论，这样的考核只会强化科层制度，而与公平薪酬和工作绩效联系不紧密。这样的指标设定可能带来更多的反激励，比如好医生被劣医生所驱逐，医院在医生市场中竞争力大大降低。

（1）当前收支状态下，医院要围绕人才发展深化管理。新建区人民医院属于南昌市一区，在其区内很多省属和市属三甲医院都在建或已建成新院，竞争态势很激烈；同时，其未属于南昌市区以前，由于与南昌市距离很近，在医疗市场中也长期处于边缘化状态，主要通过医保控制等方式维持其正常运营。其保持或者提升其运营方式的外部环境很不乐观。内部方面，由上述数据可知，一定程度上说，医院的运营主要靠财政拨款在维持，而且这种拨款是没有相关政策支撑的，若继续现有的运营模式，其经营保持或提升的前景一般。尤其重要的是，由于在管理上的格雷欣法则缘故，医院内部的医生资源相较南昌市其他医院而言偏弱，同时薪酬又没有吸引力，即使近几年以增加财政支出大幅度增加医务人员的可支配收入。但目前医院内部的管理状况与其他大医院的管理水平还相差很远，其主要通过财政补贴方式养人而维持医院的正常运转。这通过医院绩效工资发放的KPI依据可知。因此，当前收支状态下，医院的运营方式要保持或提升，首要就是通过深化管理改革让医院能留住人才，同时不断吸引高素质人才进院，从而整体提高医院在南昌医疗市场的竞争力。可以操作的另一种方式就是被其他医院兼并或成为协作单位。

（2）优化政府财政补助结构和加强监管。对于新建区人民医院而言，政府财政补助的作用就是维持医院的正常运转，不单单补助人员经费，很大一部分办公经费也由其支撑，更不用说新院建设资金的贷款利息归还和本金的偿还了。这与其他医院，比如上饶县人民医院完全不一样。显然，政府财政补助调整的余地很大。财政维持医院正常运营是体现公立医院公益性的重要方面，与国家医疗卫生政策相符，但同时不能由此成为财政投入的无底洞，财政毫无理由被其绑架，同时医院也不能成为徒有其名而“实”不足的花架子。财政投入的目标是促进医院竞争力的提升，比如在人才引进和医疗设备更新上的专项支持，同时对其资金的使用必须有更严格的监管，促使医院不断提高管理水平。一是财政要在规范支持上下大力气。公立医院主要承担公益性职责，财政为医院公益性活动提供相应经费理所当然，但这种支持不是随意的，而必须是规范有序的。强化合法合规是首要原则。二是调整财政投入结构。财政投入金额一定的情况下，依据财政投入目标调整结构能更好地体现公共资金属性。结构上应减少一般性经费数额，增加专项经费额度。三是增加经费使用方向和效益的检查及监督。公共资金投入公立医院是因为其能满足公众需求，但通过这种方式投入资金是不是真正能满足公众需求，以及多大程度上满足了公众需求，需要监督者事前规划、事中督导和事后审查的全流程监管。

（3）加强对医务人员在合理薪酬水平上的有效激励机制建设。卫生主管部门要加强对医务人员在合理薪酬水平上的有效激励机制建设。南昌市人民医院和上饶市上饶县人民医院都是二甲医院，但由于所处地的财政状况差异很大，导致医生的薪酬水平和激励机制也不同。一定程度上说，所处地的财政状况与医生的薪酬水平和激励机制也存在相关关系。一方面，这意味着财政对医院的支持没有形成省内或全国的统一规范制度，另一方面，医院运营状况依赖于财政的支持，并且财政对医生薪酬高低具有决定性作用。因此有必要采取措施推出全省或全国相对规范的财政支持制度，并让等级或层次类似医院医生获得近似相等的薪酬水平。当然，也要督促医院充分考虑医生服务提供的数量、质量和安全等因素而建立相应的激励机制，使医务人员不断提供优质服务。该激励机制能真正促使医生努力提高服务质量。

（三）吉林公立医院案例

1. 长春市社会经济发展概况。长春市是吉林省省会、副省级市，东北地区中心城市之一。长春市辖县（市）区包括榆树市、农安县、德惠市、朝阳区、南关区、宽城区、二道区、绿园区、双阳区、九台区、长春新区，城市面积 4 789 平方公里。

截至 2014 年末，长春市有家庭 2 708 655 户，7 545 472 人。其中，男性人口 3 794 374 人，占人口总数的 50. 3%；女性人口 3 751 098 人，占人口总数的 49. 7%。市区（南关区、宽城区、朝阳区、二道区、绿园区、双阳区）人口为 3 658 620 人，占全市总人口数的 48. 5%；总人口数比 2013 年增加 18 764 人，增长率为 2. 5‰，增长率比 2013 年上升 8. 1‰。长春市人口占吉林省总人口数的 28. 2%。

长春市 2015 年生产总值（GDP）为 5 530. 03 亿元，人均 GDP 为 72 591. 63 元，均名列全省第一。从增长速度上看，长春市近几年持续下降，从 2011 年的 20. 2% 下降至 2015 年 2. 8%，且 2015 年增速低于吉林省平均增长速度。

2. 长春市医疗服务资源及公立医院改革。

（1）医疗服务资源。根据《长春市 2014 年国民经济和社会发展统计公报》显示，长春市卫生医疗机构 4 219 个，比 2013 年下降 0. 17%。其中：医院、卫生院 301 所，增长 0. 67%，拥有医疗床位 4. 74 万张，比上年增长 5. 46%。卫生技术人员为4.52万人，比上年增长4.02%。每千人拥有执业医师和执业助理医师2.49人。根据健康网数据统计，长春市公立医院占据整个医院数量的78.4%，民间及合资等形式的医院占比21.6%，大约占到1/5，而我国整体非公立医疗卫生机构数达到43.9万所，占全国医疗卫生机构总数的45%，非公立医疗机构门诊量占全国门诊总量的22.3%，从这个角度来看长春市非公立医院占比偏低。从区域分布来看，朝阳区医疗资源最为丰富，医院数量占比达到30.9%，其次分别是宽城区、绿园区、南关区和二道区，占比分别为16.3%、13.8%、11.4%和9.8%，城区外区县的占比较小，整体占比17.9%，不足五分之一。

从医院级别看，在公立医院中三级甲等医院占比13.0%，三级乙等医院占比3.6%，二级甲等医院和二级乙等医院占比分别是36.5%和14.6%，总和约占整个公立医院数量的一半，一级甲等医院占比30.2%，同时还有2.1%的医院没有申请评级或者评级结果不详。在民营及合资医院中，占比最大的一部分是没有申请评级或者评级结果不详的医院，占比达到62.3%，相对应的另一极，就是没有三级甲等的医院，三级乙等医院数量占比3.8%，二级甲等和二级乙等医院数量分别占比9.4%和11.3%，一级甲等医院13.2%。相对比来说，三甲医院集中在公立医院中，而没有参与评级的医院主要集中在民营或合资医院中，总体来说，公立医院的数量和级别都远远高于民营及合资医院。

（2）公立医院改革。2016年长春市推进医疗服务价格改革，推进医疗服务价格分类管理，逐步理顺医疗服务比价关系，围绕公立医院综合改革，统筹考虑取消药品加成及当地政府补偿政策，按照总量控制、结构调整的原则，同步调整医疗服务价格，做好与医保支付、医疗控费等政策相互衔接，保证患者基本医疗费用负担总体不增加。经资格审查获得定点资格的医疗机构、定点药店必须有垫付一个月医药费用的资金能力。

3. 长春市样本医院经济运行。

（1）长春市样本医院概况。长春市某三级医院前身是某医科大学第三临床学院，为综合性三级甲等医院，成立于1949年11月。目前医院已形成中心院区（位于仙台大街126号）、新民院区（位于新民大街829号）、南湖院区（位于南湖新村东街1028号）、开运院区（位于开运街1433号）四位一体的格局。确立了外科系统、心脑血管疾病诊疗、微创治疗、肿瘤精确放射治疗在吉林省乃至东北地区的优势地位。

医院总占地面积68.38万平方米，建筑面积32万平方米。2015年在职职工人数（不含劳务派遣）4 646人，在编比例33.67%，医生人数1 065人，医技人数231人，护士人数2 071人。2015年吉林省某三级医院开放床位3 228张，在“十二五”期间增加了575张，床位使用率93.52%，在“十二五”期间增加了13.78%。

医院积极营造有利于人才成长的良好氛围，多渠道吸引骨干人才，完善学科队伍建设，以多元化培训及项目带动卫生技术人才成长。目前高级职称524人（正高级职称210人，副高级314人），博士生导师39名（兼职3名）、硕士生导师410（兼职95名）。唐敖庆特聘教授2人、教育部新世纪优秀人才2人、校内双聘教授9人，担任中华医学会常委5人、中国医师协会常委以上16人，省医学会主委15人、省医师协会主委19人，省护理学会主委7人。

（2）长春市样本医院经济运营状况。长春市样本医院为三级医院。样本三级医院"十二五"期间在医护工作方面有了明显提升，门急诊量、出院患者、手术量从2011年的92.1万人次、9.1万人次、3.2万例增加至2015年149.3万人次、11.54万人次和3.9万例，在"十二五"期间增幅分别达到68.24%、61.62%、36.84%。从数据上显示平均住院日也有了明显的下降，从2011年的床位使用率反映出患者平均住院日从10.8天下降到9.36天，比"十二五"期间整体降低了3.44天，医疗效率得到了明显提升（见表6-9）。

表6-9　　吉林省某三级医院"十二五"期间医院规模动态表

项目	2011年	2012年	2013年	2014年	2015年
开放床位（张）	2 896	2 896	3 253	3 386	3 228
建筑面积（万平方米）	24.3	24.3	24.3	32	32
占地面积（万平方米）	22.05	32.38	68.38	68.38	68.38
职工人数（人）	3 528	3 888	3 983	4 247	4 646
床位使用率（%）	108	114.76	100.48	97.56	93.52

资料来源：该医院《"十二五"时期主要指标统计表》。

样本医院2016年第一季度门急诊人次为375 800人次，日均门诊人次为6 160.66人次，出院患者数28 063人，患者平均住院日为9.96天。第二季度门急诊人次为403 326人次，日均门诊人次为6 611.9人次，出院患者数30 275人，患者平均住院日为9.7天（见表6-10）。从市场整体上来看，门急诊人次低于吉大一院和吉大二院名列第三，日均门诊人次、出院患者数均排在吉大一院之后稳居第二，患者平均住院日处于平均水平，低于吉大一院和二院等省部属医疗机构。在医院工作量方面，概括来说，吉林省某三级医院门急诊接待能力较强，在长春地区属于第一梯队的医院，门急诊人次和日均门诊人次都排名前列，同时科研能力较强。

表 6 – 10　　吉林省某三级医院"十二五"期间医院工作量动态表

项目	2011 年	2012 年	2013 年	2014 年	2015 年
门急诊量（万人次）	92.1	113.45	127.1	133.45	149.3
出院患者（万人次）	9.1	11.08	10.59	11.25	11.54
手术量（万例）	3.2	3.77	3.8	3.93	3.9
平均住院日（天）	10.8	11.4	10.86	10.59	9.36

资料来源：该医院《"十二五"时期主要指标统计表》。

长春市某三级医院全口径收入，从 2011 年的 17.55 亿元增长至 2015 年的 29.11 亿元，"十二五"期间增幅高达 115.31%，在医院资产总值方面，从 2011 年的 20.75 亿元增长至 2015 年的 25.64 亿元，"十二五"增幅达到 42.33%（见表 6 – 11）。

表 6 – 11　　长春市某三级医院"十二五"期间医院收入与资产动态表　　单位：亿元

项目	2011 年	2012 年	2013 年	2014 年	2015 年
全口径收入	17.55	22.59	24.61	28.22	29.11
资产总值	20.75	20.52	20.83	23.59	25.64

资料来源：该医院《"十二五"时期主要指标统计表》。

2013 年到 2015 年吉林省某三级医院业务收入呈现逐年增长的趋势，同时业务支出也在逐年增长，但从业务收支结余来看，从 2014 年开始扭亏为盈，有 2.5 亿元的业务结余，在 2015 年业务收支结余的额度收紧，仅为 0.4 亿元（见表 6 – 12）。

表 6 – 12　　长春市某三级医院 2013 ~ 2015 年间业务收支　　单位：万元

年份	业务收入	业务支出	业务结余
2013	235 018.24	238 198.96	–3 180.72
2014	267 447.75	242 159.86	25 287.89
2015	276 045.52	271 880.58	4 164.94

资料来源：根据吉林省某三级医院访谈资料整理。

2015 年该院的流动资产总额为 4.59 亿元，非流动资产总额为 21.04 亿元。流动负债总额为 8.25 亿元，非流动负债总额为 0，负债合计为 8.25 亿元。2015 年初应收在院病人医疗款、应收医疗款、其他应收款分别是 0.52 亿元、1.88 亿元、0.82 亿元，年末对应值分别是 0.57 亿元、2.41 亿元、0.66 亿元，该院的应收账款有了一定程度的增加，而坏账准备也从期初的 0.11 亿元增加到 0.12 亿元，医院的经营还是存在一定的压力和风险。长春市某三级医院 2015 年门诊收入 5.40 亿元、住院收入 21.70 亿元、药品收入 9.75 亿元、卫生材料收入 6.05 亿元。医疗业务成本为 25.10 亿元，其中人员经费（工资福利 + 住房公积金）7.07 亿元、药品支出 8.67 亿元、卫生材料支出 6.99 亿元。财政项目收入 0.91 亿元，科教项目收入 0.036 亿元。

4. 长春市样本医院薪酬改革。长春市样本三级医院薪酬改革以二级分配工资制度、详细的绩效考核及奖金分配向一线倾斜为主要特征。

（1）薪酬分配实行二级分配工资制度。医院医务人员工资的组成主要包括两部分，一部分是基本工资和津补贴，另一部分是科室奖金。在第一部分中，基本工资分为岗位工资和薪级工资。岗位工资相对固定，薪级工资按照工作年限进行浮动。按照专业技术人员职称标准，岗位工资和津补贴分为五档，并细化为十三级，医药护技执行同一标准。第二部分，即科室奖金，奖金收入按照《绩效考核制度》与《医疗科室奖金分配指导意见》进行发放，每月数额不定，2015 年绩效奖金为工资的 1.76 倍。除院长的薪酬结构按照专业技术人员薪酬标准执行外，另增设岗位津贴项目，院长（正处级）岗位津贴标准为每月 800 元，副院长（副处级）岗位津贴标准为每月 500 元，院长交通补贴标准为每月 1 000 元，其他员工交通补贴标准为每月 500 元（见表 6 - 13）。

表 6 - 13　长春市某三级医院各职级岗位工资与津补贴对照　　单位：元

岗位	岗位工资	津补贴
正高	2 855 ~ 4 310	5 609 ~ 5 679
副高	2 185 ~ 2 485	5 239 ~ 5 264
中级	1 750 ~ 1 910	4 754 ~ 4 794
初级	1 555 ~ 1 615	4 414 ~ 4 439
护士	1 465	4 269

资料来源：根据吉林省某三级医院访谈资料整理。

（2）绩效考核方式以工作量为基础注重服务质量。绩效考核项目具体分为对临床科室目标考核、科室工作质量考核、科教绩效考核。对于临床科室目标考核，分为内科系统和外科系统。内科系统的目标考核项目包括门诊量、平均住院日、床位使用率、急难危重病例比例、药占比、卫材占比、医保额度使用情况、科研教学情况，外科系统的目标考核项目与内科系统稍有差别，即减少急难危重病例比例，添加手术率的考核项目。内科系统住院科室和外科系统住院科室的考

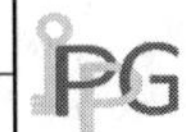

核目标权重也存在差异，主要体现在门诊量的比重，内科系统比外科系统多10个百分点，由于考核指标的不同，所以也体现在权重项目上的差异，即内科的急难危重病例比例占25%，外科系统的手术率占35%的比重。科室工作质量考核共包含七个子项目，具体有医疗工作、护理工作、门诊工作、医保管理、感染管理、药事管理和医德医风。医疗工作质量考核在指标上采用百分制，包含规章制度（15分）、运行病历（15分）、终末病例（20分）、临床路径及单病种管理（15分）、医疗安全（不良）事件上报（10分）、医患关系（15分）、参考评价（10分）。另外是科教绩效考核，主要包含教学论文的发表、承担的教学任务、科研经费的数额等。

（3）奖金分配向临床一线倾斜。长春市某三级医院奖金分配方案坚持严格收支分开透明，倾斜一线的分配原则，院、科二级分配方法，由医院运营成本办公室按照年度预算综合核算院级奖金，科室内部奖金由科室民主管理小组按照《奖金分配指导意见》进行二次分配，并将质量考核与目标考核全部纳入科室奖金核算中。根据各岗位的风险责任大小、技术含量高低、劳动强度大小等情况确定分配档次，向临床一线岗位、风险岗位、关键岗位倾斜，体现出“以岗定责，岗位不同、责任不同、奖金不同”的原则。医院根据学历、职称、执业资质、工作年限、工作完成情况、对科室贡献情况等确定同一岗位内的分配档次，向工作业绩高、服务质量好、科室贡献大的职工倾斜，体现“以绩定酬，多劳多得，少劳少得，不劳不得”。具体而言，以学历为基础，执业资格结合岗位资质，工作年限与科室贡献结合的标准。在完成本职岗位工作的同时，又承担其他工作责任的职工，制定相应系数作为奖励，但系数最高不可超过1.5。对于在监护病房、抢救室工作的职工，科室同样要制定相应系数作为奖励。对于有夜班的岗位，制定夜班浮动系数。对于一些特殊人群也做了规定，如参加对口支援、指令性任务、突发公共卫生等应急事件或医院指派各项任务的人员，应视同其在科室正常工作，奖金正常核算。关于退休返聘人员的奖金由科室民主管理小组研究确定。关于新入职的职工，入科室工作后的前三个月不发放奖金。

5. 长春市样本医院薪酬改革效果。

（1）服务效率得到提升。从吉林省某三级医院2016年的薪资结构可以了解到，2015年人员支出76 535.77万元，其中业务支出271 880.58万元，人员支出占业务支出的比例为28.15%，医院所有职工总体的奖金是工资的1.76倍。薪酬水平提升极大激励了员工工作积极性。2016年医院门诊量提高15%以上、平均住院日降低15%，床位使用率设定的目标范围是95%～105%，手术率较目标值提高15%、急难危重病例率较目标值提高15%。实际药占比大于目标药占比，超出占比部分与科室药品收入的乘积在科室绩效核算中列作科室支出进行核算，同样，实际材料比超出目标材料比所形成的超占比额，也在科室绩效核算中列作科室支出进行核算。关于医保指标的目标值，全院全年医保基金使用控制在104%以内。

（2）提高了工作质量。从吉林省某三级医院绩效考核的内容和方法设定上，医院综合考量员工的工作量和工作质量，使之成为绩效工资的分配导向，要求医务人员将患者的利益放在第一位，通过对工作质量要求来减少医院员工单纯的逐利行为。一方面，从医院的绩效考核制度上就可以清晰地看到这一点，制度中目标考核办法主要是对量的要求，分为内科系统和外科系统，分别对各自的关键指标做了数量上的要求，明确了考核周期内的指标期望，对医务人员各个层面的工作细节做出了明确的规定。医院高度重视医护质量，直接反映在绩效考核指标上，绩效考核指标是员工工作的风向标和指挥棒，引领员工高度注重医护质量。另一方面，德能勤绩全面发展导向。医院对于员工的考核是全方面的，不仅局限于在医疗技能层面上，要求员工在医德医风、胜任能力、勤勉尽责、工作业绩等方面都要达到一定的标准。在医保管理质量考核项目中也做出了一些要求，明确提出规范诊疗行为，防止过度医疗，降低平均住院日，减少平均住院费用，均是从患者角度出发，维护良好的医患关系。该院同时也对科研教学活动提出了绩效考核，引导员工在行使医护工作职责的同时，还要钻研技术，积极创新，发表高品质的论文。

（3）医疗费用趋向合理。2015 年吉林省某三级医院财报显示，门诊收入共计 260 021 602 元，住院收入共计 200 877 245 元，门诊收入超过住院收入 6 000 万元。在医疗收入部分，检查收入和药品收入占比明显高于其他收入，分别占比 40% 和 29%，治疗收入占比 14%，其中药品收入中占比最大的是西药收入，中草药收入较少；在住院收入部分，药品收入占比最大，份额为 35%，其次是卫生材料收入 28%，位居第三的是化验收入，占比 13%，药品收入中主要是西药收入，中成药收入占比较小。从数字中可以看出，药品销售收入占据着医疗服务收入的较大份额，检查、治疗和卫生材料的收入也是比较大的收入项目。

从长春市卫生和计划生育委员会公布的 2015 年第一季度长春市二级以上公立医疗机构医疗服务信息中可以看出，吉林省某三级医院在长春市处于明显的第一梯队，各项指标均列在行业前列，患者及家属口碑好，这在一定程度上能够反映出医院改革的成效（见表 6－14）。

表 6－14　2015 年第一季度长春市二级以上公立医疗机构医疗服务情况

省部属较大医疗机构	门（急）诊人次数（人次）	日均门诊人次数（人次）	出院患者人次数（人次）	患者平均住院日（天）	床位使用率（%）
吉大一院	811 678	8 919. 54	47 797	8. 03	94. 69
吉大二院	413 754	4 547	25 281	8. 1	107

续表

省部属较大医疗机构	门（急）诊人次数（人次）	日均门诊人次数（人次）	出院患者人次数（人次）	患者平均住院日（天）	床位使用率（%）
吉大中日联谊医院	375 800	6 160.66	28 063	8.96	91.28
吉大四院	186 225	2 046	10 948	8.2	122.8
省医院	145 832	1 603	10 641	12.02	86.4
中附院	501 961	5 516.05	8 980	13.39	87.76
省妇幼	68 152	748.92	1 709	6.51	96.35
省肿瘤	39 207	430.85	11 920	13.39	102.94

资料来源：长春市卫生和计划生育委员会网站。

6. 长春市公立医院经济运营与薪酬改革思考。总体上吉林省某三级医院通过薪酬制度改革对医生起到了一定激励作用，医疗服务质量取得一定进步。

（1）对人才的吸引和留用产生了积极作用。医院推行公平、公正、透明的绩效工作，逐步完善了内部的分配制度，有效地缩小了医院员工之间的收入差距，降低了员工心理上的不合理感知，增强了医院的认同感和归属感。这在一定程度上提高了医院员工的福利，也能够吸引社会上大批优秀人才的加入，提高了医院工作的技术水平和服务质量，最大限度地发挥作为公立医院的公益性，推进了卫生事业的发展。明确重工作数量也重工作质量的绩效导向，运用定量考核以及定性指标定量化的方式，对医院员工日常工作中的各种表现与绩效评价指标进行匹配，做得多且做得好的，在绩效评价上就会得到更高的认可，在薪酬上就会得到更多的收入回报。通过物质激励的方式最大限度激发医院员工工作的积极性和主动性。当然，不能否认的是医院的收入与分配制度也存在一些问题，从医院整体的收入来说，药品收入依然占比很高，约是整体收入的三分之一，而治疗收入不足15%。

（2）保障医院整体良好运行。根据吉林省某三级医院实践经验，医院对科室工作质量进行系统考核，具体细分为医疗工作质量、护理工作质量、门诊工作质量、医保管理质量、感染管理质量、药事管理质量、医德医风等七项质量评估。建立三级、安全、适合、专科的质量实施网络体系，逐步确立质量信息反馈途径。通过系统设计评价指标，全面评估医护质量，进一步提升整个医疗品质。在众多品质管理中，医保管理质量至关重要，吉林省某三级医院根据《全国医院医疗保险服务规范》的相关要求规定，建立了医院医疗保险管理委员会，由医院主要领导担任管理委员会要职，成立专门的常设机构医院医保办公室，通过征求各科室意见及建议，强化对各临床科室的医保运营管理，监督医疗保险业务的基础台账、业务资料和内部档案的管理，贯彻落实政府有关医保的政策、规定等。正确并及时处理参保患者的投诉，协调医患关系。

（3）细化医疗保险管理制度，强化医保控费职责。在当前医保总额预付制度下，给各临床科室制定医保费用控制指标。实行医保医师考核制度，规定医生医疗行为，防止过度医疗造成医保基金浪费，严格遵循“合理用药、合理检查、合理治疗、合理收费”原则，病例、处方、检查单等要求书写规范，医院对医保患者在院及出院病历进行抽查。收住病人时必须严格掌握入院标准，杜绝冒名住院、分解住院、挂名住院和其他不正当医疗行为。住院用药必须符合医保有关规定，使用自费药品必须填写自费药品患者同意书，检查必须符合病情。为更好地确保各项规定能够保质执行，由专门的医保培训讲师在全院范围内组织各科室进行医保培训。

二、发达地区公立医院经济运行及薪酬状况

（一）温州市公立医院案例

1. 温州市及龙湾区社会经济发展概况。温州市位于浙江省东南部沿海地区，民营经济发达，也是浙江省人口最多的城市。温州市下辖4区7县，截至2015年末全市户籍人口813.7万人，常住人口911.7万人。2015年全市生产总值4 619.84亿元，比上年增长8.3%。其中，第一产业增加值123.24亿元，增长3.1%；第二产业增加值2 101.53亿元，增长7.1%；第三产业增加值2 395.07亿元，增长9.9%。按常住人口计算，人均地区生产总值50 809元（按年平均汇率折算8 158美元），增长8.8%。国民经济三次产业结构为2.7∶45.5∶51.8，第三产业比重比上年提高1.7个百分点。鹿城区经济发展水平排名温州市11区县首位，区域面积仅290平方公里，位居温州市11区县第10位，人口密度较大，平均每平方公里2 558.5人，卫生资源分布也居温州市所有区县首位，2014年区域内医疗机构54个。区域经济发达，2014年鹿城区人均年可支配收入为69 132元，医疗卫生支出达69 660万元。

龙湾区地处温州市东部，是温州市四大主城区之一，辖10个街道。龙湾区建于1984年，区域陆地面积227.7平方公里。2014年，龙湾区总人口90万人，其中户籍人口为33.4万人，60岁及以上人口为4.22万人，占15.09%。截至2014年底，龙湾区实现生产总值482亿元，人均可支配收入65 380元。据统计，位居温州市11区县的第三名。随着经济和人口增长，龙湾区卫生支出也呈现不断增长趋势。

2015年度龙湾区卫生计生财政决算收入总计36 968.13万元，支出总计

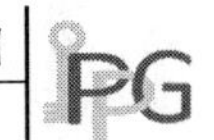

36 161.28 万元。与上年相比，收入总计减少 34.39 万元，与上年大致持平；支出总计增加 810.04 万元，增长 2.29%。其中，收入合计 36 020.20 万元，比上年增加 113.98 万元，增长 0.3%。收入总额中：财政拨款 12 333.67 万元，占 34.24%；事业收入 22 390.04 万元，占 62.16%；其他收入 1 296.49 万元，占 3.6%。支出合计 36 161.80 万元，比上年增加 810.04 万元，增长 2.29%。2015 年度卫生部门财政拨款支出年初预算为 10 230.03 万元，支出决算为 12 805.88 万元，完成年初预算 125%，决算数大于预算数的主要原因是追加基层卫生人员基本支出经费及因工作任务追加专项经费。

2. 温州市医疗服务资源及公立医院改革。

（1）医疗服务资源概况。根据温州市卫计委提供的相关数据，截至 2015 年底，温州市医疗卫生机构合计为 5 568 个。医院有 133 个，其中综合医院 57 个，中医医院 14 个，中西医结合医院 8 个，专科医院 54 个。其中公立医院 46 家（公立综合性医院 29 家），民营医院 87 家（民营综合性医院 28 家）。每千人口床位数 3.87 张，每千人口医生数 2.69 人。温州市各区县医疗卫生服务资源分布不均衡，每千人口床位数和医生数最多的鹿城区分别为 17.47、8.07，每千人口床位数最少的洞头县是 1.32，每千人口医生数最少的泰顺县仅为 1.14，病床数和卫生技术人员数最多的鹿城区分别是病床数与卫生技术人员最少地区洞头县的 74 和 36 倍（见表 6－15）。

表 6－15　　2015 年温州市医疗卫生机构床位、人员数　　单位：人

地区	实有床位数	在岗职工									
		合计	卫生技术人员						其他技术人员	管理人员	工勤技能人员
			小计	执业（助理）医师	注册护士	药师（士）	技师（士）	其他			
总计	31 464	64 148	51 448	21 855	19 479	3 090	2 487	4 537	2 698	2 914	6 292
鹿城区	12 984	22 526	16 994	5 999	7 921	886	935	1 253	837	1 321	3 313
龙湾区	1 288	2 782	2 370	1 153	799	138	130	150	69	111	199
瓯海区	869	2 914	2 361	1 228	757	130	106	140	170	157	202
洞头县	175	643	507	215	146	38	36	72	31	37	55
永嘉县	1 629	4 383	3 642	1 674	1 141	255	170	402	196	108	337
平阳县	2 149	4 914	4 073	1 834	1 418	234	176	411	143	264	348
苍南县	3 252	6 290	4 985	2 211	1 741	293	216	524	309	339	477
文成县	804	1 556	1 264	506	403	115	76	164	74	92	112

续表

地区	实有床位数	在岗职工									
		合计	卫生技术人员						其他技术人员	管理人员	工勤技能人员
			小计	执业（助理）医师	注册护士	药师（士）	技师（士）	其他			
泰顺县	641	1 556	1 217	417	399	87	47	267	77	66	165
瑞安市	4 121	8 988	7 535	3 261	2 845	552	358	519	485	263	592
乐清市	3 552	7 596	6 500	3 357	1 909	362	237	635	307	156	492

2015 年温州市 133 家医院总诊疗数约 30 952 020 人次，出院数 872 174 人次，住院病人手术人数 291 982 人次。从 2010 年到 2015 年，医院总诊疗人次数和出院人数平均每年以 14% 的速度增长。尽管病床使用率有所下降，但患者平均住院日和人均医疗费用却在不断增长。2015 年温州市每门诊人次平均收费为 235. 2 元，比上年增长 0. 95% 。出院患者平均医药费 11 711. 4 元，比上年增长 0. 9% （见表 6 – 16）。

表 6 – 16　　2010 ~ 2015 年温州市医院服务情况

年份	总诊疗人次数（人次）	出院人次数（人次）	实际开放总床日数（床日）	实际占用总床日数（床日）	出院者占用总床日数（床日）	病床使用率（%）	出院者平均住院日（天）
2010	19 098 219	548 489	7 014 068	6 467 076	5 989 924	92. 2	10. 9
2011	22 525 239	607 743	7 230 217	6 811 069	6 834 071	94	11. 2
2012	25 389 832	695 352	7 888 228	7 499 926	7 378 246	95. 08	10. 6
2013	28 369 553	793 453	9 127 960	8 404 654	8 296 720	92. 08	10. 5
2014	—	—	—	—	—	—	—
2015	30 952 020	872 174	—	—	—	—	—
合计	126 334 863	3 517 211	31 260 473	29 182 725	28 498 961	93. 34	10. 8

资料来源：2010 ~ 2015 年《温州市卫生统计信息汇编》。

（2）公立医院改革。温州市公立医院改革紧紧围绕市委、市政府确定的重点工作任务，牢牢把握建设健康温州工作主线，公立医院工作取得一定成绩。

第一，不断完善现代医院管理制度，推进管办分离、政事分开。制订医疗服务价格调整方案，6 家市直属医院试行总会计师委派制。率先在在全省实施药品

"两票制"改革，公立医疗机构药品联合采购成交产品平均降幅 9.31%，最大降幅 55.03%。推进公立医院薪酬制度改革试点，实施院长、学科带头人年薪制和全员绩效工资制。率先在全省推进疾病诊断相关分组（DRGs）精细化管理。医疗争议事件同比上年下降 16.8%。112 个病种实行按病种支付改革。严格控制医疗费用不合理增长，全市门诊和住院均次费用低于省定控费指标。

第二，分级诊疗体系初步形成。深入推进"双下沉、两提升"工程，每个县（市）确保每天有 10 名以上省市三甲医院副高以上职称医生在县级医院服务。成立城市医疗集团 6 个，组建医联体 32 个，乡镇街道覆盖率达 90.8%，其中瑞安市列入省级医共体建设试点。上级医院在基层开设专家门诊 259 个，医生到基层服务 6.52 万天。建设专科联盟 4 个，加入省专科联盟 20 个。全市重点人群责任医生规范签约 187.16 万人次，签约覆盖率 70.06%。

第三，基层服务能力持续提升。各县（市）新开建 20 个基层项目，实施 26 个中心镇卫生院医疗能力提升工程，市区 16 个社区卫生服务中心纳入市委、市政府"大建大美"行动。185 个建制乡镇卫生院（社区卫生服务中心）标准化建设率达 95.14%。创成 23 家群众满意乡镇卫生院和 6 家省百强、1 家国家百强社区卫生服务中心，创建数列全省第三。75 个流动社区卫生服务车基本实现医保卡实时刷卡报销功能。全市县域诊疗率达 88%，基层就诊率达 55.28%。

第四，信息化建设惠民利民。建成卫生专网、移动互联网、医院局域网"三网合一"的卫生信息平台，全市公立医院数据实现共建共享。启动全省智慧健康示范项目试点，加快卫生计生监管、健康大数据、医养结合平台建设。建成转诊协同信息平台，转诊服务系统实现 100% 全覆盖，率先在全省推出门诊"专号"转诊模式，平均每周投放 7.5 万个上级医院号源到基层医疗卫生机构。温州联合预约挂号平台累计预约 724 万人次。率先在全省开展住院转诊、日间手术转诊试点。

第五，社会办医规范发展。全市新增社会办医项目 9 个，引资 9.8 亿元；在建项目 18 个，总投资 35.8 亿元，建设床位 4 824 张。完成温州康宁医院新建工程。全市现有民办医院 103 家，占全市医院总数 66.87%；床位数有 8 801 张，占全市床位总数 24.65%，规模和数量均居全省前列。

3. 温州市样本医院及其经济运行。

（1）样本医院概况。A 医院是浙江省属三级甲等综合性医院，现已发展成为一所集医疗、教学、科研、预防保健为一体的综合性医院，担负着浙南和闽东北地区近 3 000 万人口的医疗保健及危重疑难病症救治任务。医院占地面积 530 多亩，现有老院和新院两个院区。新院区建筑面积 35.5 万平方米，老院区建筑面积 7 万平方米，医疗设备固定资产总值 4.2 亿元。医院核定床位 3 380 张，开放床位 4 200 多张，设有 56 个临床科室和学科中心，10 个医技科室，72 个病区，79 个护理单元，拥有浙南地区最大的医疗保健中心。医院现有在岗职工 4 425 人，其中正高职称193人，副高职称309人（见表6-17）。

表6-17　　2010~2013年A医院规模情况　　单位：人

年份	在职职工							
	合计	卫生技术人员						
		合计	执业（助理）医师	注册护士	药师	检验师	影像师	其他卫生技术人员
2010	453	279	79	160	11	10	0	19
2011	3 605	2 715	920	1 238	134	127	107	189
2012	4 527	3 092	1 018	1 324	141	95	109	405
2013	4 644	3 412	1 072	1 336	170	132	113	589

资料来源：2010~2013年《温州市卫生统计信息汇编》。

2015年温州市133家医院总诊疗数为3 095万人次，其中A医院总诊疗406万人次，占所有医院诊疗人次数的14%。2015年温州市133家医院入院人数87.2万人，其中A医院入院人数13.9万人，占所有医院入院人数的16%。随着新院区的建成，A医院规模增长较快，五年期间实有病床数增加了2.14倍，增长率为114%。市场占有率明显提高，2010年A医院总诊疗人次数占温州市医院总诊疗人次数的12%，2015年增加到14%，出院人数也从2010年的10%增加到2015年的16%（见表6-18）。随着医院规模的不断扩张，资产负债率从2011年的22%增长到2013年的53%。

表6-18　　2010~2015年A医院服务情况

年份	总诊疗人次数（万人次）	出院人次数（万人次）	实有床位（张）	实际开放总床日数（床日）	实际占用总床日数（床日）	出院者占用总床日数（床日）	病床使用率（%）	出院者平均住院日（天）
2010	219.7	5.1	1 680	613 201	630 092	—	—	—
2011	240.5	5.8	1 725	629 625	643 207	645 750	102.2	11.2
2012	280.3	6.8	2 401	732 578	689 247		94	10
2013	348.2	10.3	3 357	1 174 531	1061301	1 066 207	90.4	10.3
2014	373	12.9	3 474	—	—	—	93.86	9.07
2015	406.1	13.9	3 592	1 302 827	1 225 543	1 235 566	94.07	8.9
合计	1 867.8	54.8	16 229	4 452 762	4 249 390	2 947 523	94.91	9.89

资料来源：2010~2015年《温州市卫生统计信息汇编》。

B 医院所在的龙湾区共有医疗机构 24 家，其中医院 11 家，11 家医院中民营医院占 8 所，公立医院 3 所。龙湾区外来人口较多，为民营医院提供了较大的市场。民营医院 75% 为妇产科、耳鼻喉、骨科等利润空间较高的专科医院。3 所公立医院分别为龙湾区人民医院、B 医院及龙湾区妇幼保健所，其中龙湾区人民医院为社区医院，B 医院为二级甲等综合性医院。从数量上看，龙湾区民营医院占全区医院总数的 75%，但总诊疗人次仅占 22%。民营医院床位数占全区医院总床位数的 65%，但入院人数占 43%，仅 B 医院一家入院人数就占到所有医院总入院人数的 57%（见表 6－19）。

表 6－19　2011～2015 年龙湾区医疗卫生机构床位、人员数

年份	实有床位数（张）	在岗职工（人）									
		合计	卫生技术人员						其他技术人员	管理人员	工勤技能人员
			小计	执业（助理）医师	注册护士	药师（士）	技师（士）	其他			
2011	1 001	1 934	1 686	909	471	98	90	118	51	105	92
2012	839	944	818	344	320	52	51	51	15	56	55
2013	993	1 096	921	355	384	56	60	66	22	76	77
2014	1 093	1 276	1 062	402	445	78	72	65	50	67	97
2015	1 288	2 782	2 370	1 153	799	138	130	150	69	111	199

资料来源：2011～2015 年《温州市卫生统计信息汇编》。

2013 年龙湾区医院总诊疗人次数比 2012 年下降了 11%，随着温州市分级诊疗的推进，2014 年龙湾区医院总诊疗人次数开始增长，比 2013 年增加了 40%。但主要以门诊服务为主，住院服务增长缓慢，导致龙湾区医院病床使用率过低，2014 年病床使用率仅为 50%，说明二级医院在住院服务方面尚有潜力发挥（见表 6－20）。

表 6－20　2010～2014 年龙湾区医院服务情况

年份	总诊疗人次数（人次）	出院人次数（人次）	实际开放总床日数（床日）	实际占用总床日数（床日）	出院者占用总床日数（床日）	病床使用率（%）
2012	996 123	20 854	295 503	189 706	182 463	64
2013	885 609	19 358	310 703	185 788	174 418	60

续表

年份	总诊疗人次数（人次）	出院人次数（人次）	实际开放总床日数（床日）	实际占用总床日数（床日）	出院者占用总床日数（床日）	病床使用率（%）
2014	1 236 356	20 363	344 705	174 013	163 711	50
合计	3 118 088	60 575	950 911	549 507	520 592	58

B医院坐落于龙湾区中心区域，东临龙湾国际机场2公里，西距温州市区18公里。医院创建于1951年，是一所集医疗、教学、科研、预防、保健和康复为一体的二级甲等综合性医院。医院占地面积2.67万平方米，建筑面积2.27万平方米。医院现有职工522人，高级专业技术人员42人（其中正高职称11人，副高职称31人），中级卫技人员124人，开放病床280张，设有内一科、内二科、外科、妇产科、骨伤科、手外科、急诊科、ICU、血透室等9个病区，开设20个临床科室、16个医技辅助科室，其中骨伤科是市级重点专科，妇产科和影像科为区重点专科，急诊科为区重点学科。截至2014年底，医院房屋建筑面积21 640平方米，编制床位240张，实际开放床位280张，实际开放总床日数102 200天。医院拥有50万~99万元医疗设备7台，100万元以上医疗设备3台。2015年4月医院开始迁建，新院位于瓯海大道和机场交界处，按三级甲等医院标准建设，设床位500张，总占地面积50 462平方米，总建筑面积76 050平方米，2018年上半年投入使用。

2010~2015年B医院规模呈现递增趋势，医院医疗卫生技术人员从2010年的220人增加到2014年的398人。其中其他卫生技术人员增长最快，医师增长速度较慢。作为龙湾区最大的二级医院，受医疗服务技术和患者流出影响，医院影像师2011年较2010年下降了33%。2012年国家医疗卫生体制改革中强基层政策和分级诊疗措施的不断出台，基层医疗机构和二级医院医疗服务资源得到充实，到2013年B医院影像师和其他卫生技术人员较2012年增加了200%（见表6-21）。然而，一方面与三级医院相比，二级医院服务能力和水平的提高仍需要较长的时期，另一方面患者长期形成的就诊习惯在较短时间内也难以改变，导致政策效应不明显，从B医院2010~2014年总资产情况看，二级医院规模仍有缩小趋势。

表6-21　2010~2014年龙湾区B医院医疗服务人员及资产情况　单位：人

年份	在职职工								总资产（万元）
	合计	卫生技术人员							
		合计	执业（助理）医师	注册护士	药师	检验师	影像师	其他卫生技术人员	
2010	251	220	95	88	15	15	3	4	88 564
2011	299	262	119	106	17	13	2	5	101 747

续表

年份	在职职工								总资产（万元）
	合计	卫生技术人员							
		合计	执业（助理）医师	注册护士	药师	检验师	影像师	其他卫生技术人员	
2012	304	270	121	107	17	13	2	10	91 473
2013	450	369	126	168	21	16	8	30	75 247
2014	486	398	135	191	22	17	7	26	75 687

资料来源：2010～2014 年《温州市卫生统计信息汇编》。

B 医院床位数约占龙湾区所有医院床位数的 25%，但总诊疗人次数占龙湾所有医院总诊疗人次数的 54%，出院人数占地区所有医院出院人数的 50%。2010～2014 年 B 医院医疗服务量连续五年提高，实际开放床位数逐年增长，病床使用率最高达 97%，远高于龙湾医院平均使用率（见表 6－22）。

表 6－22　　2010～2014 年 B 医院服务情况

年份	总诊疗人次数（人次）	出院人次数（人次）	实有床位（张）	实际开放总床日数（床日）	实际占用总床日数（床日）	出院者占用总床日数（床日）	病床使用率（%）
2010	452 927	8 639	238	86 870	68 828		79
2011	526 773	9 758	238	83 220	80 747	80 147	97
2012	547 892	10 326	280	102 480	90 369	90 694	88
2013	548 641	9 771	280	102 200	87 434	87 010	86
2014	590 280	10 293	280	102 200	85 924	85 851	84
合计	2 666 513	48 787	1316	476 970	413 302	343 702	86. 8

资料来源：2010～2014 年《温州市卫生统计信息汇编》。

（2）样本医院经济运行状况。2010～2015 年温州市公立医院总体运营状况良好，医院总收入大于总支出。医院医疗业务利润率增长迅速，2010 年医疗业务收入利润率是 3%，到了 2012 年以后利润率上涨到 10%。2010～2014 年公立医院收入以医疗收入为主，医疗收入占总收入的比重平均为 94%，财政补助收入仅占医院收入的 4%。医院总支出中医疗业务支出约占 92%，其中人员经费支出占医疗业务成本的比例逐年增长，从 2010 年的 25% 上升到 2013 年的 34%（见表 6－23）。

表 6－23　　2010～2015 年温州市医院收支情况

年份	总收入（万元）			总支出（万元）			利润率（%）
					医疗业务成本		
	合计	医疗业务收入	财政补助	合计	除人员经费外的医疗业务支出	人员经费	
2010	962 267	912 359	48 962	917 627	889 310	225 355	4. 64
2011	1 089 831. 2	1 049 928. 9	39 753. 3	1 059 563. 5	1 044 777. 4	269 754. 6	2. 78
2012	1 310 104. 2	1 219 468. 8	53 213	1 280 730. 4	1 096 744. 8	368 703. 1	2. 24
2013	1 551 845. 8	1 438 341. 6	68 041. 5	1 501 669. 6	1 302 717. 3	447 191. 6	3. 23
2015	1 891 472. 9	—	—	1 841 026. 7	—	—	2. 67
合计	6 805 521. 1	6 805 521. 1	13 611 042. 2	6 600 617. 2	33 822 701. 6	67 645 403. 2	15. 56

资料来源：2010～2015 年《温州市卫生统计信息汇编》。

2010～2015 年连续五年温州市公立医院数量变化不大，但医院总体规模扩张较快，2011 年医师数量比上年增长 7%，以后年度呈现不断递增趋势，尤其 2015 年温州市公立医院医师数量比 2013 年增长了 16%。随着医院规模的扩张，医院诊疗人次上升，医师人均年业务收入也保持增长趋势（见表 6－24）。

表 6－24　　温州市公立医院、医师数目及医师人均年业务收入

年份	医院数（个）	执业（助理）医师数（人）	医师人均年业务收入（元）
2010	44	6 711	1 270 155. 4
2011	44	7 205	1 366 017. 9
2012	45	7 798	1 511 398. 8
2013	44	8 514	1 619 200. 6
2015	46	9 862	1 842 600

资料来源：2010～2015 年《温州市卫生统计信息汇编》。

A 医院，其收入包括财政补助、科教项目收入、上级补助收入和医疗收入，主要支出项目包括医疗支出、公共卫生支出、科教项目支出、管理费用、财政项目补助支出及人员经费支出。由于数据获得性问题，本书仅列示 2010～2013 年 A 医院收入与支出概况（见表 6－25）。根据表 6－25，A 医院医疗服务收入中药品收入占比下降较快，2011 年药品收入占总收入的 54%，2103 年就下降到总收入的 20%。由于 A 医院属于三甲综合性医院，医院所提供的服务较多，所以住院收入占其医疗收入比约为 42%。

表 6-25　　2010~2014 年温州 A 医院收入与支出情况

年份	总收入（亿元）							总支出（亿元）			利润率（%）
	合计	医疗收入			药品收入			合计	医疗支出	药品支出	
		小计	门诊收入	住院收入	小计	门诊收入	住院收入				
2010	16.9	—	—	—	—	—	—	16	—	—	5.63
2011	18.4	8.5	3.1	5.4	9.9	5.4	4.4	18.3	9.4	8.9	5.43
2012	22.8	21.8	10	11.8	—	—	—	22.2	—	—	2.63
2013	37.2	29.6	11.4	18.2	7.6	—	—	38.4	25.7	12.7	-3.23
合计	95.3	59.9	24.5	35.4	17.5	5.4	4.4	94.9	35.1	21.6	2.62

资料来源：2013 年《浙江省级医院统计信息汇编》。

从收支状况来看，A 医院近年来总体上处于“收大于支，略有结余”。随着医院规模的不断扩大，医院服务量和收入逐年增长。2015 年 A 医院门诊量比上年增长 32 万人次，增长率达 8.59%，医疗服务收入合计 40 多亿元，占温州市所有医疗机构收入的 17%，医疗服务收入中住院收入增长迅速。随着新院区的投入使用，医疗设备和条件得到极大改善，不仅门诊手术增多，入院人数和出院人数都创新高，位居温州市 133 家医院之首。

温州市 A 医院诊疗服务中住院服务占比较大，在温州市所属的 10 家省市级医院中其入院人数约占 35%，住院病人手术次数占 10 家省市级医院住院病人手术次数的 33%。无论是门诊还是住院，平均每诊疗人次中医药费占比最大。在出院患者人均医药费用中医药费占比均在 40% 以上，自 2012 年后手术费较检查治疗费有所提高（见表 6-26）。

表 6-26　　2011~2013 年温州市 A 医院医生服务效率及费用

年份	医师人均每日担负诊疗人次	医师人均每日担负住院床	平均每诊疗人次医药费（元）	平均每诊疗人次医药费中的药费（元）	出院者人均医药费（元）	出院者人均医药费中的药费（元）
2011	10.4	1.9	352.4	225.4	17 206.4	7 729.2
2012	11	2	357	221	17 448	7 464
2013	12.9	2.7	327.7	198.6	17 612.9	7 334.1
合计	11.4	2.2	345.7	215	17 422.4	7 509.1

资料来源：2013 年《浙江省级医院统计信息汇编》。

在医院创收和医保控费的双重压力下，医生服务量增加的同时，患者平均住院日不断下降，这一方面反映了医生服务效率的提高，同时会影响到医疗服务质量。但由于温州市 A 医院为省属医院，其医疗技术和医院规模在温州市地区居于首位，所以医生和医院在医疗服务市场上均具有较强竞争力。

2012～2014 年 B 医院平均总收入大于总支出，但利润率从 2012 年的 10.74% 下降到 2014 年的 3.86%。医疗业务收入中门诊收入从 2012 年的 54% 增长到 2014 年的 60%，住院收入占医疗业务收入的 46% 下降到 40%。2012 年财政补助收入占医院总收入的 8%，2013 年增加到 12%。业务成本中人员经费比例不断增加，2012 年为 37%，2012 年以后上升到 40% 以上（见表 6－27）。

表 6－27　　2012～2014 年 B 医院收支及人员经费情况

年份	总收入					总支出			利润率（%）
	合计（万元）	医疗业务收入（万元）			财政补助收入占比（%）	合计（万元）	医疗业务成本		
		小计	门诊收入	住院收入			小计（万元）	人员经费占比（%）	
2012	279 377	253 732	136 770	116 962	5.61	249 369	204 863	30.25	10.74
2013	298 084	256 021	139 832	116 189	8.92	261 684	201 635	32.62	12.21
2014	347 190	302 946	181 115	121 831	9.85	333 779	257 353	31.93	3.86
合计	924 651	812 699	457 717	354 982	8.13	844 832	663 851	31.60	8.94

资料来源：2012～2014 年《温州市卫生统计信息汇编》。

2010～2013 年 B 医院总收入均大于总支出，但到了 2014 年经营出现亏损。医院总收入中医疗业务收入 2011 年占到了 95%，2012 年后虽有所下降，但平均比例均在 90% 以上。医院医疗业务收入中门诊收入 2011 年比例为 62%，但 2012 年门诊收入占医院医疗业务收入的比例仅为 22%，此后年度虽有增长，仍维持在 30% 的比例。同时，医疗业务收入中的住院服务收入呈现逐年递减的趋势。医院医疗业务收入中药品收入的比例也表现出逐年下降的趋势，2011 年药品收入占医院总收入的 58%，到了 2014 年这一比例下降到 43%。相反，财政补助收入占医院总收入比例不断增加，从 2012 年的 5.61% 增加到 2014 年的 9.85%。总支出中医疗业务支出的平均比例为 92%，而药品支出占医疗业务支出平均约为 54%，并呈现出逐年下降趋势（见表 6－28）。

表 6－28　2010～2014 年 B 医院收入与支出情况

年份	总收入								总支出（万元）			利润率（%）
	合计（万元）	医疗业务收入（万元）			财政补助收入比（%）	医疗业务收入中药品收入（万元）			合计	医疗业务成本支出	医疗业务支出中药品支出	
		小计	门诊收入	住院收入		小计	门诊收入	住院收入				
2010	111 647								106 648			4. 48
2011	126 262	120 563	74 275	46 288		70 306	45 656	24 650	122 203	59 781	61 348	3. 21
2012	152 455	143 018	31 940	59 179	5. 61	85 661	51 899	33 762	143 936	132 166	71 258	5. 59
2013	159 248	143 393	41 804	58 625	8. 92	70 208	42 964	27 244	154 034	140 410	69 525	3. 27
2014	176 362	157 232	47 237	35 567	9. 85	74 189	46 432	27 757	181 037	161 129	73 565	－2. 65
合计	725 974	564 206	195 256	199 659	8. 12	300 364	186 951	113 413	707 858	493 486	275 696	2. 74

资料来源：2010～2014 年《温州市卫生统计信息汇编》。

4. 温州市样本医院薪酬改革。

（1）温州市公立医院薪酬改革。

温州市自 2017 年 1 月起所有公立医院纳入公立医院薪酬改革试点。公立医院薪酬改革特征为：

第一，优化公立医院薪酬结构，建立完善符合公立医院特点的薪酬制度。从温州市实际出发，结合不同公立医院的功能、性质、定位和医院内部医、护、技、药、管等不同岗位的职责要求，优化公立医院职工薪酬结构，合理确定工资中的保障部分和激励部分的比重，科学设置薪酬项目，建立符合公立医院特点的薪酬分配制度。在落实保障国家和省规定的基本工资和护士、儿科医生等人员群体的特殊岗位津贴补贴等倾斜优惠政策的前提下，公立医院既可以以现行的岗位绩效工资制为基础，进一步打破绩效工资内部占比关系，由公立医院自行研究确定绩效工资分配办法；也可以探索实行年薪制、协议工资制等多种模式进行分配，科学合理确定符合公立医院自身特点的薪酬结构。医院在内部薪酬结构设置上，应体现合理保障、多劳多得、优绩优酬，不同岗位之间绩效工资水平保持合理的比例关系。

第二，合理确定公立医院薪酬水平，建立总量动态调整机制。按照“允许医疗卫生机构突破现行事业单位工资调控水平，允许医疗服务收入扣除成本并按规定提取各项基金后主要用于人员奖励”的要求，根据经济发展、财政状况和公立医院工作量、服务质量、公益目标完成情况、成本控制、绩效考核结果等因素，在现有水平基础上合理确定公立医院薪酬水平和绩效工资总量，建立公立医院薪酬总量动态增长机制，提高职工薪酬水平。公立医院工资总额由国家和省、温州市规定的基本工资、特殊岗位津贴补贴、绩效工资、事业单位考核奖等项目组成。绩效工资总量核定要与医疗服务收入（不包括药品、卫生材料收入，下同）挂钩，与医院年度绩效考核结果挂钩。医院应注重收入结构调整，逐步提高诊疗费、护理费、手术费等医疗服务收入在医院总收入中的比例，严格控制不合理医疗费用增长。除国家、省、温州市政策性调整外，在当年收入与支出平衡的范围内，公立医院年人均绩效工资增长率不得高于上年社会平均工资增长率的 120%。公立医院不得突破核定的绩效工资总量，不得在连续出现或扩大亏损情况下提高人均绩效工资水平。公立医院绩效工资总量核定具体办法由市人力社保局、财政局、卫计局共同负责制定实施。

第三，推进实施院长年薪制，提升公立医院专业管理水平。市人力社保局、财政局、卫计局共同制定实施市级公立医院院长年薪制管理办法，根据公立医院考核评价结果、个人履职情况、职工和社会满意度等因素，与单位职工薪酬水平保持合理关系，科学合理确定医院院长的薪酬水平。院长年薪由基本年薪和绩效年薪两部分构成，其中基本年薪按其本人聘任岗位对应执行的基本工资和特殊岗位津贴之和确定，按月发放；绩效年薪与医院（院长）年度绩效考核结果挂钩，并根据不同等级、不同规模医院之间的管理难度、复杂程度、服务能力制定不同调节系数进行调节。绩效年薪原则上控制在单位在编在岗职工年人均工资水平（不含基本工资和特殊岗位津贴补贴）的1.5~3倍之间。除年薪外不得再向院长发放其他工资薪酬项目。院长年薪不纳入绩效工资总量，不与医院的经济收入直接挂钩。院长获得的各类政府人才项目奖励津贴（包括市医学人才奖励基金）和教学、科研等奖励收入不计入年薪范围。每年年度考核分在85分以上（绩效考核分换算成100分）的前两名优秀院长，由市人力社保局、财政局、卫计局审定后给予一次性3万元业绩考核奖励。

第四，落实公立医院分配自主权，完善医院内部自主灵活收入分配制度。公立医院在核定的绩效工资总量内制定收入分配办法进行自主分配，可以根据医院实际实施学科主任（带头人）年薪制，建立医生超时超额工作的津贴制度，设立医院优秀医疗专家津贴，借鉴实施全员目标年薪工分制，探索建立对医生具有中长期激励效应的奖励性工资制度，适当提高低年资医生薪酬水平，统筹考虑编制内外人员薪酬待遇。严禁向科室和医务人员下达创收指标，医务人员个人薪酬不得与药品、卫生材料、检查、化验等业务收入挂钩。

医院制定绩效工资内部分配办法要充分发扬民主，广泛征求职工意见，经领导班子集体研究后确定，并在本单位公开，充分体现不同岗位差异，兼顾不同学科之间的平衡。绩效工资分配不唯职务、资历、职称，以工作量和实际贡献为主要考量，向关键和紧缺岗位、高风险和高强度岗位、高层次人才、业务骨干和作出突出成绩的医务人员倾斜，向人民群众急需且专业人才短缺的专业倾斜，允许关键岗位、业务骨干和做出突出贡献的人员绩效工资水平高于单位主要领导，高于职称高、资历长的人员。完善高层次人才分配激励政策。对于符合温州市人才优惠收入分配政策范围的各类高层次人才，可采取协议工资、项目工资、年薪制等特殊人才分配激励政策，并允许不计入绩效工资总量。

第五，健全以公益性为导向的公立医院外部和内部相结合的考核评价和奖惩机制。市卫计局要综合考虑医院职责履行、工作量、医疗服务质量、费用控制、运行绩效、成本控制、医保政策执行情况、公众满意度、可持续发展等因素，制定全面、科学、量化的公立医院考核评价指标体系，考核指标比重要合理，公益性导向要突出；牵头定期组织考核公立医院，考核结果与医院绩效工资总量、院长年薪挂钩，作为核定医院绩效工资总量和院长年薪的依据；加强对公立医院内部考核的指导，引导公立医院不断提高社会公益服务水平。公立医院应结合实际，根据不同岗位特点建立本院卫生专业技术人员、管理人员、工勤人员等绩效考核机制，突出岗位工作量、服务质量、行为规范、技术能力、医德医风和患者满意度，考核结果作为职工薪酬分配的依据。

第六，加快推进公立医院人事制度改革，形成与薪酬改革配套衔接的人事管理制度。完善实施公立医院编制备案制管理，促进公立医院发展。进一步改革完善人事制度，推行公立医院事业单位法人结构治理，落实医院法人主体地位，健全完善院长选拔任用制度，逐步实行院长聘任制。根据有关岗位设置规定，进一步完善优化公立医院岗位结构比例，并在核定的岗位职数内，由公立医院制定年度招聘计划，经市卫计局、人力社保局审定后，可委托公立医院具体组织公开招聘工作，并接受相关部门监督。

（2）样本医院薪酬改革探索。A 医院医生薪酬主要包括基本工资、绩效工资和津贴补贴，其中绩效工资占比较大，近五年来一直保持在 74% 以上，而基本工资占比较低（见表 6 – 29）。

表 6 – 29　温州市 A 医院医生薪酬支出情况　单位：万元

薪酬支出	2012 年	2013 年	2014 年	2015 年	2016 年
合计	41 968. 71	53 813. 47	68 992. 69	86 384. 24	95 846. 09
基本工资	2 848. 61	3 388. 32	3 863. 63	4 473. 67	8 668. 3
津贴工资	334. 37	377. 22	421. 58	447. 07	464. 89
社会保障缴费	3 765. 83	4 691. 57	4 551. 38	7 734. 32	9 535. 14
伙食补助费	909. 08	1 286. 7	1454. 83	1 380. 95	1473. 29
绩效工资	31 130. 44	40 318. 49	55 499. 48	68 780. 10	71 169. 5
其他工资福利支出	2 980. 36	3 751. 16	3 201. 78	3 568. 13	4 716. 97

资料来源：2012 ~ 2016 年《浙江省卫生统计信息汇编》。

A 医院薪酬改革对医生行为产生的影响为：

首先，医生人均医疗服务量不断上升。其中绩效部分的考核以业务收入为主要指标，固定部分主要与医生的职称挂钩。在医务人员浮动薪酬以医疗业务收入为主的考核体系下，医生服务量不断增加，病床周转率提高，出院者平均住院日逐渐缩短。根据 2011 ~ 2013 年数据，A 医院门诊患者平均比上年增长 20. 38%，出院患者平均比上年增长 34. 36%，医师人均日负担诊疗人次数分别比上年增加 1. 4 和 1. 9 人次。出院患者平均住院日从 2013 年的 10. 3 天缩短到 2015 年的 8. 9 天，医院病床使用率也从 2013 年的 90. 4% 增加到 2015 年的 94. 07%。可见，为了增加收入，医院一方面减少人员支出，提高病床周转率，控制成本；另一方面不断提高医生人均业务量，从而实现医院收入增长。在业务量饱满，甚至超负荷的情况下，为了鼓励医生周日值班，医院规定医生周日值班所得直接由医院分配，而与科室无关。

其次，医生薪酬增加与患者医疗费用相关。2010～2014 年 A 医院出院患者人数从平均的 5.1 万增加到 2014 年的 12.9 万，增加了 152.9%。住院患者人均住院日从 2010 年的平均 11.2 天下降到 2014 年的平均 9.07 天，下降了 19.1%。住院患者人均医疗费用从 2010 年的人均 8 455.9 元增加到 2014 年的人均 10 708.33 元，扣除价格影响因素（2010 年为 100%，2014 年卫生保健消费价格指数为 101.8%），住院患者人均医疗费用增加了 24%。根据温州市卫生行业在岗职工平均工资看，2010 年温州市卫生行业在岗职工平均工资为 64 327 元，2014 年增加到 101 936 元，扣除价格因素后，医疗卫生服务行业在岗职工工资平均增长了 55.67%。表明医院在住院患者人均住院日下降的同时，人均住院费用并未下降，医院通过增加服务量的方式提高医生收入。

再次，医院收入结构变化显著。为了控制不断增长的医疗服务费用，医保对医院付费从后付制转为总额预算和按病种支付等方式。温州 A 医院属于浙江省省属公立医院，其财政补助主要来自浙江省级财政预算，在为温州市地方患者提供医疗服务的同时，又承担着医学教学与科研任务。在财政补助不到位和医保控费压力下，医院通过“增总量，调结构”方式变相提高医院收入。2012 年 A 医院门急诊人次数比上年增加 16.5%，门诊患者平均每诊疗人次医药费比上年增加 1.31%，住院患者比上年增加 17.2%，人均医药费比上年增加 1.4%。到了 2013 年，门诊患者总人次数比 2012 年增加 24.2%，平均每诊疗人次医药费比上年下降了 8.2%，而住院患者人均数比 2012 年增加了 51.5%，人均医药费则比上年上涨了 1%。可见，在医院管理体制和运营机制没有发生根本性变革的情况下，医院为了维持其正常经营，并没有减少对收入目标的追求，而是在增加服务总量的同时，减少患者价格需求弹性较大的门诊收入（门诊收入大多不在医保保险范围之内），增加患者缺乏价格需求弹性的住院医疗服务收入，从而保证医院和医生总收入。

最后，医生收入能力不断增强。通过对 2011～2013 年医院医生总数与医院医疗服务总收入进行分析，我们发现，2011～2013 年温州 A 医院执业（助理）医师增长率分别为 10.65% 和 5.5%，与此同时医院医疗服务总收入分别增长了 11.98% 和 54.94%，医院医疗服务收入增长速度是医生人数增长速度的近 10 倍，即使在医院医生增长速度下降的情况下，医院医疗服务总收入仍保持着高速增长。由此表明，温州 A 医院医生的创收能力不断增长，医生收入具有较强的市场竞争力。

医院薪酬对医生行为具有重要影响。B 医院现开设 20 个临床科室、16 个医技辅助科室，其中骨伤科是市级重点专科，妇产科和影像科为区重点专科。医院人员经费平均占医院总支出的 34%，医生平均年收入约 10 万～15 万元，其他人员平均年收入约 8 万～10 万元。医生薪酬主要由基本工资、津贴补贴和奖金三部分组成。其中基本工资仅占人员经费的7%～8%，津贴补贴平均占比1%，奖金占总人员经费的63%～64%。医生薪酬分配方式实行医院、科室、医生三级分配，医生的不同医疗业务收入按照不同额度进行分配。其中手术费分0～3 000元以上7个收入区间，化验费分0～500元以上8个收入区间，而治疗费分10～2 500元以上11个收入区间，不同费用医生、科室和医院所得收入各不相同，但总体上看，随着业务收入的增长医生收入也呈现较快增长趋势。从薪酬组成和收入分配看，医生收入仍以浮动收入为主，而浮动部分的考核指标以医生业务收入为主。随着三级医院规模的不断扩大，二级医院业务量受到一定影响，B医院门急诊量虽呈逐年递增趋势，但医生业务量并不大，加班时间较少，为了核算简便医院加班费以病区包干的形式进行分配，如医院拨付给一个病区一个月所有加班费2 000元，再由病区进行分配。其薪酬改革对医生行为的影响为：

首先，医生医疗服务量不断下降。B医院是温州市龙湾区唯一的公立二级甲等综合性医院，医院主要承担着龙湾地区的医疗卫生服务。随着城乡居民医疗保险覆盖率的不断增长，医保水平的逐年增加和新医改的启动，2011年B医院总诊疗人次数与出院人数分别比上年增长了16.3%和12.95%。然而2012年，在温州市三级医院规模不断扩张，人均收入不断增长的情况下，B医院诊疗人次数和出院人次数比上年下降了4.01%和5.82%。一方面是三级医院规模的急剧扩张和服务能力的不断增长，另一方面是二级医院规模和服务水平的不断下降，到了2013年B医院诊疗人次数增长率仅为0.14%，同时出院患者人数增长率下降了5.37%。在政府财政激励下，二级医院规模和医疗服务水平有所改善，但由于B医院在服务模式上与温州市三级医院趋同，医疗保险共付比例差异不大，导致医生人均年门诊服务量2014年比2013年仅增长0.4%，医生人均承担的出院患者增长率2012～2014年均为负增长。

其次，药品收入仍占较大比重。伴随着门诊和住院服务量的缓慢增长，B医院门诊和住院收入加大了药品收入比重。2011～2012年医院药品收入占医疗服务总收入比重接近60%，2013年后药品收入占医院医疗服务收入比重开始下降，但平均仍维持在48%。2014年浙江省实施基本药物零加成后，要求公立医院增加基本药物使用，但从数据看，B医院基本药物收入仅占门诊和住院药品收入的30%，可见为了增加收入医生对基本药物之外的药物使用较多。门诊医疗服务收入中除药品收入外，检查和化验费合计约占到29%，其中检查收入从2012年的15.24%增加到2014年的19.09%，反映出二级医院在检查化验方面存在较高的利益驱动。住院收入中除药品收入占比略有下降外，卫生材料费占比从2012年的8.32%增加到2014年的12.14%。可见，B医院也存在一定的收入结构调整，但其调整幅度远低于三级医院。

再次，医生医疗服务效率较低。与三级医院医生较高的效率不同，二级医院医生服务效率在逐年下降。B 医院住院患者增长率从 2011 年的 12.95% 下降为 2013 年的 -5.37%，平均住院日从平均的 8.2 天增加到 8.9 天，与此同时年人均住院费用从 4.7 万元增加到 6 万元。从而说明，B 医院并不像三级医院一样通过提升服务总量和调增高收入医疗服务项目来保障医院收入，而是在患者人数下降的同时，通过提高单位患者的医疗服务费用来增加医院收入。然而这种方式随着三级医院的虹吸作用和医保控费的加强并没有维持多久，到了 2014 年 B 医院住院患者人均住院费用比 2013 年下降了 42.3%，住院患者人均住院日仍没有显著下降（8.3 天）。

最后，医院利润与医生薪酬变化相反。2014 年 B 医院执业（助理）医生人数比上年增长了 7.14%，与此同时医生人均医疗服务收入比上年增长了 2.34%，除 2012 年外，医生增长率均高于医生人均医疗服务收入增长率，医生医疗服务效率较低。在医生服务效率下降的同时，2012 年开始 B 医院医生人均创利润能力逐年下降。2014 年人员经费中基本工资比上年增长了 7.07%，但医生人均创利润比上年下降了 37.4 万元，由此可见近年来 B 医院增加的收入中一部分主要用于人员经费保障。

总之，就温州市总体情况来看，2010 年温州市在岗职工平均工资为 37 610 元，卫生行业在岗职工平均工资则为 64 327 元，到了 2014 年温州市在岗职工平均工资为 59 463 元，而卫生行业在岗职工平均工资为 101 936 元，卫生行业在岗人员平均薪酬一直保持在温州市在岗职工平均薪酬水平的 2 倍。尽管医疗服务行业相对于其他行业而言存在着较高风险，所以医生收入高于社会平均水平也有一定的合理性，但在目前医生绩效收入以服务量为主导的情况下，为了保证收入医生在医疗服务中表现出重经济效益而轻服务质量的局面，这不仅影响了医患关系，也影响了医生的社会声誉。

5. 温州市公立医院经济运营与薪酬改革思考。根据上述分析发现，在温州市财政对公立医院补助仍维持在较低水平和门诊医疗费用下降的趋势下，医院收入主要来源于住院医疗收入增长。为了保障医院收入，医院不断扩大规模，医院规模扩张和财政补助的有限性又导致医院负债率不断增长。医院债务的偿还渠道有两个，一个是财政转移支付，另一个就是医院自主偿还。在当前公立医院自负盈亏的经营体制下，债务偿还的主要责任是医院自身，显然医院只能通过提高医疗收入来保障医院和医生的收入，这对工作量已不断增加的医生又是严峻的考验。

（1）以医疗服务收入为主的医院运营不利于医院发展。医院医疗服务收入以药品和检查化验收入为主的医院运营方式与国家医疗卫生体制改革目标背道而驰，医生薪酬与医疗服务收入考核为主的管理体制不仅不利于医院发展，也影响了医患关系。从医院角度，为了提高医疗服务收入，三级医院不断扩张，增加门诊和住院服务，实际上占用了大量优质医疗资源，降低了三甲医院优质资源的使用效率。使本该专注于疑难杂症、教学、科研任务的三甲医院承担了大量常见病和多发病的诊疗服务，从长远看不利于三级医院发展和区域医疗服务水平的提升。二级医院在三级医院的扩张下市场受到影响，门诊和住院服务都呈现出不同程度的萎缩状态，服务功能受到影响，长期下去将难以承担地方的分级诊疗任务，并且降低医疗卫生资源的使用效率。从医生角度看，三级医院服务的扩张最后都需要医生来完成，实际对医生的考核除了业务之外还有学术，当医生收入与医院医疗服务收入挂钩时医生难以有精力钻研学术，但薪酬中的固定收入部分与职称有较大关系，所以医生也因此怨声载道，甚至有的医生放弃教学和科研完全致力于临床工作，某种程度上也影响了医院医疗技术水平的提高。二级医院市场的收缩和服务功能的减退，影响了医生收入，进一步增加了优秀人才的流失，医院发展面临困难。

（2）政府财政补助对医院经营贡献较小。从样本医院看，政府对二三级医院的财政补助近年有所增加，三级医院比例平均为6%，二级医院平均为10%。但从三级医院的调研来看，医院认为财政补助部分仅够维持医院10%的人员经费，其余90%的人员经费要考医院自己解决，如果不将医生收入与医院医疗服务收入挂钩，则医院无法正常经营。实际上，在目前经济增长速度下降的条件下，10%的财政补助对目前温州市的财政收入已经是较大的负担。温州市以民营中小型企业为主，在经济增长放缓和减轻企业负担的双重压力下，2015 年温州市税收收入呈现逐渐下降的趋势，财政支出却不断增长。2015 年温州市全年财政收入 677.92 亿元，其中一般公共预算收入 403.07 亿元，一般公共预算支出 569.43 亿元，仅卫生计生支出比上年增长 20.1%。尽管如此，财政补助并未缓解医院的经营压力。因此，从目前来看财政对医院的补助很难有较大的增长空间。

（3）患者医疗费用负担增加，社会医疗保险控费难度加大。在医院和医生收入以医疗服务收入为主的医院运营体制下，医院主要收入来自医药费和检查化验费，医生主要收入来自与医疗收入相关的奖金。为了提高医院和医生收入，医院提高了病床使用率和周转率，医疗资源的使用率不断提高，医生对医保目录外辅助药物和高价值耗材的使用率也不断增长。医疗机构在提高医疗资源经济效率的同时收入得到增长，同时患者医疗费用负担也不断增加。2015 年温州市医疗机构实现收入 221.25 亿元，医院门诊及住院病人人均医疗费用分别达到了 236.2 元和 11 711.8 元，分别比上年同比增长了 1.99% 和 3.46%。作为社会医疗保险定点医疗机构的温州 A 医院和 B 医院，其社会医疗保险的补偿所占比例均不到30%，这意味着医疗服务收入增长的同时患者自付比例也随之增加。一方面温州市医保对医疗服务费用的控制难度加大，另一方面医疗保险的保障作用在减弱，严重影响了群众参加社会医疗保险的积极性和对社会保险的信任。

(4) 医生薪酬与医院激励机制有关。从调研看，医务人员基本工资加津贴只占薪酬的30%左右，而绩效奖金占到了60%。这种倒挂的激励机制是导致目前医生诊疗方案过分追求经济利益的重要原因之一。如诊疗方案中过多的使用辅助性药物和高价值医疗耗材，这在一定程度上减轻了医疗风险，增加了医生诊疗的积极性和诱导需求，但也因此增加了患者经济负担。如果仅从患者医疗费用负担角度考虑，将医生薪酬支付与诊疗方案的利润脱钩，虽然减轻了患者医疗费用负担，但也有可能增加医疗事故风险，抑制医生工作的积极性，出现推诿病人的情形，从而影响患者医疗服务的可及性。有人认为，将公立医院医生的基本工资加津贴的比例增加至60%以上，而将绩效奖金降至40%以下，尽量降低医生收入与绩效挂钩的程度，以公立医院的公益性，增强医生队伍的稳定性，使得医生更专注于看病而非自己的工作绩效奖金。但医疗服务是高风险和高投入行业，60%的基本工资加津贴虽然可以降低医生追求经济利益的积极性，但拿医生自己的话说，“没钱可赚，谁还去做?”

总之，为促进医药收入分开，改变公立医院以药养医的局面，国家提出取消药品加成政策，对医院因此形成的亏损，通过增设药事服务费、调整部分技术服务收费标准和增加政府投入解决，将药事服务费纳入基本医疗保障报销范围。事实上，从调研看医院门诊和住院医疗服务仍以药品收入为主，药事服务费几乎为0。在新一轮公立医院改革中，政府提出改革公立医院医生薪酬制度，建立以知识价值为主的薪酬体制。其目的改变目前医生以医疗服务收入为主的薪酬体系，但政策的调整需要进一步细化，一方面知识价值的标准仍不清晰且难以衡量，另一方面医生薪酬改革与医生利益密切相关，以知识价值为主的薪酬体系与长期以来对医生考核以市场利益为主指标体系有较大的出入，政策的调整需要倾听医生的声音，得到医生的认可，医生薪酬政策的调整仍存在较大困难。

(二) 上海市公立医院案例

1. 上海市社会经济发展概况。上海是中国大陆经济最发达的城市之一，辖黄浦、徐汇、长宁、静安、普陀、虹口、杨浦、闵行、宝山、嘉定、浦东、金山、松江、青浦、奉贤、崇明16个市辖区。截至2010年，上海城镇人口占总人口89.3%，城镇化水平居全国首位；人口密度为每平方公里3 631人，是全国人口密度第四的城市，次于澳门、香港、深圳；常住人口2 302万，其中户籍人口1 412万，是中国最大的工商、港口城市，也是世界人口最多的城市之一。

2016年，上海市生产总值完成27 466.15亿元，按可比价格计算，比上年增长6.8%，增速比上年回落0.1个百分点。其中，第一产业增加值109.47亿元，下降6.6%；第二产业增加值7 994.34亿元，增长1.2%；第三产业增加值19 362.34亿元，增长9.5%。第三产业增加值占全市生产总值的比重达到70.5%，比上年提高2.7个百分点。据抽样调查，2016年，上海市居民人均可支配收入54 305元，比上年增长8.9%，增速同比提高0.4个百分点。其中，工资性收入32 718元，增长7.3%。

2. 上海市医疗服务资源及公立医院改革。

（1）医疗服务资源状况。2016年，上海市各级各类医疗卫生机构总数达5 011所（含村卫生室），其中：医院349所，基层医疗卫生机构4 470所，专业公共卫生机构112所，其他机构80所。全市医疗机构实际开放床位12.92万张，比上年同期增长5.21%。全市卫生人员总数为21.72万人。

2012年底，上海市卫生人力总数达18.21万人，其中：卫生技术人员14.61万人（占80.23%）；管理人员0.99万人（占5.43%）；工勤人员1.76万人（占9.67%）；其他技术人员0.85万人（占4.67%）。卫生技术人员中，执业（助理）医师5.42万人（占37.10%）；注册护士6.32万人（占43.26%）；药师（士）0.83万人（占5.68%）；检验影像技师（士）0.86万人（占5.89%）；其他卫技人员1.18万人（占8.07%）。全市医护比为1∶1.17。

（2）公立医院薪酬改革。2009年起，上海在三级综合医院中试点医保总额预付制，并于次年扩大试点范围，2011年在三级医院全面实施。以医保预付为主体的医保总额预算模式，体现了两大特点：一是以公开促公平，推进“四个公开”，即公开年度基金收支预算和医院预算安排计划；公开全市医院预算指标核定及实际执行情况；公开全市医院预算分配全过程；公开年终清算全部数据；二是综合考核不同区域、不同类别、不同级别医院具体因素，确定各医院的预算指标，保证各医院预算指标相对合理均衡。

在新医改的大背景下，公立医院的补偿渠道由医疗服务收费、药品加成收入和财政补助三个渠道转变为医疗服务收费和财政补助两个渠道。其中，政府直接投入（即医院的财政补助收入）包括基本支出补助收入和项目支出补助收入。财政补助中用于补偿人力成本的是在职人员经费补助，上海市对于市级医院财政补助金额为医院在职人员国家基本工资的50%，公用经费按照差额事业单位公用经费综合定额标准（1 500元/人·年）和在编人员数进行补助。财政对公立医院的投入只能满足其卫生人力成本的较少部分，尚不足基本工资水平，绩效工资在公立医院医务人员收入中比重较大。医务人员工资大部分来源于医院业务收入。

2008~2013年，上海市公立医疗费用（总支出）从486.4亿元增长到1 035.7亿元，年均增长率16.3%；人力成本从153.0亿元增长到297.5亿元，年均增长率为14.2%；人力成本占比从2008年的31.5%下降到2013年的28.7%，人力成本占比逐年下降；人均人力成本则从2008年的12.1万元上升到2013年的19.9万元，逐年升高。其中，三级医院2013年人均工资水平为18万元，其中，基本工资1.6万元，津贴补贴2.3万元，绩效0.3万元，奖金13.7万元，奖金占比达到76%，如表6－30所示。

表6－30　　2013年上海市公立医疗卫生机构在职职工人均工资水平及财政投入占比

机构类型	人均工资水平（万元）					财政投入占比（%）
	人均工资	基本工资	津贴补贴	绩效	奖金	
医院	15.3	1.8	2.1	0.8	10.6	17.1
三级	18	1.6	2.3	0.3	13.7	16.1
二级	11.6	2	1.8	1.4	6.4	19
一级和未评级	13.4	1.9	1.8	1.9	7.8	23.4
社区卫生服务机构	9.2	1.4	1.5	3	3.4	70.6
卫生机构	11.3	—	—	—	—	—

资料来源：2014年《上海卫生统计》。

与之相对应的是卫生人员的工作负荷增长较快。2008～2013年，上海市公立医院医生平均每日承担门急诊人次数从11.1增长到15.1，人均每日负担床位数从2.45增长到2.62。2016年，上海市各医疗机构诊疗总次数为26 605.02万人次，同比增长0.31%。门急诊24 940.07万人次，同比增长0.77%。出院人数394.12万人，同比增长8.85%。住院手术人次数216.92万人次，同比增长16.24%。病床使用率93.97%，人均住院天数10.88天。

3. 上海市样本医院及其经济运行。

本书所研究的医院为上海市申康医院发展中心（以下简称"申康"）所属三级甲等医院的其中一家。该院创建于1910年，1993年成为卫生部首批"三级甲等"综合性医院。2004年，医院整体移交上海市人民政府，实行属地化管理。2016年实际开放床位数1 800张，出院人数8万余人次、手术人数4万余人次、手术例数5万左右、平均住院日7.5天、床位使用率93.49%、三四级手术比例占80.80%。

在职职工2 722人，其中高级职称人员346名，医生队伍中博士生比例32.6%、研究生比例83.0%。拥有硕士点17个、博士点11个，硕士生导师182名、博士生导师72名。拥有国家"杰青"2人，中组部千人计划3人，上海市千人计划6人，国家级百千万人才工程2人，教育部新世纪优秀人才、市领军人才、市优秀学科带头人等近10人。

截至2016年底，该院床位数1 500张，2016年出院者平均住院日7.3天，病床周转54.26人次。在全年业务量方面，2016年，该院出院病人81 385人次，同比增长10.43%；住院病人手术总数50 048人次，同比增长17.55%。门急诊2 835 118人次数，同比增长4.62%。其中，急诊同比减少1.14%（见表6－31）。

表 6 - 31　2012 ~ 2016 年上海市某医院服务情况

年份	职工人数（人）	门急诊人次数（人次）	出院人次数（人次）	出院者占用总床日数（天数）	住院病人手术人次数（人次）	平均门急诊人次数（人次）	平均出院人数（人）	平均住院病人手术人次数（人次）	期末床位数（张）	病床周转次数（次）	出院者平均住院日（天）
2012	2 076	2 296 238	64 591	484 432. 5	33 504	1 106. 09	31. 11	16. 14	1 015	63. 64	7. 5
2013	2 231	2 374 436	66 600	523 476	35 335	1 112. 8	31. 21	16. 56	1 285	52. 43	7. 86
2014	2 344	2 543 348	71 219	576 873. 9	39 495	1 136. 99	31. 84	17. 66	1 285	55. 42	8. 1
2015	2 449	2 710 048	73 697	571 151. 75	42 575	1 141. 87	31. 05	17. 94	1 500	50. 3	7. 75
2016	2 529	2 835 118	81 385	594 110. 5	50 048	1 149. 64	33	20. 29	1 500	54. 26	7. 3
合计	11 629	12 759 188	357 492	2 753 403. 4	200 957	1 097. 19	30. 74	17. 28	6 585	55. 21	7. 70

资料来源：2017 年《上海卫生统计》。

在申康所属13家综合性医院中，该院的业务量占比情况，人均效率与申康所属13家综合性医院平均水平的比较如表6－32所示。该院职工人数占申康所属13家综合性医院的比例为6.73%，门急诊人次数、出院人数、出院者占用总床日数、住院病人手术人次数占申康所属13家综合性医院占比在6%～7%之间，说明该院规模处于申康所属13家综合性医院的平均水平。该院平均门急诊人次数、平均出院人数、平均住院病人手术人次数是申康所属13家综合性医院人均效率的0.9～1倍之间。

表6－32　2012～2016年医院服务情况与申康所属13家综合性医院的比较

年份	职工人数在申康所属13家综合性医院中的占比（%）	门急诊人次数在申康所属13家综合性医院中的占比（%）	出院人数在申康所属13家综合性医院中的占比（%）	出院者占用总床日数在申康所属13家综合性医院中的占比（%）	住院病人手术人次数在申康所属13家综合性医院中的占比（%）	平均门急诊人次数与申康所属13家综合性医院平均水平的比较	平均出院人数与申康所属13家综合性医院平均水平的比较	平均住院病人手术人次数与申康所属13家综合性医院平均水平的比较
2012	6.13	6.49	7.34	6.81	6.61	1.21	1.39	1.25
2013	6.69	6.39	7.08	7.07	6.26	1.12	1.27	1.10
2014	6.87	6.36	6.94	7.46	5.87	1.08	1.21	1.02
2015	7.08	6.56	6.85	7.28	5.77	1.07	1.14	0.95
2016	6.86	6.71	6.82	7.19	5.99	1.10	1.15	1.00
合计	6.73	6.51	6.99	7.14	6.06	0.97	1.04	0.90

资料来源：2017年《上海卫生统计》。

上海市样本医院资金来源主要包括政府投入和服务收费两个方面。我国政府对公立医院人力的投入比例较低，医疗服务收费成为医院支付人力成本的主要来源，包括挂号收入、床位收入、诊察收入、检查收入、治疗收入、护理收入、康复治疗收入、药品收入和其他收入等等。2016年，该院总收入24.18亿元，基本与总支出持平。其中，医疗收入23.07亿元，医疗支出24.03亿元，医疗收支结余－0.96亿元，收不抵支。2016年药占比相比2015年下降了1.98个百分点，为37.32%；化占比相比2015年下降了0.25个百分点，为11.27%；检占比相比2015年下降了0.11个百分点，为8.89%；卫生材料占比略有增长，为21.89%。可见，药品收入和卫生材料收入是该院主要的医疗收入，医院对药品和卫生材料的依赖还是比较大的。其中，门急诊业务量与均次费用对医疗费用的影响程度分别为36%和64%，相较于申康所属的33家市级医院门急诊业务量对医疗费用的影响程度高了1.29个百分点。出院业务量与均次费用对医疗费用的影响程度分别为60%和40%，相较于申康所属的33家市级医院出院业务量对医疗费用的影响程度低了18.6个百分点。

在支出方面，2016年人力成本为7.79亿元，占医疗总支出的32.42%，相比2015年下降了0.33个百分点。其中，人力成本、药品成本和材料成本是主要的医疗成本（见表6－33）。

表6－33　　医院收入支出表

项目	2016年（亿元）	2015年（亿元）	同比（%）
总收入	24.18	20.99	15.20
总支出	24.18	21.27	13.68
医疗收入	23.07	19.93	15.76
其中：药品收入（药占比）	8.61（37.32%）	7.83（39.3%）	9.6（－1.98）
化验收入（化占比）	2.6（11.27%）	2.3（11.52%）	13.04（－0.25）
检查收入（检占比）	2.05（8.89%）	1.79（9%）	14.53（－0.11）
卫生材料收入（占比）	5.05（21.89%）	4.15（20.81%）	21.69（1.08）
医疗支出	24.03	21.23	13.19
其中：人力成本	7.79（32.42%）	6.92（32.75%）	12.57（－0.33）
药品成本	8.04（33.46%）	6.91（32.61%）	16.35（0.85）
材料成本	5.92（24.64%）	4.91（23.21%）	20.57（1.43）

资料来源：2017年《上海卫生统计》。

4. 上海市样本医院薪酬改革。

（1）上海市公立医院薪酬改革。2012年底，上海申康医院发展中心下发了《关于市级医院深化内部绩效考核和分配制度改革的指导意见（试行）》，其核心要求是“两切断、一转变”，突出公益导向。

“两切断”是指切断科室经济收入指标与医务人员考核之间的直接挂钩关系，切断医务人员收入与处方、检查、耗材等收入之间的直接挂钩关系；“一转变”是指转变科室以收减支结余提成分配的模式。核心要素是岗位工作量、服务质量、病种手术难易度、患者满意度、医药费用控制、成本控制、医德医风、临床科研产出和教学质量9个方面指标；工资总额支出预算增幅≤医疗成本增幅≤医疗收入增幅≤服务量增幅。这一指导意见的真正意图在于提高绩效不能单纯依靠工作量的增加，而是要向病种结构转型，强调内涵建设，从而达到坚持公益性、保持高效率、调动积极性之目的。

（2）样本医院薪酬改革探索。样本医院作为申康所属的公立医院，其薪酬改革在遵循申康公立医院薪酬改革原则的前提下采取了一系列适合于本院的薪酬改革措施。

第一，绩效分配采取医院到科室、科室到个人的二级分配模式。国家规定的职工职务工资、津贴、补助费等由医院统发。院部通过对科室进行绩效考核，确定科室的绩效分配总额；科室通过考核员工，进行二次分配。行政后勤人员按全院医疗科室的平均值发放奖金。其中特殊人才则在院科二级核算的基础上，实行全院岗位等级津贴和特殊人才奖励。目前，该院现在的医生薪酬构成主要包括工资和奖金两部分。其中工资部分包括岗位工资、薪级工资以及各种福利津贴，主要与医生的职称、工龄有关，属于薪酬中比较固定的部分。而奖金部分则波动较大，属于薪酬中浮动的部分。该院人力成本构成见表6－34。其中，职工个人收入包括工资、奖金、福利等（不含社保），医院雇佣职工的成本指医院雇佣一名职工的平均支出。人力成本则还包括离退休费等其他相关支出。可以看到奖金占比占职工个人收入的75%，占比非常高。

表6－34　　医院人力成本构成

项目	总数（万元）	人均（万元）	奖金占比（%）
奖金	31 870.22	14.29	
职工个人收入	42 570.37	19.08	75
医院雇佣职工的成本	49 306.67	22.10	65
人力成本	52 589.73	23.57	61

全院2013～2015年奖金总额平均年增长17.54%，临床医生平均年增长21.25%，其中外科年增长35.20%，内科年增长27.26%，医技平均年增长19.75%，护理平均年增长15.51%，职能平均年增长10.35%。2013年至2015年人均奖金年增幅中临床为15.79%，医技为12.71%，护理为2.44%，职能为5.40%。该院内部绩效分配结构实行临床∶医技∶护理∶职能（人均奖）=1.97∶1.68∶0.87∶1。其中，临床人均奖金：外科>门诊>内科。

第二，详尽的临床医生绩效考核指标。该院确定了24个临床医师绩效考核指标，用于计算临床科室层面医生绩效奖金（见表6－35）。基础型指标为核心指标，且具有指向明确、关联性强的特点，在绩效管理中应予以重点控制；调整型指标用来调节和修正基础型指标；评价型指标包括医务、精神文明及科教等难以直接量化的指标。

表 6－35　浮动部分的考核指标

维度	策略主题	策略目标	关键绩效指标	指标性质
患者维度	患者价值实现	P1	· 医务考核分（医疗质量）	评价型
		P2	· 均次费用（门诊、住院）	调整型
		P3－1	· 医疗风险系数	调整型
		P3－2	· 医务考核分（医疗服务）	评价型
		P4	· 精神文明考核分（公益性）	评价型
		P5	· 精神文明考核分（法规）	评价型
财务维度	增长	F1－1	· 门诊诊次	基础型
		F1－2	· 出院人次	基础型
		F2－1	· 药占比（门诊、住院）	调整型
		F2－2	· 住院耗占比	调整型
		F3	· 科室可控成本	基础型
		F4－1	· 人均门诊诊次	调整型
		F4－2	· 人均出院人次	调整型
		F4－3	· 人均手术量	调整型
内部业务流程维度	专业	I1－1	· 技术创新医疗项目量	基础型
		I1－2	· 分级手术量	基础型
		I1－3	· 优质病种例数	基础型
		I2－1	· 平均住院天数	基础型
		I2－2	· 精神文明考核分（患者满意度）	评价型
		I3－1	· 专科特色治疗项目量	基础型
		I3－2	· 精神文明考核分（其他）	评价型
学习与成长维度	高素质且士气高昂的团队	L1	· 医务考核分（科室管理）	评价型
		L2	· 科教考核分（科室人才培养）	评价型
		L3	· 科研教学成果	基础型

其绩效分配内容主要包括门急诊工作量奖、出院床日奖、手术工作量奖、优质病种奖、临床技术创新奖、成本控制奖、综合绩效考核等。基本公式如下：

$$科室月度奖金 = 奖金基数 \times 考核系数 \times (1 - 风险系数)$$

其中，奖金基数依据指标的内容和特点，将奖金基数分为工作量奖、手术及有创操作奖、临床技术创新奖、其他工作量奖和成本控制奖五部分。工作量奖主要依科室的工作量和工作强度确定，其好处是直观，便于可控，且不易扭曲，对科室工作有着直接的引导作用。员工可以在自己的忙碌程度与工作量奖金高低之间建立直接的联系。成本控制奖则将可控成本指标纳入绩效考核范围，与工作量奖配合，更全面地反映科室的投入产出效率。

工作量奖以科室门诊、住院业务量为计奖基础，并以药占比指标、耗占比指标、平均住院天数作为调整指标而得。

$$工作量奖 = \sum 工作量 \times 绩效单价 = \sum 工作量 \times [绩效基价 \times (均次费调整系数 \times 药(耗)占比调整系数 \times 平均住院天数调整系数)^{\frac{1}{N}} + 绩效加价 \times 劳动价值系数 + 单位增长奖励额 \times 增长系数]$$

其中，N 为调整系数的数量。

临床科室医生最主要的工作量为门急诊次和出院人次两大块。在考核出院人次时，我们加入平均住院天数指标，也即考核的是出院床日次，但是所取的平均住院天数为“min（标准平均住院日，实际平均住院日）”，这就注定了科室不能一味地做低平均住院天数，防止治疗不足或者偏离三级医院定位。

每年年初，根据医院下达的年度指标、绩效分配预算额度、上年度全院各项工作量奖金的比重测算绩效基价。绩效基价全院统一，体现公平性。一般而言，绩效基价应是工作量奖励的主要部分。绩效加价各科室相同，一般应小于绩效基价。根据各科室分类不同，单位工作量的强难度不同，确定各科室的劳动价值系数，以突出不同科室工作量的特点（如有些科室门诊只是简单地开药，有些科室门诊需要化验、检查、治疗等多种手段；住院同理），将医生不同劳动价值用同一个衡量单位（如全院均次费或者各类别科室平均均次费等）进行标准化，激励更明确。该医院对劳动价值系数的考核采用的方法用公式表示为：

$$劳动价值系数 = \frac{科室（门诊、住院）均次费}{全院（门诊、住院）均次费} 或 \frac{科室（门诊、住院）均次费}{科室所属类别（门诊、住院）均次费}$$

这里的均次费可以根据医院的需要筛选纳入的费用类别，该公式考虑到了科室对医院的贡献度，但会导致科室盲目追求高均次费。

单位增长奖励额仅用于奖励那些达到医院发展要求的科室，根据医院的需要自定。那么，怎么考核那些达到医院发展所要求的增长的科室呢？我们用增长系数这一指标。增长系数从科室业务总量的效率和人均工作量效率两方面考核。一是纵向比，考核的是科室与自身的比较，即用科室业务总量与上年同期科室业务总量相比；二是横向比，考核的是科室与其他科室的比较，即用科室人均业务量与全院同类科室人均业务量相比。用公式表示为：

$$增长系数 = \left(\frac{科室人均工作量}{该类别科室平均的人均工作量} \times \frac{科室总工作量}{上年同期该科室总工作量}\right)^{\frac{1}{2}} - a\%$$

式中，a% 表示医院要求科室要达到的增长程度，假定为 110%，科室只有增长超过110%的部分，增长系数>0，予以增长奖；当增长系数<0，不给增长奖，但也不扣奖金。

如果奖金中只涉及工作量因素，员工可能为了提高工作量而牺牲其他。而实际上工作量指标只反映了所提供服务的一部分特征，工作量高不意味着医院服务高效、运转良好。

公益性的体现之一就是提供的服务量及价格都要适宜，减少病人看病的费用。不论门诊还是住院，对均次费不达标或者超标都要加以控制。用公式表示为：

$$\text{均次费调整系数}=1-\max\left(\frac{\left|\text{实际（门诊、住院）均次费}-\text{标准（门诊、住院）均次费}\right|}{\text{标准（门诊、住院）均次费}}-b\%,\ 0\right)$$

式中，b%为医院允许科室实际（门诊、住院）均次费偏离标准的波动范围。如假定为5%，则当科室实际（门诊、住院）均次费低于或者高于标准的5%以内时，均次费调整系数为1。假定b%=0，可知，一旦该科室实际均次费超过标准，将被扣款（当其为标准的2倍时，均次费调整系数=0，奖励额为0）。故最佳点应该是科室均次费高于全院平均，但同时又等于其科室标准均次费，两者缺一不可。该医院还对科室均次药费、均次耗材费、平均住院天数超标进行严格控制。其调整系数公式为：

$$\text{药占比调整系数}=1-\max\left(\frac{\text{实际（门诊、住院）药占比}\times\text{实际（门诊、住院）均次费}-\text{标准药占比}\times\text{标准均次费}}{\text{标准药占比}\times\text{标准均次费}}-b\%,\ 0\right)$$

$$\text{耗占比调整系数}=1-\max\left(\frac{\text{实际（门诊、住院）耗占比}\times\text{实际（门诊、住院）均次费}-\text{标准耗占比}\times\text{标准均次费}}{\text{标准耗占比}\times\text{标准均次费}}-b\%,\ 0\right)$$

$$\text{平均住院天数调整系数}=1-\max\left(\frac{\text{实际平均住院天数}-\text{标准平均住院天数}}{\text{标准平均住院天数}}-b\%,\ 0\right)$$

手术及创新医疗项目奖以分级手术及有创新为计奖基础，外科科室以分级手术为主，内科科室以有创新医疗项目为主。将手术及有创新医疗项目按水平从低到高分为Ⅰ、Ⅱ、Ⅲ、Ⅳ级，各级手术及有创新医疗项目并不是依照收费标准而来，而是根据医院业务转型的需要设立，按例数计奖。各级手术及有创新的医疗项目依次设定升高的绩效单价，加大Ⅲ、Ⅳ级手术及有创新医疗项目的奖励力度，从而使得Ⅰ、Ⅱ、Ⅲ、Ⅳ级手术及有创新医疗项目之间的奖励力度差距扩大，能够有效鼓励医生开展Ⅲ、Ⅳ级这种难度高、强度大的手术及创新医疗项目，促进医院发展“高精尖”手术及创新医疗项目。用公式表示为：

$$\text{手术奖}=\sum_{\text{手术及有创操作级别}=I}^{IV}\text{各级手术及创新医疗项目例数}\times(\text{各级绩效单价}+\text{各级单位增长奖励额}\times\text{增长系数})$$

医院发展到一定阶段，不应该单单追求规模的扩张，更要注重内涵式发展的要求，从粗犷式的发展转向精细化，这时可以运用激励政策突出强调科室业务发展向优质病种（优质病种是指有利于医院学科发展或医院当前发展所需的病种。）结构调整，适当结合病人收治结构（医保/非医保比例）、均次费、药占比、耗占比达标以及平均住院天数等因素，给予优质病种例数奖。

外科系统：重点考察恶性肿瘤的收治手术情况，非肿瘤收治科室以优质手术病种为考核依据（结合 ICD－10 诊断代码和 CM－3 手术代码）。内科系统：重点考察内科操作治疗的工作量，优质病种的收治情况以及科室优势病种的变化情况。门急诊科室、医技科室、麻醉科、SICU 等：重点考察配合临床新开展的检测项目和主动开展的治疗性项目情况，以及考察急危重症抢救成功例数。每年初医院可以为每个科室设定 3～5 个优质病种转型目标，如每月优质病种数量较多，可以按月考核，否则按季或者每半年考核一次，可以节省考核的人力成本。如病种结构转型不明显，不予奖励；当某样病种结构调整到稳定的阶段，可以重新选取新的病种进行考核并奖励。其奖励公式和术前调整系数为：

$$\text{优质病种例数奖} = \sum \text{优质病种例数} \times \text{绩效单位} \times (\text{均次费调整系数} \times \text{药(耗)占比调整系数}^{\frac{1}{N}} \times \text{平均住院天数调整系数} \times \text{术前等待时间调整系数})$$

$$\text{术前等待时间调整系数} = 1 - \max\left(\frac{\text{实际术前等待时间} - \text{标准术前等待时间}}{\text{标准术前等待时间}} - b\%,\ 0\right)$$

临床技术创新奖以技术创新医疗项目为计奖基础，仅指临床工作中的技术创新，不涉及科研、教学成果。技术创新是知识创新的目标和动力，也是知识创新的自然延伸和必然结果。医院是知识密集、技术密集型单位，从根本上说，医院创新的首要任务和核心是技术创新。因此，对于科室开展的风险性、技术含量比较高新尖的医疗项目，经医院相关委员会评级认定后，在这类医疗项目上给予医生更多的绩效奖励，一方面有利于医生提高自身价值，另一方面鼓励技术创新、知识创新，打造医院特色医疗服务，有利于医院的整体医疗水平向前发展。

$$\text{临床技术创新奖} = \sum \text{技术创新医疗项目例数} \times \text{评定级别} \times \text{各级绩效单价}$$

其他工作量奖用以核算除上述工作量以外需要计入奖金的工作量，如部分科室一些治疗（上述创新医疗项目之外的治疗项目）的工作量是医技科室做不了，而由临床科室医生做，那么计奖时，应该考虑到医生劳动的付出而予以纳入。又如各科室的专科特色治疗项目。其公式为：

$$\text{其他工作量奖} = \sum \text{其他工作量} \times \text{绩效单价}$$

由于不同科室的其他工作量内容、难度、强度各不相同，难以统一衡量。故为了核算的方便，对绩效单价的计算简单地采用如下公式：

$$
绩效单价 = \begin{cases} \dfrac{\sum 其他工作量收入}{\sum 其他工作量} \times 15\%, \text{if } \dfrac{\sum 其他工作量收入}{\sum 其他工作量} \leqslant 30 元 \\ 30 \times 15\% + \left(\dfrac{\sum 其他工作量收入}{\sum 其他工作量} - 30\right) \times 10\%, \\ \text{if } \quad \dfrac{\sum 其他工作量收入}{\sum 其他工作量} \leqslant 100 元 \\ 30 \times 15\% + 70 \times 10\% + \left(\dfrac{\sum 其他工作量收入}{\sum 其他工作量} - 100\right) \times 5\%, \\ \text{if } \quad \dfrac{\sum 其他工作量收入}{\sum 其他工作量} > 100 元 \end{cases}
$$

通过绩效手段帮助科室进行成本控制，调动全员成本意识和节约意识，达到强化经济管理作用，使医院从粗放型经营向集约型经营转变。科室可控成本，即能被科室的行为所制约的成本，因而有关的科室和员工可以通过采取一定的方法与手段使其按所期望的状态发展。一般包括人力成本、医用材料成本、非医用物资耗用成本，以及部分设备耗用成本等。成本控制奖以科室可控成本为计奖基础。用公式表示如下：

$$
成本控制奖 = \left(\frac{上年同期科室可控成本}{上年同期科室收入} - \frac{本年同期科室可控成本}{本年同期科室收入}\right) \times 科室可控成本 \times 成本控制奖调整系数
$$

本年同期科室可控成本与本年同期科室收入之比小于上年时，说明本年科室控制可控成本有进步，对科室进行奖励以鼓励成本管理的进步；反之，则相应地进行扣罚。成本控制奖考核系数用于调节奖罚的力度，医院可以根据本院的情况经测算后自定。

$$
考核系数 = \frac{\sum 各项考核指标实际得分}{\sum 各项考核指标满分}
$$

考核指标包括科室的患者满意度、公益医疗服务参与度、合规性和政策执行程度、宣传频度、员工满意度等具体评价指标，不同的指标由相关职能部门（如医务处、感染办、门急诊办公室、宣传处等）分别考核，并由绩效部门汇总。其中风险系数依据科室业务特点、服务的风险状况及历史上的事故和投诉水平而设立，每月按风险系数的比例从科室月度奖金中抽取出来，由院部对各科室的风险基金进行统筹，即各科室的风险基金总额在基金池中用于偿付可能发生的医疗纠纷及事故引起的赔款及其他费用。每年底根据偿付后科室风险基金池的余额按一定的比例返还给科室，其余继续滚动到下一年度的风险基金池中。

总之，上海市样本医院薪酬改革依照按劳分配的原则，以工作量作为绩效分配的基数，后续再加以调整。医生的收入分配不再与科室经济收入直接挂钩，医务人员的考核不与科室经济收入指标直接挂钩，转变了以往的科室收支结余分配模式，医生的收入分配与其劳动量挂钩，医生就不会过分关注科室经济收入和药品收入，不会出现开单提成的现象。这样也将劳动报酬与劳动成果最直接、最紧密地联系在一起，能够直接、准确地反映出医生实际付出的劳动量，践行了“两切断一转变”这一绩效分配改革的要求。

绩效奖励单价的制定不与医疗项目收费标准直接挂钩，直接切断了医生收入分配与科室经济收入的直接挂钩关系，通过基本奖励全院统一，体现公平性；通过加成奖励，突出不同科室工作量的特点，兼顾医生劳动价值。通过对均次费、药占比、耗占比等医疗质量指标的考核，对医生诊疗行为的质量、难度、强度等全方位进行考核，促使医生不为提高工作量而牺牲了医疗质量，确保医疗服务质量以病人为中心，体现了公立医院公益性要求。

5. 上海市公立医院经济运营与薪酬改革思考。经过上述分析可知，对于医院绩效分配考核指标，该院可以进一步考虑将患者的病情等因素纳入奖金的考评范围中，从而增加指标的合理性，避免医生因为病人病情的客观因素不得不采取相应“对策”；调整满意度指标，更加有效地纳入患者的监管；增加薪酬分配的透明性，从而更加有效地调动医生的积极性。

（1）医生薪酬收入过度依赖于绩效工资。绩效工资多半是与医生所提供的服务量相关，导致了医务人员过度用药和检查的行为。当医生薪酬与医生处方行为挂钩时，医生难以保持专业独立性。目前，该院不把药物的加成、科室业务收入、检查收入算入医生的奖金中。药物、科室业务收入、检查项目等与科室及个人收入没有任何关联。该院通过将药物、科室业务收入、检查收入与医生收入分离，对医生的行为进行了约束，一定程度上杜绝了多开药创收的情况。在目前公立医院的绩效工资制下，科室成本是医生的绩效分配的依据之一。但是，医院成本核算内容复杂，涉及医院公共支出、固定资产折旧的成本分摊等等，医生从微观角度难以控制也无动力控制成本。因此，当前绩效工资制下医生实际是没有控制成本动机的。

（2）薪酬制度是否有利于患者安全和服务质量提高取决于绩效指标的设计。在该院以绩效为主要评价标准的制度下，医生会尽可能提高自己的诊疗效率。然而，在提高诊疗效率的同时，该院薪酬制度也可能带来一些潜在的问题。如由于重症病人的住院时间较长，会影响科室平均住院日和床位周转率指标的完成，故他们会采取用轻症病人进行平衡的方式。这些行为不能真实反映科室实际情况，更有可能进一步带来逆选择、诱导需求等问题。该院将患者的满意度纳入对医生的绩效考评之中，该指标在实际应用中科室满意度基本都不低于95分，对奖金的作用体现不大，不能对医生行为带来明显影响。

有学者认为，对医务人员提供经济激励非但不能带动他们的“内在动机”，有可能减少他们为“内在奖励”（如出色工作的满足感、对病人的同情）实施活动的愿望，若由于一些医务人员无法控制的原因造成其指标完成不好而影响了收入，带来的结果可能是不平等的加剧和对病人利益的损害。因此，对医生薪酬制度的设计，应扩大范围，不应仅限定在经济激励上，应更多地将目光转向医生的社会地位、科研、自我实现等非经济激励上，根据医生提供服务的特点采取多种复合式薪酬支付方式，从这个角度完善公立医院医生的薪酬制度，建立稳定且水平较高的基于岗位和职务等级的全面薪酬制度。同时，应提高医务人员的总体薪酬水平，使医务人员的劳动价值能够在薪酬中真正得以体现，提高薪酬支出占公立医院总支出的比重，还需要建立医务人员薪酬的制度化保障机制。

三、公立医院薪酬制度改革的典型案例分析

（一）公立医院薪酬改革的三种典型模式

自从2009年《中共中央国务院关于深化医药卫生体制改革的意见》发布以来，公立医院从管办分家、治理结构重整到改变“以药养医”引起的逐利行为进行了一系列改革，但是这些改革都没能有效控制医疗费用的超速增长。在2009年至2015年间，全国人均医疗费用以高于12%的平均速度增长，远超人均GDP增速，“看病贵”的问题仍然没有得到有效解决。随着改革不断深入，公立医院改革的焦点开始转向薪酬制度，希望通过改变激励机制来改变医院医生诊疗方式，控制医疗费用增长。人力资源和社会保障部、财政部、国家卫生计生委和国家中医药管理局于2017年1月发布了《关于开展公立医院薪酬制度改革试点工作的指导意见》，同年12月，四部委又把试点工作开放到全国所有城市，要求每个城市至少选择一家医院进行试点。在公立医院薪酬制度改革正式启动之前，国内已经出现了一些比较成功的改革案例，但是在推广这些成功经验时各地却面临各种困难，到底公立医院薪酬制度改革这条路该如何走成为各地政府普遍关心的问题。研究团队选择了国内薪酬制度改革启动较早、比较成功的福建三明市卫计委、深圳市公立医院管理中心和上海市申康医院发展中心的改革目标、策略、效果、必要条件和可推广性，提出深化公立医院薪酬制度的改革思路和可行路径。

三个地方薪酬制度改革都起始于2012年前后。福建三明市启动了公立医院综合改革，包括降低药品采购价格、严控高价药品和大处方使用、上调医务服务价格，同时推出以绩效考核为基础的年薪制，把降低的药费转换为医务人员的薪酬，即所谓“腾笼换鸟”。深圳公立医院薪酬制度改革则是从人事制度改革着手，

医院管理中心于2013年与深圳市人社局签订《公立医院人事制度综合配套改革试点工作框架协议》，对新建医院实行全面工资改革，通过工资总额管理，探索实施以事定费、以事定岗和按岗聘用的资源配置方式；确立以工作量作为医院各类人力资源的配置标准，并作为核定医院岗位总量的基本依据。对老市属医院，深圳医管中心于2015年出台了《深圳市深化公立医院综合改革实施方案》，冻结了公立医院现有编制，新入职医生一律不再享有编制身份、医生薪酬将按照多劳多得的原则向年薪制过渡。上海申康医院发展中心通过对医院收入、支出和工资总额实行严格预算管理，于2012年提出了双控双降的举措，要求医院有效控制医疗收入增长率、控制医疗成本增长率（重点控制人员经费增幅）、降低药品收入占医疗收入的比例、降低材料收入占医疗收入的比例，并且要求院科两级的绩效奖金分配同创收脱钩。这三个城市改革后的医生薪酬制度基本类似，都包括固定部分（基本工资和岗位津贴）和以绩效考核为基础的浮动部分，但是改革的策略则有很大差异，这些差异决定了改革的可持续性、可行性和可推广性。

（二）三种公立医院薪酬改革的目标和策略

三地的三种公立医院薪酬改革目标是一致的，即将医生薪酬同医院创收脱钩，建立以固定的基本年薪和浮动的绩效奖金相结合的绩效年薪制，但改革的策略却各有特色。

1. 福建三明模式。三明公立医院薪酬改革的策略是直接解决医疗服务价格扭曲问题，在市领导的直接支持下，各相关政府部门联合行动，有效推行药品招标、医生用药管理和医疗服务费上调的综合改革，彻底调整了医疗服务价格扭曲问题，为推行以绩效为基础的医生年薪制提供必要的资金支持。由于药费下降和医疗服务费上调的幅度很大，薪酬全部来源于医务收入（包括诊查费、护理费、床位费、手术治疗费），而药品、耗材和检查、化验收入均不包括在内，检查化验收入的剩余利润用于医院的运营开支。因此，三明改革成功的必要条件是能够挤掉药价虚高部分和严控医生用药，这两项带来的费用结余必须足够弥补薪酬改革所需资金。完成这几项改革，政府各部门的配合与支持非常重要，但财政的压力并不大。

2. 深圳模式。深圳公立医院薪酬改革的策略是从管理体制切入，取消事业单位编制，按照现代医院管理运营特点，彻底改革医院的管理结构，提高管理效率和服务质量。由于国家对公立医院事业单位编制改革尚未完成，原有编制和编制带来的各种福利也很难改变，所以深圳公立医院的薪酬制度改革从新建医院开始，比较典型的是香港大学深圳医院、南方医科大学深圳医院和中国医学科学院肿瘤医院深圳医院。医生薪酬主要包括基本工资、岗位津贴和绩效工资三个部分。新医院的年薪制与发达国家的薪酬制度类似，薪酬不包括合并后的四险一金，个人参加企业养老保险。而深圳老的市属公立医院薪酬制度改革则在原有基础上进行，市公立医院管理中心根据工作量和服务质量核算医院工资总额，医院内部医生基本薪酬上由固定工资、岗位工资和绩效工资三个部分组成，再加上年终考核奖和过节费等。由于深圳公立医院薪酬制度改革是从编制入手，改革面临的问题是新老制度如何过渡。如果取消编制之后新制度的薪酬水平低于老制度薪酬水平，加上编制带来的各项福利价值，新制度就很难有吸引力。

3. 上海申康模式。上海申康医院发展中心建立的初衷是探索“管办分家”改革，由申康作为国家出资人代表管理医院，分清出资人与经营者之间的责权。申康公立医院薪酬制度改革的策略是控制医院薪酬总额增长，引导医院控制医疗费用和成本的增速，改革院科两级奖金分配同创收挂钩的制度，抑制医院逐利性动机。2012 年，申康管理者注意到医院经营发展中出现了工资总额支出增幅大于医疗收入和业务量的增幅的不正常现象，医院出现了医疗服务收支结余多分多得的逐利趋势，申康随即推出了“双控双降”改革，即控制医疗收入和医疗成本增长率，降低药品和卫生材料收入增长率，其中控制医疗成本增长率的重点是控制工资总额增幅，并且要求医院将院科两级奖金发放水平同创收脱钩。申康控制医生工资总额增长幅度的抓手是预算管理。申康聘请了资深医院院长和同行学者成立了预算专家委员会，每年召开一次预算汇报大会，所有医院的院长和预算管理人员在会上向预算专家委员会汇报医院运营情况和预算，专家委员会委员和申康管理团队在会上指出医院运营的问题和资源配置的合理性，然后经过沟通修改后报市财政局批准。申康医生薪酬制度改革并没有统一制定医生工资标准，也没有触动编制等体制问题。院科两级奖金分配同创收脱钩的改革方案一般都是把奖金同工作量紧密联系起来，以避免工作效率下滑。申康的改革方案保持了医院增加净收入的激励，在新的激励机制下，申康在加强绩效管理的同时，让医院转变医疗服务模式，侧重大病和重病的诊治，以提高人均服务回报来保证薪酬和净收入的持续增长。

（三）三种公立医院薪酬改革模式的效果比较

1. 医疗服务逐利性和资源配置合理性的改善。公立医院薪酬制度改革的初衷是希望消除医疗服务中的逐利动机，改善医疗服务资源配置效率，因此，判断改革是否成功的一个关键指标是看医院是否转向提供与经济水平相适应的用药和诊疗方案。在消除医疗服务逐利性方面，三地公立医院都切断了薪酬水平同医院创收之间的直接关系。但是福建三明和深圳的三家新市属医院实行了统一的固定年薪水平和绩效奖励制度，而深圳老的市属医院和上海则控制了工资总额增长幅度，因此，三明和深圳新市属医院对医生逐利动机控制的效果更加彻底。在医疗服务资源配置效率改善方面，三明的成效更加明显。根据三明市卫计委数据显示，2016 年三明 22 家医院药品耗材收入占总收入的 33%，医务性收入占 67%，解决了价格扭曲的根本问题，而一般县医院药品耗材业务收入占 70% ~80% 左右。但上海和深圳并没有把降低药费同薪酬上调紧密关联，而是分而治之，因此价格调整的程度没有三明显著。从用药的合理性来看，我们必须考虑筹资和当地居民收入水平，在资源可能的情况下，成本效益应该作为用药的标准，而不是低价。上海和深圳都是高收入地区，医保筹资水平也高，在用药合理性方面三地之间很难比较。但可以肯定的是，薪酬制度改革之后，医疗资源配置（诊疗方案）的合理性应该都有改善。

2. 医生队伍的稳定性。薪酬制度改革成功与否的另外一个指标是医生队伍的稳定性，如果仅仅是诊疗方案向成本效益好的方向转变，而医生人才在流失，说明改革举措不可持续。三地改革方案对医生队伍稳定性的影响也不尽相同。根据三明市卫计委数据显示，三明公立医院改革之后，2013 年住院医师平均工资增长了 42.5%，主治医师增长了 46.8%，副主任和主任医师分别增长了 52.3% 和 63.9%。从 2012 年改革开始，五年中三明医务人员收入年平均增长率为 17.5%，因此，三明改革对医生队伍的稳定性没有负面影响。深圳新的市属医院收入水平基本上同老市属医院的收入加编制福利相当，但是由于福利待遇的长期性，很多人还是更看重编制福利。上海申康的改革并没有触动编制问题，也没有统一制定年薪制标准，而是把这些问题交给医院院长去决定。从医务人员队伍的稳定性来看，三明和深圳新市属医院的薪酬制度取决于政府制定的薪酬水平是否有吸引力，只要有足够的财力支持，应该比较稳定。但是从发达国家实行年薪制的公立医院经验来看，政府制定标准的灵活性一般总是不够，不容易根据个人能力变化，在人才竞争方面可能会不如民营医院。而上海申康的薪酬制度改革把决定收入水平的大权还是放在了医院，相对来说医院人才队伍的状况不会因为薪酬制度改革而变化。因此，上海申康的改革方式对稳定医生队伍最有力，深圳和三明则在制度束缚下缺少灵活性。

3. 改革成功的必要条件。选择一种模式首先要理解该模式成功的必要条件，然后根据本地公立医院的运营环境来决定改革的方式和路径。福建三明模式成功的必要条件是有效降低药品费用（包括药品招标和用药管理），同时把下降的药品费用通过价格调整支持医务人员薪酬上调。国内很多地方虽然也进行了药品招标和用药管理，但是医保并没有足够的费用结余来支撑薪酬制度改革需要的服务价格上调，其原因可能是费用下降没有很大空间，也可能是医保更需要扩大保障范围，导致“腾笼换鸟”策略无法实行。

深圳公立医院薪酬制度改革是医院现代化管理体制改革的一部分，深圳以港大深圳医院作为样板，在几所新建医院中率先实行新的管理制度和薪酬体制，为深圳老公立医院薪酬制度改革提供了参考，但同时也揭示出实现医院现代化管理体制在老体制下难度很大，需要的过渡时间也很长。因此，深圳实现现代化公立医院管理体制下薪酬体制改革的必要条件是新建医院或者是事业单位体制改革的全面启动。

上海申康能够取得成功的必要条件是数据支持下的精细化管理，申康的医联工程和财务管理成本核算系统可以监测到医院每一项药品和材料的使用，以及每一笔财务收支状况。在如此详实的数据支持下，申康管理层可以实时掌握医院的动态，按照政府办医的基本目标进行精细化管理，有支持也有严控。因此，上海申康可以很好地控制工资总额的增长，把薪酬具体分配方式交给医院院长，给予院长更大的医院内部经营管理权力。

（四）三种公立医院薪酬改革模式的经验借鉴

1. 控制薪酬增长率、按医院功能内涵和管理水平决定改革模式。第一，薪酬水平应以现有实际收入水平为起点，严格控制增长率。无论是按照三明和深圳的绩效年薪制还是上海申康控制薪酬总额增长率，都应该在现有的实际收入水平（包括所有分配到个人的项目）上开始控制，避免按照“某个标准”向上调整。目前有一些学者认为我国医生相对薪酬（医生薪酬与社会平均薪酬之比）同发达国家比较偏低，应该上调。但是发达国家医生相对薪酬水平差异非常大，很多东欧国家的相对薪酬都在3倍左右。我们对这些国家的研究发现，各国薪酬差异的原因非常复杂，相对薪酬水平高的国家，并没有在医疗服务质量方面有显著提高，从健康指标（人均寿命等常用指标）与相对薪酬水平的相关性分析也可以得出同样的结论。而根据最近公立医院财务上报的数据显示，我国各省公立医院医生税后的平均收入与当地平均可支配收入的比值也已经在3倍左右。因此，我国公立医院应该首先把医务人员的收入水平统计清楚，特别是各个专科医生的薪酬水平要准确，应该把所有的奖金、补助等项目都包括在内。没有这些数据支撑，不能制定具体的薪酬水平。

第二，省部级医院比较适合采用上海申康的改革策略，在大数据支持的精细化管理同时，严格控制薪酬总额的增长率。省部级医院一般都是教学医院，同时承担了三个方面的任务：重病危病疑难杂症诊治、科学研究和教学服务。这些医院的治疗业务错综复杂，医院之间的专科分布差异明显，医生薪酬待遇不但要考虑技术水平，同时也要考虑专科差异，很难制定出既统一又合理的标准。如果让每一家医院都提出一个年薪标准，还不如学习上海申康的方法，通过预算管理控制工资总额增长率，考核医院服务的绩效，具体管理措施留给院长。

第三，对于中小城市，特别是县级医院，学习三明建立统一的薪酬标准比较容易。首先，这些医院的任务主要是治病，医生类别不是非常复杂，容易分类。而三明模式用于县医院的另外一个重要意义是为改善医生人才在不同经济水平地

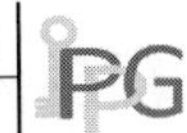

区的差异提供基础。目前我国县医院医生薪酬水平在同一省内差异都很大，经济水平好的地区容易吸引人才，经济水平差的地区没有能力提高工资补助就会流失人才。因此，在市、县医院统一薪酬标准之后，就能够逐步实现省内相同类别的医院享有相同的标准，而经济水平较差的地区政府还可以通过增加补助，促进医疗资源在不同地区分配的公平性。

2. 促进公立医院自主化管理，保持市场竞争能力。申康模式给三级教学医院以更大的灵活性。政府虽然也可以为三级医院制定细致复杂的薪酬制度，但医院各自实际运营的情况和发展特色并不相同，制度定的太死不利于医院灵活发展。事实上，申康模式也可以应用到中小城市的公立医院，随着信息技术的发展完善，政府可以充分掌握医院的运营信息，然后根据工作量制定工资总额。至于医院具体如何发工资，聘用什么水平的医务人员则由院长决定，政府通过院长绩效考核来行使出资人的权利，引导医院按照公益性的标准提供服务，让院长按照政府办医的基本目标来管理医院。

从国际经验和教训看，美国退伍军人医疗系统的薪酬制度是以法律形式明确的支付方式。该系统的医务人员作为联邦政府公务员，根据一整套非常细致的方案决定薪酬水平。虽然该薪酬制度考虑到了医生职业的各种特殊性和专业性，并专门立法与公务员薪酬水平区分，特别是在政府规定的薪酬制度下医院招聘不到合适员工时，医务人员的级别认定可以灵活。但该医疗系统在医务人员劳动力市场中经常受人力资源部门各级人员的管理能力困扰，不能及时招聘到合适的人才。由政府行政部门决定医生薪酬水平本身就有问题，再加上政府部门低效率和官僚作风严重影响医院的竞争能力。我国公立医院目前还是处于主导地位，民营医院在人才方面很难同公立医院竞争。但是这种局面正在悄然发生变化，公立医院医生离职进入民营医院发展迅速，事业单位制度改革完成之后，编制不再成为公立医院的一项优势，公立医院同民营医院的竞争会更加市场化。因此，给予公立医院院长充分的管理权对增强公立医院发展能力和竞争能力非常重要。

（五）三种公立医院薪酬改革模式的推广思考

如何推广三种不同的模式既要看当地对改革模式所需的必要条件可以满足到什么程度，更重要的是看改革的路径对今后发展的影响，要根据当地条件区别对待不同功能、规模和管理体制的医院改革。

1. 福建三明模式。福建三明市公立医院薪酬制度改革路径可以归结为政府各部门联合行动的强力推动。除了“腾笼换鸟”的举措之外，政府把薪酬制度同编制分离，编制工资仅仅用于退休金的计算，当前薪酬全部统一计算。在薪酬水平和分配方案方面，三明的特点也是政府提出明确的分配方法，包括各级医务人员的薪酬级别和用点数法来计算医务人员的绩效奖金等等措施。三明公立医院同上海申康属下的公立医院无论是在治疗疾病的复杂程度上，还是在教学科研等功能上都不在同一个水平，因此，三明市政府统一制定薪酬分配制度是改革成功的有效措施，但在像上海申康这样的三级医院中就不适合推广。三明改革给我们的启示是在中小城市中，政府联合行动、统一管理下的改革效果会较显著，成功的可能性也更大。

2. 深圳模式。深圳改革模式借鉴了香港医院管理体制模式，关键是脱离政府的编制及其相关的各种福利，基本上是企业化的模式，医务人员参加社会保险，薪酬则遵循医务人员劳动力市场指导原则，由医院各自决定。因此，深圳模式在老公立医院中需要有新老两套办法，虽然说是同工同酬，但退休之后的待遇变数很大，有没有编制仍然是个重要影响因素。即使在同城新医院中实行新的管理体制，新医院要有竞争力，就必须在薪酬水平上充分反映出编制带来的各种福利，特别是退休之后的福利。而这部分福利对老医院来说是财政未来的支出，但是对于新医院，未来的福利要通过当前的薪酬反映出来，这对深圳这样快速发展的城市，财政的承受能力需要考虑。深圳值得学习的经验是在事业单位编制存在的情况下，新医院如何同编制内职工薪酬接轨，老医院如何实现新老两种制度的同工同酬。虽然编制外职工在国内几乎所有的公立医院都存在，但以现代化的医院管理机制为标准的同工同酬在国内并不多，大部分公立医院实行同工同酬是根据市场情况给编制外医务人员进行补贴。

3. 上海申康模式。上海申康对承担教学、科研和危重/疑难疾病治疗的省部级公立医院薪酬制度改革作出了重要贡献。上海的经验真正实现了大型公立医院经营权和管理权的明确分离，给院长最大限度的自主权，让院长根据医院的需要决定各自的薪酬分配方式。而作为政府出资人，申康则专注医院的发展是否与政府规划目标保持一致，医院的服务是否同公立医院基本目标一致，医院薪酬分配是否与政府同医院院长的合同契约保持一致等的精细化管理。申康可以有效行使出资人权利的保障是上海市政府各相关部门能够承担政府办医责任，申康的医联数据系统和财务管理数据系统的信息化为此提供了管理基础。因此，上海申康依靠抓住院长绩效考核和预算管理关键环节，仅仅控制医院工资总额和薪酬增长率，而让医院自己制定绩效奖金分配方式。

第七章

美国退伍军人医疗系统薪酬制度及其改革启示

薪酬激励机制是影响工作效率和质量的关键因素。但是在医疗服务行业，薪酬激励带来的效率和质量提升并不一定导致社会资源的最优分配。当社会经济和文明发展到一定水平时，医疗服务成为社会保障的一个部分，但公立医疗服务资源的使用必须同社会经济承受能力保持一致，在现有的经济水平下能否提供性价比最好的服务是考核公立医疗服务体系绩效的基本标准。如果公立医院医生薪酬激励机制不能体现这个基本原则，昂贵医疗技术和药品的过度使用不但会拖垮社会医疗保障体系，也会影响整体经济的发展。

美国就是一个比较典型的例子。虽然美国从 20 世纪 80 年代就开始实行住院按照病种付费的 DRG 方式，随后门诊付费也按照资源使用程度（RBRVS）定价支付，但美国并没有按照支付能力约束诊疗技术和手段，使得美国医疗服务资源使用效率远低于其他发达国家。美国医学会权威期刊 JAMA 于 2018 年发表哈佛大学和伦敦政治经济学院三位学者的论文显示，同世界上人均收入最高的 10 个国家比较，美国 2016 年的人均医疗费用几乎是其他 10 国的两倍（美国为 9 403 美元，其他 10 国为 3 377 ~ 6 808 美元），占 GDP 的比例为 17. 8%（其他 10 国为 9. 6% ~ 12. 4%），但美国人健康指标则基本上处于最低的水平。例如，人均寿命最低（美国为 78. 8 岁，其他 10 国为 80. 7 ~ 83. 9 岁），婴儿死亡率最高（美国为 5. 8‰；其他 10 国为 3. 6‰）。进一步分析发现导致美国医疗费用高的三大原因是管理费（美国占医疗费用的 8%；其他 10 国为 1% ~ 3%）、药费（美国人均 1 443 美元，其他 10 国为 466 ~ 939 美元）和医生薪酬（美国全科医生平均薪酬为 218 737 美元，其他 10 国为 86 607 ~ 154 126 美元）。美国医生中专科医生的薪酬几乎是英国和德国的两倍，专科医生的高薪酬使美国专科医生比例比其他国家要高，又引起了专科医生的过度使用。

我国公立医院从 20 世纪 90 年代开始逐步由医院净收入（收减支）作为医务人员薪酬（基本工资、岗位津贴、绩效奖金、各类补贴等）的主要来源，经过

20多年的发展，很多公立医院的医务人员薪酬已经全部来自医院净收入，财政没有任何经常性工资拨款，只是给了医院多收多得的权利。这种经济运营机制严重影响了公立医院医疗服务的基本原则，不断增加净收入成为公立医院生存和发展的必要条件，导致医疗费用增长超过了社会经济水平。根据人社部医疗保险数据测算，2009~2015年，人均医疗费用平均增长率为12.2%，远高于人均GDP和人均收入的增长率。公立医疗系统长期不能有效控制医疗费用增长的主要原因是没有彻底改变公立医院经济自负盈亏的基本运营原则。人社部、财政部、国家卫计委和中医药管理局于2017年连续发文推动公立医院医生薪酬制度改革，并且在全国各省市选择医院开始试点。四部委关于公立医院薪酬制度改革内容的前两条："优化公立医院薪酬结构"和"合理确定公立医院薪酬水平"是各地在落实政府政策时共同面临的问题。从自负盈亏多收多得的激励机制转向以公益性绩效为基准的合理薪酬水平和薪酬结构需要建立新的激励机制，两种激励机制的转换既要改变医疗服务的行为，以成本效益为原则在资源有限的条件下提供性价比最好的服务，但同时又要激励医务人员的工作效率。

本书之所以介绍美国联邦退伍军人医疗系统（Veterans Health Care System，VHA）医生薪酬制度，主要有四个原因。第一，VHA是美国最大的公立医疗系统，完全由政府拨款举办，与我国公立医院在医院所有权属性方面一致。第二，该系统中医务人员的薪酬全部由政府按照公务员的薪酬制度支付，奖金由医院决定，这与我国公立医院改革前医生薪酬制度改革的方向一致。第三，美国医生劳动力市场的薪酬主导了公立医院医生薪酬水平，而我国推动的医生多点就业等政策也鼓励医生劳动力市场化，因此对我国公立医院薪酬制度如何适应医生劳动力市场的变化有借鉴之处。第四，该系统自建立之日起就不断反映出政府办医的各类弊病，并在改革中不断发展，根据美国智库兰德公司最近的报告，目前VHA医疗系统的服务质量普遍高于民营医疗系统，其经验可以借鉴参考。

一、美国退伍军人事务部医疗系统简介

（一）美国退伍军人事务部（VA）

美国退伍军人事务部（The Department of Veterans Affairs，VA）前身为1930年成立的退伍军人管理局，于1989年成为为退伍军人及其家属提供服务的内阁部门。就雇员人数（33.5万人，截至2015年9月30日）而言，VA是继国防部之后的第二大联邦政府部门（共15个主要部门）。VA的工作主要包括四个方面：

第一，提供全美最大的卫生保健供给。VA提供广泛的初级医疗、专科治疗及相关的医疗机构社会支持服务。同时VA也是全美最大的针对住院医师及其他

医护人员的综合性医疗卫生教育、培训机构。VA 对退伍军人及其相关人员涉及的医疗领域的研究进步做出了重要贡献。

第二，管理着相关人员的补偿福利、抚恤金、信托服务、教育福利、职业恢复、就业支持、转业服务、房屋贷款及生活保险项目。

第三，有着全国性最大的丧葬服务系统。为那些为国家做出贡献的退伍军人和符合条件的相关受益者及他们的家人提供最后的休息场所及后续的纪念服务。

第四，为国防部（Department of Defense）、联邦急救管理部（Federal Emergency Management Agency）及其他一些部门在战时或者国家紧急情况中提供紧急支援。VA 的中心办公室（Comprised of VA Central Office，VACO）位于华盛顿，其分支机构遍布美国所有领土。在组织方面，工作主要由三条主线进行管理：退伍军人医疗管理局（Veterans Health Administration，VHA）、退伍军人福利管理局（Veterans Benefits Administration，VBA）、全国丧葬管理系统（National Cemetery Administration，NCA）（见图 7－1）。

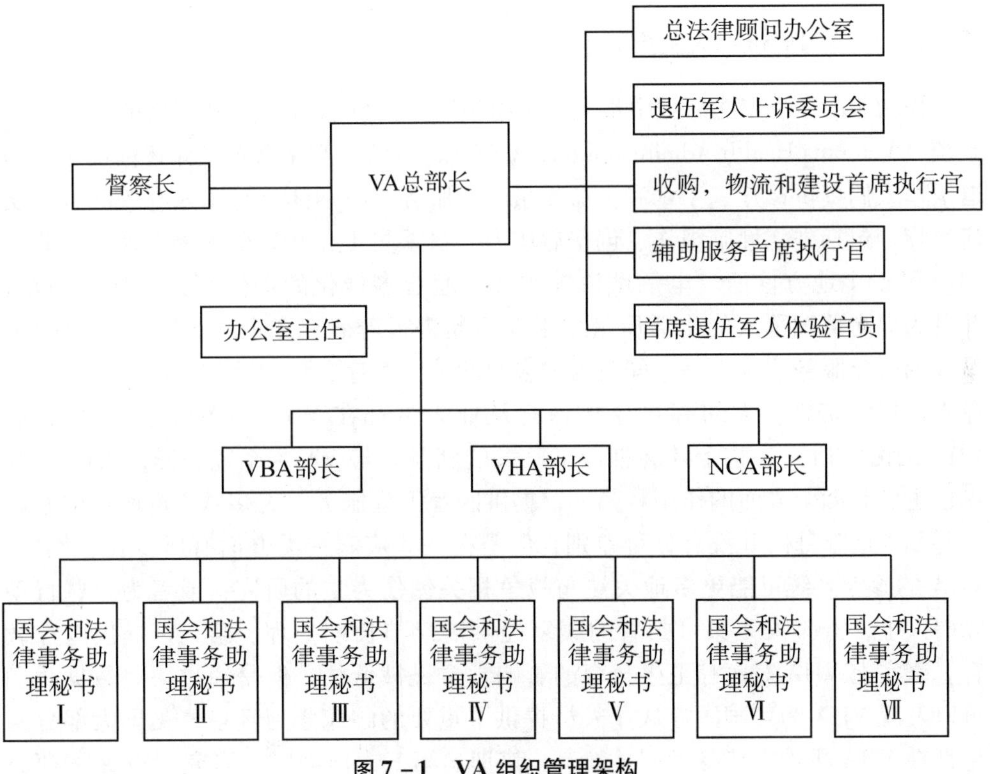

图 7－1　VA 组织管理架构

具体来说，除 VBA，VHA 和 NCA 三个部门外，其他的 VA 如总法律顾问办公室、退伍军人上诉委员会等五个管理层即为中心办公室。而 VBA、VHA 和

NCA 因为要服务于全国的退伍军人，其分支机构遍布全国。相关的服务及福利通过一张全国性的 VA 网络来进行提供。其中包括 151 个医疗中心（Medical Centers），300 个诊疗中心（Vet Centers），820 个以社区为基础的门诊部（Community - Based Outpatient Clinics，CBOC），153 个社区生活中心（Community Living Centers），6 个独立门诊部（Independent Outpatient Clinics），103 个住院恢复中心（Residenttial Rehabilitation Centers），139 个综合残障评价中心（Integrated Disability Evaluation System，IDES），131 个国家性陵园，90 个州级的墓地，56 个地方办公室，6 个信托中心，3 个抚恤金管理中心，1 个保险中心，94 个校园诊疗中心，284 个面向全国的福利服务系统（154 个面向在役，130 个面向职业恢复及就业），4 个地方性教育推进办公室，9 个地方性借贷中心。作为美国除国防部外的第二大政府部门。VA 的雇员数也是十分庞大的，在 2015 年 VA 年度财报中表明截至 2013 年 VA 的总雇员数达到了 33.5 万人，其中 VHA、VBA 和 NCA 的雇员分别为 29.9 万人、2.2 万人和 1 730 人。由此，我们可以看出 VHA 在整个 VA 系统中的重要地位。

（二）美国退伍军人医疗管理局（VHA）

作为 VA 三个职能部门中最大的是退伍军人医疗管理局及其下属的医疗服务系统（Veterans Health Administration，VHA）。VHA 伴随着 VA 整体逐渐成长，为退伍军人们提供诊疗、手术和生命质量改善服务，特别注重与军人有关的各种疾病治疗，包括外伤性脑损伤、创伤后压力、自杀防止、女兵群体等。最近一些年 VHA 开设了地方诊所、电话就诊等服务，迎合多样化的退伍军人群体的需求，并且为提高美国军人的生活质量水平在不断进行着研究和创新。VHA 是世界上最大的医疗服务系统之一，同时为大多数的美国医疗、陪护及相关的医疗卫生专业人员提供培训。大约有 60% 的医疗从业人员都在 VHA 的医院中受过培训。VHA 的医疗研究为整个社会创造了巨大的利益。与 VA 主系统一样，VHA 的存在也主要有四个方面的作用：第一，提供医疗卫生服务。大多数 VA 诊疗中心和一些私人诊疗部门并没有显著差别，但是在一些疾病种类方面有所专长。例如，VHA 的诊疗系统可能更多地关注与战争相关创伤为主的研究，或者为一些行动障碍人士、低收入无家可归者的康复提供治疗与长期护理。第二，提供医疗教育。事实上 VHA 对医疗卫生教育的影响常常是被低估。但是通过一些数据我们可以发现 VHA 为美国医疗从业人员提供了重要的临床学习环境，美国大部分医生都在 VHA 机构中接受过相关教育、培训。第三，推动医学研究。VHA 的研究在很多不甚熟悉的医学研究领域都是处于先锋水平，比如透析，活体移植等领域。同时 VHA 从事着生物医学、康复医学以及其他一些卫生服务领域的研究。虽然这些领域相对冷门，但是前沿的研究不仅对本领域的医学进步作出了贡献，也推动了整个医疗服务领域的技术进步。第四，提供紧急救援。VA 承担着为国家紧急事务预备并提供后续伤员治疗的服务。

为了便于管理，美国退伍军人医疗卫生系统按照地域划分为 19 个大区，包括 145 家医院，1 231 个门诊部。根据 2017 年 9 月 30 日的统计，VHA 有 905 万注册退伍军人有资格享受医疗服务，其中 455 万是残疾退伍军人。在 2016 财政年度，有 626 万人在 VA 获得医疗服务（VA 资料，2018）。尽管随着大规模战争时代的远去，当时服役军人去世使美国退伍军人减少，但是这些年来由于 VA 的积极转型、改革、发展，退伍军人在 VA 的注册比例开始逐年上升，就诊数也呈现了稳定显著的增长。如表 7－1 所示，VHA 在 2005～2014 年这 10 年间，注册率从 32.7% 稳步上升到 47.2%，在原基础上增长了 44%。体现实际使用率的门诊人数和住院人次也分别增长了 61% 和 21%。这一方面说明了 VHA 在美国整个医疗系统中重要的地位，另一方面也是对 VA 改革成果的肯定。

表 7－1　　VHA 2005～2014 年医疗资源使用情况

财政年	退伍军人数（百万）	VHA 注册人数（百万）	VHA 门诊人次（百万）	VHA 住院人次（千）	VHA 注册率（%）
2005	23.4	7.7	57.5	585.8	32.7
2006	23.4	7.9	59.1	568.9	33.6
2007	22.9	7.8	62.3	589.0	34.2
2008	22.4	7.8	67.7	641.4	34.9
2009	21.9	8.1	74.9	662.0	36.9
2010	21.8	8.3	80.2	682.3	38.1
2011	21.5	8.6	79.8	692.1	40.0
2012	21.2	8.8	83.6	703.5	41.3
2013	19.6	8.9	86.4	694.7	45.4
2014	19.3	9.1	92.4	707.4	47.2

资料来源：VA2015 年统计报告。

（三）美国退伍军人医疗管理系统薪酬法规

美国 VHA 医疗系统中所有医务人员全部属于联邦政府雇员，按照政府对医务人员的特殊薪酬制度聘用。VHA 医疗系统雇员的薪酬主要根据联邦政府第 5 和第 38 两个法律条款确定。其中第 5 条款是非专业人员的工资体系（TITLE 5：Government Organization and Employees），第 38 条款产生于 1946 年，为了满足“二战”后退伍军人医疗机构突然增多的医疗需求而设。第 38 条款（TITLE 38）最初只规定了工作于联邦机构的医生、牙医和注册护士的薪酬制度，之后逐步扩展到了 VHA 中 12 个不同职业的薪酬，甚至包括了医疗机构管理人员的薪酬。在制度实行的初始阶段，VHA 中医疗工作者的薪酬部分由第 5 条款决定，部分由第 38 条款决定，部分甚至在两部法律中都有应用。

尽管 VHA 医疗系统中医护工作者的薪酬基本全部由第 38 号条款决定，但还是有一部分在第 38 条款覆盖范围之外的医务工作者的市场薪酬是高于第 5 条款薪酬认定标准的。这些人包括心理学医生、呼吸治疗师、理疗师、牙科保健员、执业护士和医技人员。为了提供与市场相同质量的医疗服务，VHA 医疗系统通过国会在第 38 号条款薪酬制度基础上，又建立了一个第 38 号扩展条款（TITLE 38 HYBIRD），为 VHA 雇佣合格的医疗服务专业人员提供了与市场匹配的法规。有了这个扩展条款，VHA 在雇佣医务人员的时候就非常灵活了，有时候可以直接用第 38 号条款，如果第 38 号条款不适合的时候就可以用第 5 或者第 38 条款的扩展法规，最终目的就是能够在劳务市场上招聘到高质量的各类医务人员。需要注意的一点是，即使是同一个雇员，在其就业的不同阶段，其薪酬也可能根据不同的法规制定，雇员可以根据自己能力的提升来申请使用最有利的法规。

故而，研究 VHA 医生的薪酬支付机制，我们只需要了解清楚第 38 号条款关于医护人员薪酬的决定机制即可，对于第 5 条款我们不单独讨论，其操作原理在本质上与第 38 号条款中的规定一致，如有需要会在后面提及。作为一套需要在全国范围内供联邦政府雇佣的医疗卫生从业人员使用的法规，一方面它要准确区分医务人员专业和岗位责任的差异，另一方面也要顾及庞大国家的区域性（自然环境、人文环境、人口统计学特征等）差异。为了保证工作效率和绩效，第 38 号条款制定了一套系统性的薪酬计算公式。

二、VHA 薪酬制度

（一）VHA 医务人员薪酬水平决定因素

VHA 医务人员受聘时首先要计算雇员薪酬的初始值。初始值取决于雇员个人技术职称（住院医师、执业医师等），工作内容（医生、护士、复健人员等），工作类型（全职、兼职、培训等），（在 VA 的）工作经验等。每一条所对应的情况在法令中都有所列示。表 7－2 列示了 VA 人力资源管理部门颁布的 2018 年 1 月 7 日开始实行对于医生和牙医（Physician & Dentist）随任职年限变化的起始薪酬值。在 VA 内部，单纯从工作经历这方面来说最高级别（28 年以上）超过最低（2 年及以下）近 50%（表 7－2）。需要注意的是，这里只是单纯年限的差别，但是实际上随着工作时间的增长，个体从事的医疗工作复杂度（Complex Level）、专业职称等都会有显著的变化，这些变化也会显示在最后的薪酬支付水平上。所以实际上，即使是同一个科室的不同年资的医生薪酬差异也会超过表7－2中显示的数据范围。这里有三点需要说明：因为需要包含所有的雇员，所以在初始值这里的人员类别划分十分细致；薪酬的初始值一般与个体过去的最高薪酬相联系；不同人员薪酬的初始值可能由不同的单位或者个人决定。

表7－2　VHA工作经历对薪酬初始值的影响

层级	任期（年）	工资（美元）
1	2年及以下	103 395
2	2～4	106 842
3	4～6	110 289
4	6～8	113 736
5	8～10	117 183
6	10～12	120 630
7	12～14	124 077
8	14～16	127 524
9	16～18	130 971
10	18～20	134 418
11	20～22	137 865
12	22～24	141 312
13	24～26	144 759
14	26～28	148 206
15	28年以上	151 653

资料来源：VA官网（https：//www. va. gov）。

在基础薪酬决定之后，再根据雇员工作机构的不同特征进一步调整。这一步涉及关于不同工作内容的等级（Complex Level）的规定。在这个部分个人的特质也体现在薪酬结算时自己所在的层级上（Step），不当的诊疗行为会降低个体的层级，处于越高的层级上，个人可以得到的薪酬就越高。这里的层级与个体的工作绩效是挂钩的。

（二）VHA专科分类及薪酬水平

当VHA医疗中心决定新聘医生薪酬时，首先要找到这个岗位的薪酬类别。第38条款包括四类医务人员：（1）医生和牙医；（2）医生助理和牙医助理；（3）足病医师、眼科测光师、脊椎推拿理疗师；（4）护士。每一类医务人员薪酬的基本结构都是一样的，按照职务的复杂程度分为大级，然后按照工作经验（年限）分为小级。医生和牙医这一类的大级为三级，小级为15级；足病医师、眼科测光师和脊椎推拿理疗师有5个大级和10个小级；医生和牙医助理有8个大级和10个小级；护士则比较复杂，一般注册护士分5个大级和12个小级，执业护士则分三个大级12个小级，注册麻醉护士也是4个大级和12个小级，有些医疗中心可以根据工作岗位复杂程度再进行细分，主要目的是能够使薪酬制度更加灵活，提升VHA在医务人员劳动力市场的竞争能力。

表7-3按照薪酬水平列出了根据第38条款医生薪酬的四个专科组。这些专科组的分组也会随着新技术出现和市场薪酬水平进行调整，例如2016年有五组，而2018年则并为四组。每一个专科组薪酬含有三个大级，第一级是普通医生，第二级是科主任、项目主任等，而第三级是科主任以上级别的专业领导或者承担更高责任的医生。专科第四组是非常细的专业分工，只有两个大级。

表7-3　美国联邦VHA医疗系统医生和牙医按专科和工作岗位分类薪酬（2018年1月7日起实行）　单位：美元

类别	专科
第一级：103 395～225 000 第二级：110 000～234 000 第三级：120 000～262 000	一类：内分泌科、牙髓病专科、全科-牙科、老年科、传染性疾病、内科/初级卫生服务/家庭医生、安宁护理、牙周病科、预防医学科、口腔修复科、风湿病科、其他不需要特殊专业性培训的专科
第一级：103 395～264 000 第二级：115 000～292 000 第三级：130 000～320 000	二类：过敏及免疫、住院医师、肾脏科、神经科、病理科、理疗与康复科/脊椎损伤科、精神病科
第一级：103 395～348 000 第二级：120 000～365 000 第三级：135 000～385 000	三类：麻醉疼痛管理、心脏科（无创）、急诊、妇科、血液-肿瘤、核医学科、眼科、口腔外科、耳鼻喉科
第一级：103 395～400 000 第二级：125 000～400 000	四类：麻醉科、心脏科（介入性/非介入）、胸心外科、重症科、皮肤科、皮肤病（莫氏）、肠胃科、普外科、介入性心脏科、介入性放射科、神经外科、矫形外科（Orthopedic surgery）、耳鼻喉科、整形手术（Plastic surgery）、放射科（诊断）、放射-肿瘤、泌尿科、血管外科

注：各级适用对象：第一级：适用于医师或者牙医师。第二级：适用于担任导师、项目主管或部门主任的医生；四类专科除前面三个岗位之外也适用于各项服务主管、大区任命的主管和国家项目的负责人。第三级：适用于各项服务的主管和各服务专业主管，以及其他超过第二级主管复杂程度的负责人和国家项目负责人。第四类专科没有设三级。

资料来源；美国联邦VHA医疗系统人力资源部网站：https：//www.va.gov/OHRM/Pay/2018/PhysicianDentist/PayTablesRev.pdf 查询日期：2/2/2018。

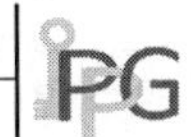

专业科室和岗位确定之后，具体薪酬则主要根据年限确定。对于一位刚刚拿到执照的医生，起薪就是该类别中第一大级的第一小级，也就是该岗位的最低薪酬。例如，心脏科（无创）刚参加工作的医生起薪在表中第三类第一大级中的最低薪是 103 395 美元，最高薪酬为 348 000 美元。如果医疗中心希望聘一位科主任医生，这个职位的起薪就是第二大级中与本人工作年限匹配的一个小级。

（三）VHA 护士分类和薪酬水平

除了医生之外，第 38 条款还包括护士等其他医疗服务专业。护士是美国医疗服务劳动力市场供给长期短缺的一个行业，因此 VHA 对护士的薪酬也有非常具体的规定和竞争的灵活性。注册护士按第 38 条款的薪酬水平聘任，而注册护士以下的辅助护理人员过去是按照一般公务员的薪酬聘任，但后来发现根据学历和工作经历确定的薪酬在护理劳动力市场不具备竞争力，因此在 2003 年又通过了第 38 条款的扩展法规（Title 38 Hybrid），让护理辅助人员有自己行业的专门薪酬制度，增加了市场竞争能力。需要注意的是旧金山的地区调整系数是最高的，也是全国 VHA 医疗系统护士的最高薪酬水平，其他地区会根据当地劳动力市场的工资水平做相应调整。

护士的岗位有三个大类别：一般护士、管理岗位护士和专业护士。一般护士有两大类：注册护士（Registered Nurse）和执业护士（Nurse Practitioner），执业护士比注册护士更高一些，可以辅助医生独立诊断，并且可以有转诊权和处方权，有些州全科医生不够，执业护士还可以自己独立开业。管理岗护士前三级是科室或者部门护士管理岗位，例如护士长，而第四和第五级则是更高的管理岗位，例如医院住院部的护理总管等。从表 7 - 4 中可以看到，管理岗到第四和第五级的薪酬比前面三级高很多，一般情况下，第四和第五级是根据岗位招聘，不是晋升可以达到。第三类护士是专业护士（见表 7 - 5），要求有专业技术，例如住院部护士、心脏导管室和手术室护士等。专业护士中有些需要执照才能上岗，例如麻醉科护士、艾滋病科护士和儿科护士等，因此执照护士的薪酬就另有规定。

护士三个大级岗位聘任是根据学历和工作经验决定。一般情况下，第一大级（注册护士）中的第一小级适合只有专科学历和护士学位，没有任何经验的申请者；而第一大级的第二小级则适合本科学历和护士学位，没有工作经验的申请者，或者是专科学历护士学位，但有一年工作经验的申请者；第一大级第三小级则适合硕士学历和本科学位，没有工作经验的申请者，或者是本科学历、护士学位但有 1 ~ 2 年工作经验的申请者，或者是专科学历护士学位，并且有 2 ~ 3 年工作经验的申请者；护士第二大级（执业护士）的第一小级适合博士学历、护士学位，

表 7-4　　旧金山 VA 医疗中心一般护士薪酬水平（2018 年 1 月 7 日生效）　　单位：美元

岗位	1	2	3	4	5	6	7	8	9	10	11	12
注册护士												
第一级	81 643	84 092	86 541	88 990	91 439	93 888	96 337	98 786	101 235	103 684	106 133	108 582
第二级	95 969	98 848	101 727	104 606	107 485	110 364	113 243	116 122	119 001	121 880	124 759	127 638
第三级	104 606	107 744	110 882	114 020	117 158	120 296	123 434	126 572	129 710	132 848	135 986	139 124
执业护士												
第一级	100 050	103 051	106 052	109 053	112 054	115 055	118 056	121 057	124 058	127 059	130 060	133 061
第二级	117 694	121 224	124 754	128 284	131 814	135 344	138 874	142 404	145 934	149 464	152 994	156 524
第三级	128 286	132 134	135 982	139 830	143 678	147 526	151 374	155 222	159 070	162 918	164 200	164 200
护士管理岗												
第一级	93 378	96 179	98 980	101 781	104 582	107 383	110 184	112 985	115 786	118 587	121 388	124 189
第二级	109 905	113 202	116 499	119 796	123 093	126 390	129 687	132 984	136 281	139 578	142 875	146 172
第三级	119 797	123 390	126 983	130 576	134 169	137 762	141 355	144 948	148 541	152 134	155 727	159 320
第四级	130 578	134 495	138 412	142 329	146 246	150 163	154 080	157 997	161 914	164 200	164 200	164 200
第五级	142 330	146 599	150 868	155 137	159 406	163 675	164 200	164 200	164 200	164 200	164 200	164 200

资料来源：同表 7-1。

表 7-5　旧金山 VA 医疗中心专业护士薪酬水平（2018 年 1 月 7 日实行）　单位：美元

岗位	1	2	3	4	5	6	7	8	9	10	11	12
注册护士（住院部护理）												
第一级	88 058	90 699	93 340	95 981	98 622	101 263	103 904	106 545	109 186	111 827	114 468	117 109
第二级	102 146	105 210	108 274	111 338	114 402	117 466	120 530	123 594	126 658	129 722	132 786	135 850
第三级	111 340	114 680	118 020	121 360	124 700	128 040	131 380	134 720	138 060	141 400	144 740	148 080
注册护士（心脏导管室）												
第一级	91 564	94 310	97 056	99 802	102 548	105 294	108 040	110 786	113 532	116 278	119 024	121 770
第二级	106 214	109 400	112 586	115 772	118 958	122 144	125 330	128 516	131 702	134 888	138 074	141 260
第三级	115 773	119 246	122 719	126 192	129 665	133 138	136 611	140 084	143 557	147 030	150 503	153 976
注册护士（手术室）												
第一级	103 305	106 404	109 503	112 602	115 701	118 800	121 899	124 998	128 097	131 196	134 295	137 394
第二级	119 835	123 430	127 025	130 620	134 215	137 810	141 405	145 000	148 595	152 190	155 785	159 380
第三级	130 620	134 538	138 456	142 374	146 292	150 210	154 128	158 046	161 964	164 200	164 200	164 200
执照注册护士												
第一级	161 468	166 312	171 156	176 000	180 844	185 688	190 532	195 376	200 220	205 064	209 908	210 700
第二级	176 001	181 281	186 561	191 841	197 121	202 401	207 681	210 700	210 700	210 700	210 700	210 700
第三级	191 841	197 596	203 351	209 106	210 700	210 700	210 700	210 700	210 700	210 700	210 700	210 700

资料来源：同表 7-1。

但没有工作经验的申请者，或者是硕士学历、护士学位且有1～2年工作经验的申请者，或者是本科学历、护士学位且有2～3年工作经验的申请者；第三大级（护士管理岗）的第一小级则适合博士学历、护士学位，且有2～3年工作经验；或者是硕士学历、护士学位，并且有本科学历、护士学位，且有2～3年工作经验（见表7－4、表7－5）。需要注意的是上述这些聘任标准是一般情况，特殊情况下，第三大级也可以聘任只有硕士，或者本科学历的申请者。

（四）VHA医务人员绩效考核与晋升与加薪方式

VHA的绩效考核分为机构和医生两个层面。VHA的改革之初就认识到在不同地区医疗体系的改革目标应该是不一样的。在机构层面，VHA的领导者将更多的权力下放到基层管理人员手中，并提出了一个统一的价值衡量公式：价值＝(可及性＋技术质量＋功能状态＋服务满意度)/(总成本/单位价格)。各个地区服务中心的最终目标是实现价值的更优，有很大的自主权。1999年，一个全国性的医疗质量监管机构成立时，VHA用了近3年时间全面推广电子病历系统并为质量监管提供了数据基础。如果医疗服务网络中有个别医院、医生不符合要求，网络有责任处理。有些专科医生在一个网络里的多家医院给病人看病，他的技能可以被更多的患者利用，不管在哪家医院工作，医生都是从网络中领取固定工资的。医生的薪酬来源于三个部分：基本工资；与医生专科、教育程度、经验相对应的指数调整；医疗质量指标体系调整。VHA对执行质量指标体系效果好的医生给予奖励，惩罚做得差的医生。但是奖励不多，VHA给系统中的医生增加2%工资，商业保险赔付加5%。惩罚力度更小，不遵守指标体系的，收费价格降低1%。正因为不是惩罚性的政策，推行中遇到的阻力并不大。每位医生也有最低的工作量要求，但并不是以工作量来衡量医生，只要医疗质量达到标准，医生的工作较为自由。

VHA医务工作者的薪酬增加有三个方面。一是按照工作年限在每一个大级中自动晋升，这种晋升只要完成了工作任务都可以获得，一般每2年晋升一级，一共有15级。一般情况下，在一个大级中工作了一段时间之后就会晋升到另外一个大级，再从第二个大级中继续晋升。第二个薪酬晋升方式是大级的晋升，如果该医生在工作一定年限之后，表现出色，他可以申请大级晋升，如果晋升到无创心脏科的第二大级，他的最高薪酬就是310 000美元。大级晋升需要由个人申请，所在单位推荐，上级单位审批。上级单位的审批权限根据级别会有所不同。例如，非医疗专业人员分15个大级，13级之前的晋升由当地医疗中心人事部门决定，13级以上的晋升则必须提交到华盛顿总部的人事部门审批。除了大级别晋升和小级晋升之外，第三个薪酬晋升是普调。每年美国总统会根据通货膨胀和财政状况给所有联邦政府工作人员薪酬一个普调，普调必须得到国会批准，一般在1%～3%之间，但也有冻结的情况。例如，2011～2013年的三年里，联邦政府雇员的工资就没有任

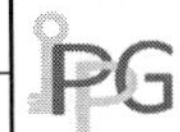

何调整，不过之前的三年（2008～2010 年）平均每年上调了 2.3%，2014～2017 年每年上调 1%，2018 年特朗普总统将联邦雇员薪酬普遍上调了 1.4%。

（五）VHA 医生薪酬的地区差异

决定医生薪酬的另外一个重要因素是地区差异。由于受各地生活成本和劳动力供求水平的影响，所有联邦政府雇员的薪酬都会根据所在地区劳动力市场的工资水平进行调整。每年联邦政府会对全国各地劳动力市场的薪酬水平进行调查，并且计算出地区薪酬调整系数，作为地方薪酬与全国平均薪酬的比值。联邦政府公布一个基本标准薪酬，系数为 1，其他地区则根据地区系数进行调整。美国有 46 个地区的调整系数大于 1，其他地区则全部取最低系数：1.1536。2018 年 46 个调整地区中最低的是新墨西哥州的阿尔布科克、圣达－菲和拉斯维加斯地区，调整系数为 1.1576，最高为旧金山、奥克兰和圣荷西地区，调整系数为 1.3928。按照当地劳动力市场的平均薪酬水平进行薪酬调整也会产生问题。在乡村和偏远地区，当地劳动力市场的薪酬水平不高，但并不等于医生也会接受当地的薪酬水平。因此，VHA 在一些地区有可能招不到符合条件的医生，虽然当地医疗中心的负责人可以提出申请要求提高工资待遇，但要全面提高薪酬水平就违反了联邦法规要求薪酬水平与当地挂钩的基本原则，因此 VHA 在一些地区仍然面临雇员不足的问题。

地区间的医学教育、研究水平差异，以及医疗机构的分布与地区间的总体经济发展情况与总体退伍军人数存在着正相关。不同于医疗机构在加利福尼亚、德克萨斯与佛罗里达这三个州明显的聚集分布，拥有医学专业的高等学府在整个东部地区的分布都尤为密集，同时西部沿海一线医学教育资源也是较为丰富的。而中部地区，尤其是偏北的中部地区，与其总体经济表现一样，无论是医疗硬件资源还是教育资源都相对欠缺。

新的 VHA 财政拨款计划是以病患人员数为基础而不是医疗机构个数为基础，但是除了针对病患的基本款项拨付外，VHA 对各综合服务中心的财政拨款还包括研究、教育、设备等专项拨款，这些款项是与当地的医疗资源密切相关的。总体说来，教育拨款水平总体波动较大，并呈现出几个极端值（东部波士顿与西部沿海一线，与新的医疗中心发展一致）（见图 7－2）。需要强调的一个问题是 VHA 作为全美最大的医疗从业人员培训机构，其主要资金是由美国住院医师医疗教育机制提供，而更多住院医师更倾向于汇聚到有更多科研经费的服务中心。

另外 VHA 医生薪酬的地区差异也与地方劳动力价格相关。来源于美国医景（Medsape）2016 年度医生薪酬调研显示了全国范围内医生年收入的基本分布与全国人均 GDP 的分布有所差异，最高是中北部地区，然后依次向两边降低，而最低的竟然是东部地区。VHA 中的医疗从业人员的收入主要是来源于固定工资制，全国对于医生有统一的工资标准，在此基础上地区间薪酬差异完全源于劳动价格指数的调节。

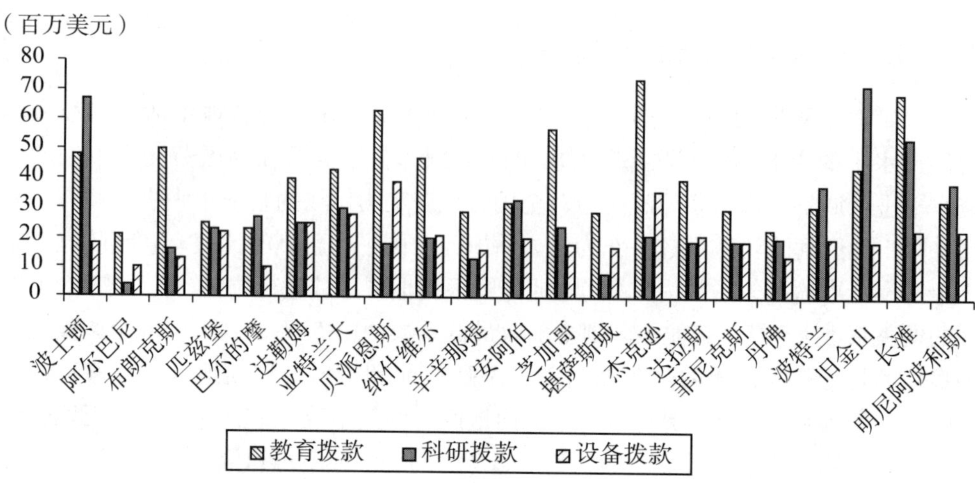

图 7－2　2015 年 VHA 综合服务中心部分财政拨款

我们发现同质医疗服务人员在 VHA 综合网络中的薪酬差异最高可以达到 1.16 倍（最高的第 21 区和最低的第 8 区），高于 Medscape 数据显示的 1.11 倍，当然这个数据是明显低于全美地区间人均收入差距的（见图 7－3）。VHA 依据这

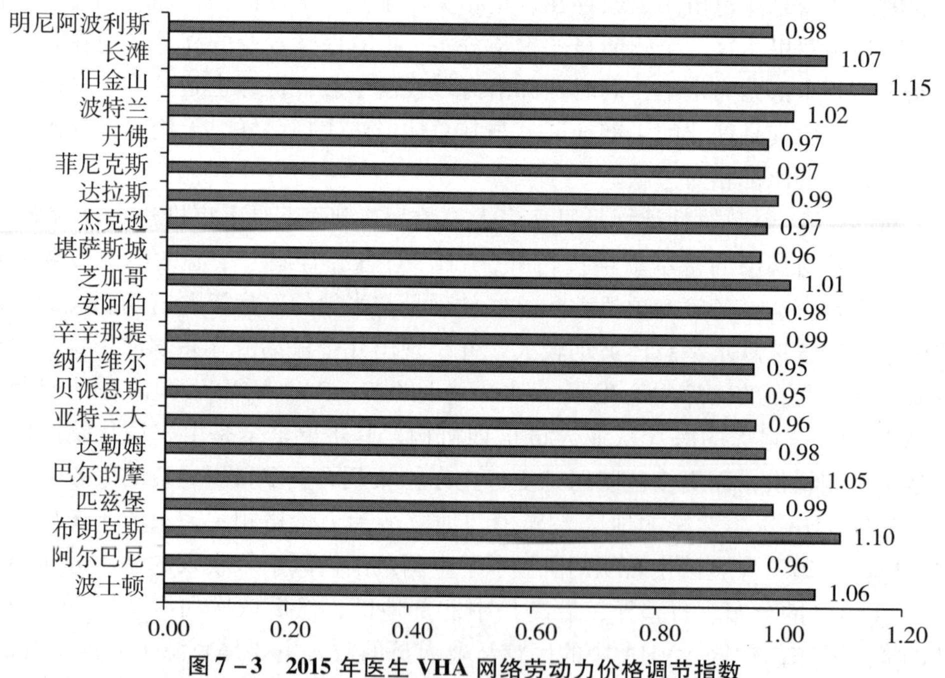

图 7－3　2015 年医生 VHA 网络劳动力价格调节指数

资料来源：Veterans Equitable Resource Allocation，2015.

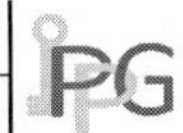

个劳动价格指数对于以病患为基础的地区间财政拨款额度进行调整，这样做的目的当然是为了调整地区间的劳动成本差异。但是一个很重要的问题是，这样的调整依据在哪里？调整额度是否能平衡地区间的劳动力分布？这就是接下来要讨论的 VHA 地区间资源分配中存在的一个很重要的问题。

三、美国医生市场相对薪酬水平分析

由于各国之间医务人员劳动力市场流动程度有限，医生薪酬在各国之间的差异非常显著。比较各国医生薪酬水平一般使用相对薪酬，即在本国医生薪酬与社会平均工资的比例。比较相对薪酬既避免了因各国收入差异引起标准差异，同时也避免了汇率与实际购买力不一致的问题。即使是使用平行购买力的方法也很难把一个国家行业之间的薪酬差异客观反映出来。相对薪酬则比较合理地反映了一个国家医生与其他行业之间的薪酬差异，相对薪酬高会吸引更多优秀人才进入医生行业。表 7 -6 反映了美国各专科医生的平均薪酬和相对薪酬。医生薪酬数据来自于美国医景医药咨询公司 Medscape 于 2017 年 11 月至 2018 年 2 月对 2 万多美国医生的问卷调查数据，社会平均薪酬则来自于社保咨询网的数据。

从全国范围来看，美国家庭医生的平均薪酬大约是全国平均劳动收入的 4. 8 倍。专科间差异非常大，最高的是整形外科，其平均薪酬达到社会平均的 11. 2 倍，而心脏科的薪酬是社会平均值的 9. 4 倍。但报告并没有说明这 2 万多医生的地区分布，以及每一个专业的医生人数，因此可能偏离全国平均值。还有一个问题就是医生的分类，从 VHA 医生薪酬分类来看，同一个专科的医生薪酬差异也很大，例如，心脏有创和无创医生的薪酬差异就很大。受访医生的资历分布也会影响到薪酬平均值的代表性。然而尽管有这些问题，Medscape 的这个报告已经连续出了 8 年，在业内有一定的代表性，比 VHA 的薪酬制度更加接近美国市场中医生的实际收入。

表 7 -6　　2017 年美国各专科医生相对薪酬

专科	年薪（万美元）	相对薪酬比	专科	年薪（万美元）	相对薪酬比
社会平均（Average）	4. 4	1	肿瘤科（Oncology）	33	7. 6
整形外科（Orthopedics）	48. 9	11. 2	重症科（Critical Care）	32. 4	7. 4
整容科（Plastic Surgery）	44	10. 1	肺科（Pulmonary Medicine）	31	7. 1

续表

专科	年薪（万美元）	相对薪酬比	专科	年薪（万美元）	相对薪酬比
心脏科（Cardiology）	41	9.4	病理科（Pathology）	29.3	6.7
泌尿科（Urology）	40	9.2	妇产科（Ob/Gyn）	28.6	6.6
耳鼻喉科（Otolaryngology）	39.8	9.1	肾脏科（Nephrology）	28	6.4
放射科（Radiology）	39.6	9.1	过敏和免疫科（Allergy & Immunology）	25.7	5.9
肠胃科（Gastroenterology）	39.1	9	神经科（Neurology）	24.9	5.7
皮肤科（Dermatology）	38.6	8.9	风湿科（Rheumatology）	23.5	5.4
麻醉科（Anesthesiology）	36.4	8.4	心理科（Psychiatry）	23.5	5.4
普外科（General Surgery）	35.2	8.1	传染病科（Infectious Disease）	22.8	5.2
眼科（Ophthalmology）	34.5	7.9	内科（Internal Medicine）	22.5	5.2
急诊科（Emergency Medicine）	33.9	7.8	内分泌科（Endocrinology）	22	5.1
肿瘤科（Oncology）	33	7.6	家庭医学科（Family Medicine）	20.9	4.8
重症科（Critical Care）	32.4	7.4	儿科（Pediatrics）	20.2	4.6

注：薪酬已去除购买保险和交税。

资料来源：美国医景医药公司在 2017 年 11 月至 2018 年 2 月对 2 万多位医生的网上匿名调查结果。

VHA 的薪酬水平一般来说是低于市场医生薪酬的，但是 VHA 制定的薪酬具有一定的灵活性，以保证能够招聘到合格的医生。VHA 薪酬水平也包括一些非薪酬因素，例如工作稳定、享受教育奖学金、支持科研等。

四、美国 VHA 薪酬制度对中国公立医院薪酬改革的启示

美国 VHA 医生薪酬制度对制定我国公立医院医生薪酬制度的改革方向具有一定的参考价值。目前公立医院薪酬改革还在试点期，按照最近事业单位改革方

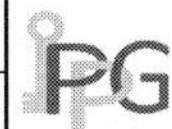

案，公立医院会取消编制，医生由医院按照年薪制聘任，深圳、三明都在这个方向进行了试点。如果不对医院净收入进行管理，医生薪酬仍然会受医院营利能力的影响，医院以净收入最大化为目标的管理模式也不会有本质性的变化。与薪酬总额管理配套的改革方案大致可分为固定式和灵活式两种。以福建三明薪酬改革方案为代表的是固定式改革，薪酬总额确定之后，医生按照规定级别和考核指标发放薪酬。而以上海申康公立医院薪酬改革的方式最为灵活，薪酬总额不固定，仅仅控制增长率，限制医院追求净收入的激励，让医院在各自的基础上决定薪酬水平。那么美国 VHA 的薪酬制度能对我国公立医院薪酬制度改革提供哪些启示呢?

美国 VHA 薪酬制度同三明和深圳的固定模式类似，但固定薪酬部分占 95%以上。VHA 薪酬制度可借鉴之处是在对薪酬分类的精细和应对市场变化方面的灵活度。尽管 VHA 几乎对每一类医务人员都制定了详细的薪酬水平和晋升制度，但如果医疗中心在现有制度下无法招聘到合格的医生，医院就可以采用特殊渠道增加薪酬水平。美国 VHA 在招聘优秀医生中除了灵活细致的薪酬制度之外，还建立了与当地最佳医学院合作的模式来吸引医生。VHA 的医疗中心一般都同当地最好的医学院合作，包括私立医学院。例如，加州帕罗阿托 VHA 医疗中心是斯坦福大学医学院的教学医院。这种合作既提高了医院医生的水平，也促进了 VHA 和斯坦福大学的医学研究。不过 VHA 医疗系统薪酬制度的弊病还是由规章制度带来的僵化管理，无论薪酬水平制定的如何细致，薪酬水平的主要决定因素是便于观测的因素，包括学历和工作年限等。但学历和工作年限无法测量雇员的实际工作能力和水平。如果院长或者科主任希望破格聘用高水平的医生就要走特殊通道，审批程序会很复杂而且要等很长时间，常常失去了时机，无法在市场上与民营机构竞争。VHA 薪酬制度影响人力资源配置的另外一个因素就是预算约束，由于预算目标不一致，资金在不同类别中调整非常困难。例如，国会拨款让 VHA 医疗系统中不能及时得到服务的患者到社区就医，但这笔款不能用到招聘医生减少排队时间。除此之外，人事部门的雇员都是级别较低的行政人员，他们管理高级专业人员在很多地方都是不可胜任的，他们不能判断专业人员的水平，只会按章办事，其结果就是官僚主义滋生，办事效率和质量都很低下。

总之，在选择薪酬制度改革路径时首先要考虑出资人和管理者的权责一致，无论是政府哪一个部门都应该以出资人办医的身份管理医院，既要行使出资人的权利，也要承担出资人的责任，更重要的是把管理权充分交给院长。要责权一致收到实效，院长绩效管理和医院绩效评估必须到位。如果能够做到这两点，薪酬制度完全可以根据医院工作量和工作复杂程度确定薪酬总额，其余的事情交给院长。这样公立医院会具备很大的灵活性和市场竞争能力，也能够让公立医院在竞争中发展，为人民提供优质和性价比最好的服务。

但是我们也要充分认识到我国公立医院管理水平在很多地方都不能满足上述两个条件。在这种情况下，建立统一的薪酬制度可以为公立医院的发展提供有力的支持。无论如何，我们必须放弃让公立医院自己挣钱来完成政府提出的各项任务的运营机制，我们既然要建立公立医院来完成市场不能全部做到的任务，那政府就必须承担经济责任，给医院必要的资源，然后才有资格提出各项公益性任务。上述结论可以总结为两条原则，对有能力按照政府考核绩效有效管理的医院，就把具体的薪酬决定权放给院长，政府只管医院的绩效；如果医院不能有效按照政府办医目标提供服务，薪酬管理权就收回来，通过统一的薪酬标准来控制医院不要偏离公立医院的基本目标。

第八章

美国退伍军人预算分配系统及其改革启示

一、美国退伍军人预算分配系统简介

美国退伍军人医疗服务系统的预算分配（Veterans Equitable Resource Allocation，VERA）是根据退伍军人资源公平分配法进行的，是经过了近20年的不断改革之后完成的按照退伍军人人数分配资金的方法。在此之前，各医疗中心的资金分配基本上是根据历史数据，既不能适应退伍军人在地区间人数分布的变化，也没有体现医疗资源和技术水平的均等。为此，国会对VHA的预算分配进行了评估，并且立法要求VHA在全国医疗资源分配中体现均等。经过不断的评估、监督和以数据为基础的技术管理改革，VHA最终实现了资源公平分配。VERA根据使用VHA医疗服务的退伍军人数量，计算每个大区医疗服务中心的预算。由于病患需求医疗保健服务强度的差异性和医疗保健系统的特殊性，VERA需要在人数的基础上进一步调整。

（一）一般目标资金的分配

VHA的医疗保健资金主要划分为一般目标资金和特殊目标资金两部分。2015财年，一般目标资金占据了VA医疗保健预算的67%（372亿美元），这些资金根据VERA模型分配到21个综合服务中心（Veterans Integrated Service Network，VISN）。特殊目标资金大约占据了33%（185亿美元）并另行分配。为了考虑资源分配的复杂性，VERA在进行一般目标资金分配时考虑了十个方面的因素，即基础护理（包含六个价格组）、复杂护理（包含四个价格组）、长期CLC住院、基于最高1%成本病患的调整、地区价格调整、研究支持、教育支持、设备、非VA护理、CBO雇员预算等。

1. 病患因素：基础和复杂护理。除去所有的长期住院和病患消费的高额极端值，基础护理和复杂护理占用的资金占据了所有医疗保健资金的绝大部分，为357亿美元（96%）。这两个部分是基于对2015财年各个VISN估计将会诊疗的病患数量进行资金分配的。对每个基础和复杂护理因素都有3个基础性的组成部分：患者组（患者类型）、用户数（在每个患者组中病患的数量）、价格设置（每个患者组中患者的美元价值）（见表8-1）。

表8-1　　VERA的十个价格组

10个价格组	疾病分组号	VERA分组名称
1. 非依赖性服务：基本非主要/主要患者	1	雇员和亲属①
	2	处方药①
	3	在职和退休职工体检
	4	非主要患者
2. 基本医疗，心脏，肺，GI：基础主要使用患者	5	中枢神经系统
	6	肌肉骨骼紊乱
	7	神经失调
	8	耳鼻喉
	9	其他急性疾病
	10	肠胃病
	11	心血管疾病
	12	肺部疾病
3. 精神健康：基础主要使用患者	13	成瘾性疾病
	14	急性精神疾病
4. 肿瘤科，失明：基础主要使用患者	15	艾滋病（使用/不使用抗病毒治疗）
	16	失明
	17	肿瘤
	18	丙型肝炎抗病毒治疗
	19	基本家庭和社区服务（HCS）②
	20	癫痫
	21	多发性硬化症
5. 多重问题：基础主要使用患者	22	家庭远程医疗、护理协调（CCHT）+慢性护理管理
	23	无家可归者的多重医疗
	24	精神疾病+药物滥用
	25	普通医疗+精神疾病+药物滥用

续表

10 个价格组	疾病分组号	VERA 分组名称
5. 多重问题：基础主要使用患者	26	急性创伤后压力综合症（PTSD）
	27	多发性硬化症（包括处方药）
	28	多种药物治疗
	29	有移植病史
6. 重大诊断：基础主要使用患者	30	转移性癌症
	31	急性心肌梗塞（MI）
	32	呼吸衰竭
	33	高成本肺炎
	34	其他高成本情况
7. 专业护理：复杂疾病	35	创伤性脑损伤（TBI）/多发性损伤（PT）
	36	家庭远程医疗、护理协调（CCHT）+非机构护理
	37	慢性 PTSD
	38	中风
	39	艾滋病，使用抗病毒疗法
	40	丙型肝炎使用抗病毒治疗
	41	多重病症的家庭和社区服务（HCS）[②]
8. 支持性护理：复杂疾病	42	传统长期护理（LTC）/中级
	43	脊髓损伤 +2 年旧伤
	44	居家基础医疗服务（HBPC）
	45	脊髓损伤 +4 年旧伤
	46	社区护理院
	47	住宅康复（在家中进行）
	48	高级护士护理，使用康复和高级康复服务
	49	盲人康复服务
9. 慢性精神疾病：复杂疾病	50	心理重症病例管理（MHICM）
	51	滥用药物
	52	无家可归者 + 慢性精神疾病
	53	其他精神疾病
	54	精神分裂症 & 痴呆症

续表

10 个价格组	疾病分组号	VERA 分组名称
10. 危重病：复杂疾病	55	终期肾脏疾病
	56	社会生活中心短期住院
	57	脊髓损伤（SCI）2 处新伤/其他伴随伤
	58	脊髓损伤（SCI）4 处新伤/其他伴随伤
	59	多发性损伤（PT）
	60	移植
	61	需依赖呼吸机
10a. 长期护理：复杂疾病	62	社区生活中心（CLC）长期住院

注：1. 关于病患分类的详细信息可以在 VERA 病患分类手册中获取，这个手册可以从资源分配中心网站上获得（https：//vaww. arc. med. va. gov），不过该网站是内部网站，不对外公开。2. 所有符合享受 VHA 服务资格的退伍军人分为三类：VHA 主要使用患者、VHA 非主要使用患者和复杂疾病患者。VHA 主要使用患者是指在过去三年中至少在 VHA 机构做过全面体检或者有住院治疗经历的退伍军人。非主要使用者是指有其他医疗保险作为主要支付方，偶然使用 VHA 保险的一些服务项目，例如处方药一版在老年医疗保险中需要个人支付一部分保费购买。复杂疾病患者都是有各种慢性病或者其他严重疾病需要使用 VHA 很多医疗服务的患者。3. 有资格享受 VHA 医疗服务雇员或退伍军人亲属且符合 VERA 分类条件的列入①组；②表示 VERA2015 财年新增加的分类。

（1）病患组。①基础护理。病患有相对“常规”医疗保健需要。他们主要关心的是门诊流动性护理设置和短期转诊入院。这些病患通常不要求类似于脊髓损伤、盲眼康复、慢性精神疾病等特别重大的项目治疗。该类病患有一系列从简单到复杂的医疗保健需求，包括急慢性心血管疾病、癌症、糖尿病、急性药物滥用疾病、急性精神疾病和普通的初级护理需求。有 95% 的 VA 患者接受基础护理服务。这些病患使用的经费占总护理资金（经过 1% 高额极端值调整和长期住院分配调整之前）的 68%。在 1999 财年，基础护理进一步划分并设立了单独的价格以应对那些近三年内仅有一次门诊访问记录的病患。这些退伍军人对 VA 医疗保健系统的依赖性很小。

归属性（基本既定的，主要使用的）病患和偶而使用者（基本上非既定）的区别在 2000 财年的 VA 网络预算分配计划中被进一步深化。VA 的目标是确定什么构成了一个基本主要使用病患，即使只有一次门诊访问，也要为这些病患提供全额基本护理费用资助。

VA 建立的临床测量标准可以作为所有病患分类的新基准，从而摒弃原先以门诊访问量和住院数为基础的分类法。需要对特定的用户进行不是基于诊疗发生次数（门诊或住院）的说明。因此，从 2000 财年开始，基础护理病患由两部分组成：归属性（Vested）主要使用的病患，即那些诊疗服务依赖于 VA 的，和非

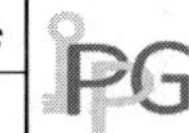

归属性（Non - Vested）（基本非主要）病患，这些病患对 VA 依赖性相对较弱，他们从 VA 渠道接受一些医疗保健服务，但是并不一定从 VA 接受初级护理服务。一位接受专门门诊服务的病患想要保持在基本归属性病患分类中，需要在过去三年的时间内至少有三级病史或身体检查的条件要求。一次入院或跟踪观察就可以满足这种三级要求。这种类型的医学评估通常是在进入 VA 机构或者通过某种现行程序术语（Current Procedural Terminology，CPT）代码确定完成，表明病史和身体检查已经由授权的临床医生完成。通过对 2011 财年到 2013 财年使用医疗保健服务的患者使用相关 CPT 代码分析并计数，可将 2015 财年 VERA 系统中的病患进行分类对应于 62 个病患分组中的 34 个分组。

②复杂护理。病患通常需要 VA 的特别重点项目的服务。这些病患在其整体的康复或功能维持过程中已经或将需要大量高成本的住院服务。这些患者病症及需要的诊疗服务包括：丙型肝炎的抗病毒治疗、脊髓损伤、慢性精神疾病、中风、外伤性脑损伤、慢性创伤后应激障碍（Post - Traumatic Stress Disorder，PTSD）、呼吸机依赖和那些需要扩展护理、失明康复、器官移植、透析、以及感染后有恶性肿瘤的艾滋病毒携带/患艾滋病（HIV/AIDs）的退伍军人和使用特定 HIV 药物的人员。这些复杂护理占据了基础和复杂护理总费用中的 32%。基于在 2009 财年、2010 财年、2011 财年、2012 财年和 2013 财年中的复杂护理病患数据，可以预测 2015 财年需要复杂护理的病患数量。这些病患将被分类到总共 62 个病患分类中的 28 个子类中去，而这 28 个子类可以归类为 4 个复杂护理价格组。

③10 个 VERA 价格组。VERA 的价格组在 2003 财年由 3 个扩展为 10 个以识别 VA“核心任务”服务患者的差异（服务相关的残疾退伍军人；收入门槛以下或有特殊需求的病患：如无家可归的退伍军人），这些差别在之前的三个价格组中没有能体现。这一变化符合 GAO 和 RAND 报告中的建议，改善了 VA 网络中资源分配的公平性。同时这种扩展还更新了基础护理和复杂护理之间的资源分配比例，摒弃了之前使用的 1995 财年的固定分摊比例，以反映当前基础年度的历史成本经验。

（2）用户数。对于每个价格组，该组中所包含的病患数需要预测。在预测中需要一个稳定的、按人头的分配方法，VA 选择使用一种度量标准来估计代表潜在“注册”合格退伍军人的人口数，依此进行基础护理资源分配。这个人口数可能比仅预测一年期内将会使用护理服务的退伍军人数量要大，因为并不是所有的 VA 病患在每一年中都将使用 VA 的医疗保健服务。更进一步，一年期的预测值也将在不同年份之间基于年度性的诊疗能力和经济因素发生变化。这种年度性的变化，是与稳定的用户群概念相背离的。此外，针对各年度 VERA 系统中所包含病患数量的预测，目前用于估计的基础数据并不理想。

经过大量分析之后，VA 决定使用过去三年中曾经使用过 VA 服务的符合条件的退伍军人数作为预测基础，例如，在 2011 ~ 2013 财年中的任何时间。作为向两年期基础护理人口转换的过渡，任何只在 2011 财年出现的病患将工作量减少了 66%。从 2005 财年开始，“符合条件的退伍军人（Eligible Veterans）”被定义为所有优先级 1 ~ 8 的退伍军人病患。在 2003 财年，VERA 将价格组从 3 个扩充到 10 个。其中 6 个（1 ~ 6）基础护理价格组，4 个复杂护理价格组（见表 8 – 2）。就 2015 财年而言，基础护理服务价格组有：非依赖护理；基本医疗、心脏、肺部及胃肠道；心理健康；肿瘤学，盲人；复合病例；严重病例。所有在三年期间内（2011 ~ 2013 财年）接受过 VA 服务并且被分类到一个 VERA 基础护理类别中的退伍军人都将参与同一个 VISN 在 2015 财年的分配，而从 2017 财年开始分配将转变为基于两年期的人口。

表 8 – 2　　2015 财年基础和复杂护理病患数　　单位：人

综合服务中心		初级护理	复杂护理
1	波士顿	258 137	17 603
2	阿尔巴尼	139 256	9 447
3	布朗克斯	183 121	15 798
4	匹兹堡	325 106	16 600
5	巴尔的摩	147 142	9 771
6	达勒姆	362 377	20 269
7	亚特兰大	414 543	22 121
8	贝派恩斯	570 569	31 894
9	纳什维尔	303 817	16 315
10	辛辛那提	230 914	17 887
11	安阿伯	296 055	15 866
12	芝加哥	258 037	17 584
13	堪萨斯城	251 304	15 948
14	杰克逊	522 191	26 197
15	达拉斯	313 149	16 329
16	菲尼克斯	272 446	15 469
17	丹佛	203 581	13 155
18	波特兰	292 964	15 282
19	旧金山	281 372	16 076
20	长滩	334 156	19 384

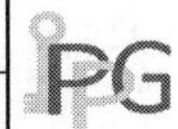

续表

综合服务中心		初级护理	复杂护理
21	明尼阿波利斯	334 183	20 990
VHA 总计		6 294 421	369 984

注：数据经过取整处理。

复杂护理使用用户群在本质上和治疗需求上都和基础护理用户存在显著差异。复杂护理用户是高强度的服务使用者。他们的平均医疗保健使用费用是基础护理用户平均医疗保健成本的十倍以上，频繁 VA 系统的服务（在过去 12 个月中发生多次诊疗），常年在 VA 获得服务（例如，年复一年地使用 VA 的服务）。几乎所有的这些患者将在每年的一些时间段中使用 VA 特殊重点项目服务。复杂护理病患的数量是基于过去五年中使用 VA 服务的复杂护理病患的数量来进行预测的。在 2011 财年，新增长期 CLC 住院 10a 分类，用来识别那些在社区生活中心的高成本病患。长期 CLC 住院 10a 是价格组 10 的一个组成部分，它包含了那些一年中使用超过 90 个床日数的高成本病患。

2015 财年的复杂护理病患是基于在 2009 ~ 2013 财年间使用 VA 医疗保健系统的退伍军人来进行预测的。就 2015 财年而言，复杂护理价格组代表了 VERA 模型中五个最高的价格组，分别是专业护理、支持性护理、慢性精神疾病，危重病例和长期 CLC 住院。当确定两个病患组的病患人数时，VA 需要确保 VERA 识别出并且明确地描述那些在多个 VISN 接受服务的退伍军人。例如，一位住在纽约的退伍军人每年可能在佛罗里达住相当长一段时间，为了应对这种在不同地区接受服务的退伍军人，VERA 为每位军人提供一定比例的费用。如果这位退伍军人过去接受的医疗保健服务费用有 60% 发生在纽约的机构中，40% 发生在佛罗里达，那么纽约市的网点将会获得这位军人基础护理服务费用的 60%，而佛罗里达获得剩下的 40% 的费用。这里的分配比例是基于基准年份中这些退伍军人在每个网点的实际服务消费情况而决定的。

（3）价格设定。VERA 方法通过将每个价格组中的总可用资金除以每组中的病患数获得 10 个价格组中每组优先级 1 ~ 6 的全国性价格。这 10 个价格组总的可用资金由 2015 财年的医疗保健预算决定，根据 2013 财年每个价格组的实际管理成本核算（Managerial Cost Accounting，MCA）的成本占所有价格组总成本的比例进行分配。类似的，在 10 个价格组中根据优先级 7、8 相对于优先级 1 ~ 6 的成本设定全国性的价格。在除去分配给最高 1% 成本病患的资金以后，基础护理、复杂护理和长期 CLC 住院总共的可用资金为 375 亿美元。这其中，5% 用于长期住院（18 亿美元），27% 分配给复杂护理（102 亿美元），剩下的 68% 分配给初级护理（254 亿美元）。基础护理的资金在 6 个基础护理价格组中按照 2013 财年

MCA 核算的每个价格组的历史成本比例进行分配。复杂护理组的资金在 5 个复杂护理价格组中也按照 2013 财年 MCA 核算的每个价格组的历史成本按比例分配。图 8－1 显示了 2015 财年 VA 健康保健预算；6 个基础护理组和 4 个复杂护理组的预算资金总额；VERA 的病患数；每个价格组中每位患者在优先级 1～6 和优先级 7、8 的全国补偿价格。每个 VISN 中每个价格组的全国价格乘以该组的病患数就得到了每个 VISN 对应 10 个价格组的资源分配预算（见图 8－1）。

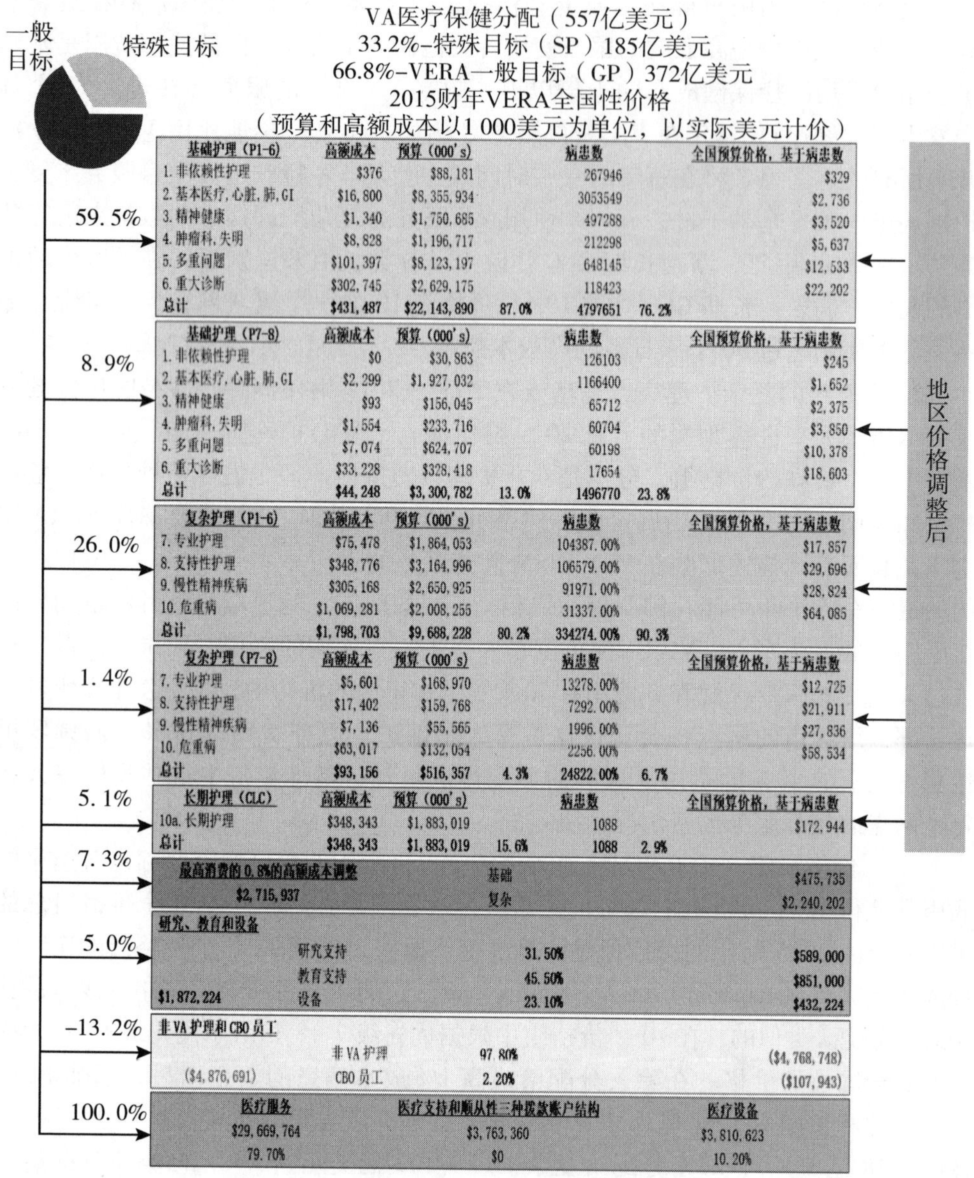

一般目标

特殊目标

VA医疗保健分配（557亿美元）

33.2%–特殊目标（SP）185亿美元

66.8%–VERA一般目标（GP）372亿美元

2015财年VERA全国性价格

（预算和高额成本以1 000美元为单位，以实际美元计价）

地区价格调整后

59.5%

基础护理（P1-6）	高额成本	预算（000's）		病患数		全国预算价格，基于病患数
1. 非依赖性护理	$376	$88, 181		267946		$329
2. 基本医疗，心脏，肺，GI	$16, 800	$8, 355, 934		3053549		$2, 736
3. 精神健康	$1, 340	$1, 750, 685		497288		$3, 520
4. 肿瘤科，失明	$8, 828	$1, 196, 717		212298		$5, 637
5. 多重问题	$101, 397	$8, 123, 197		648145		$12, 533
6. 重大诊断	$302, 745	$2, 629, 175		118423		$22, 202
总计	**$431, 487**	**$22, 143, 890**	**87.0%**	**4797651**	**76.2%**	

8.9%

基础护理（P7-8）	高额成本	预算（000's）		病患数		全国预算价格，基于病患数
1. 非依赖性护理	$0	$30, 863		126103		$245
2. 基本医疗，心脏，肺，GI	$2, 299	$1, 927, 032		1166400		$1, 652
3. 精神健康	$93	$156, 045		65712		$2, 375
4. 肿瘤科，失明	$1, 554	$233, 716		60704		$3, 850
5. 多重问题	$7, 074	$624, 707		60198		$10, 378
6. 重大诊断	$33, 228	$328, 418		17654		$18, 603
总计	**$44, 248**	**$3, 300, 782**	**13.0%**	**1496770**	**23.8%**	

26.0%

复杂护理（P1-6）	高额成本	预算（000's）		病患数		全国预算价格，基于病患数
7. 专业护理	$75, 478	$1, 864, 053		104387.00%		$17, 857
8. 支持性护理	$348, 776	$3, 164, 996		106579.00%		$29, 696
9. 慢性精神疾病	$305, 168	$2, 650, 925		91971.00%		$28, 824
10. 危重病	$1, 069, 281	$2, 008, 255		31337.00%		$64, 085
总计	**$1, 798, 703**	**$9, 688, 228**	**80.2%**	**334274.00%**	**90.3%**	

1.4%

复杂护理（P7-8）	高额成本	预算（000's）		病患数		全国预算价格，基于病患数
7. 专业护理	$5, 601	$168, 970		13278.00%		$12, 725
8. 支持性护理	$17, 402	$159, 768		7292.00%		$21, 911
9. 慢性精神疾病	$7, 136	$55, 565		1996.00%		$27, 836
10. 危重病	$63, 017	$132, 054		2256.00%		$58, 534
总计	**$93, 156**	**$516, 357**	**4.3%**	**24822.00%**	**6.7%**	

5.1%

长期护理（CLC）	高额成本	预算（000's）		病患数		全国预算价格，基于病患数
10a. 长期护理	$348, 343	$1, 883, 019		1088		$172, 944
总计	**$348, 343**	**$1, 883, 019**	**15.6%**	**1088**	**2.9%**	

7.3%

最高消费的 0.8%的高额成本调整		
	基础	$475, 735
$2, 715, 937	复杂	$2, 240, 202

5.0%

研究、教育和设备			
	研究支持	31.50%	$589, 000
	教育支持	45.50%	$851, 000
$1, 872, 224	设备	23.10%	$432, 224

–13.2%

非 VA 护理和 CBO 员工			
	非 VA 护理	97.80%	($4, 768, 748)
($4, 876, 691)	CBO 员工	2.20%	($107, 943)

100.0%

医疗服务	医疗支持和顺从性三种拨款账户结构	医疗设备
$29, 669, 764	$3, 763, 360	$3, 810, 623
79.70%	$0	10.20%

图 8－1　2015 财年制定的 VERA 全国价格

在2015财年拨款法案（Appropriations Act）继续三结构的医疗保健拨款。VERA并不直接受到结构拨款的影响，因为各综合服务中心间的资源分配是基于这三种结构的总资金额度。

6个基础护理价格组和四个复杂护理价格组在各个VISN的拨款如表8－3所示，是基于分配到基础护理和复杂护理的总额而定的。

表8－3　2015财年VA各综合服务中心基础护理和综合护理的资源分配

单位：百万美元

综合服务中心		基础护理总额	复杂护理总额	总分配额
1	波士顿	1 008	573	1 580
2	阿尔巴尼	556	322	878
3	布朗克斯	711	517	1 228
4	匹兹堡	1 205	581	1 786
5	巴尔的摩	576	347	923
6	达勒姆	1 456	681	2 138
7	亚特兰大	1 641	707	2 348
8	贝派恩斯	2 436	1 006	3 441
9	纳什维尔	1 277	487	1 764
10	辛辛那提	940	615	1 555
11	安阿伯	1 164	493	1 657
12	芝加哥	1 015	604	1 618
13	堪萨斯城	1 026	488	1 514
14	杰克逊	2 165	841	3 006
15	达拉斯	1 263	564	1 827
16	菲尼克斯	1 107	506	1 614
17	丹佛	815	375	1 190
18	波特兰	1 244	481	1 725
19	旧金山	1 183	579	1 762
20	长滩	1 408	617	2 025
21	明尼阿波利斯	1 250	704	1 954
VHA 总计		25 445	12 088	37 532

注：基础护理的分配额是6组基础护理价格组的总额，复杂护理组是价格组7～10a的总额。这种表没有包含年费用超过105 000美元的高额消费病患。长期住院病患的补偿阈值为252 000美元，这个阈值旨在补偿极端高消费病患的成本费用。基础分组参照表8－1。

VERA的10个价格组确定了相应的VERA病例组合。病例组合可以由各个

VISN 目前的基础护理和复杂护理比例及一个单一价格计算得出。这种测量描述了相应的病例组合。由于各网点在病患数和在 6 种基础护理和 4 种复杂护理组的独立价格方面的差异，对应的病例组合已经根植于 VERA 分配系统内部。VHA 全国性的病例组合系数为 1.0，每个 VA 网点的比例组合系数如表 8－4 表明了在不同网点间的病例组合存在显著差异。例如在 10 号 VISN 辛辛那提（Cincinnati）的 VERA 病例组合指数为 1.110，这个指数高于全国平均水平 11%。在 4 号 VISN 匹兹堡（Pittsburg）VERA 病例组合指数为 0.928，低于全国平均水平 7.2%（见表 8－4）。VISN 所有的病患数乘以其对应的病例组合系数再乘以一个单一的全国性价格可以计算 VERA 系统对每个 VISN 在基础护理和复杂护理两个部分的资源分配额度。

表 8－4　　2015 财年 VERA10 个价格组病例混合指数

综合服务中心		基础护理病例混合指数	复杂护理病例混合指数	总病例混合指数
1	波士顿	0.966	0.996	1.018
2	阿尔巴尼	0.988	1.043	1.048
3	布朗克斯	0.96	1.002	1.096
4	匹兹堡	0.917	1.072	0.928
5	巴尔的摩	0.968	1.087	1.044
6	达勒姆	0.994	1.029	0.992
7	亚特兰大	0.979	0.978	0.955
8	贝派恩斯	1.056	0.965	1.014
9	纳什维尔	1.04	0.914	0.978
10	辛辛那提	1.007	1.052	1.11
11	安阿伯	0.973	0.95	0.943
12	芝加哥	0.973	1.051	1.042
13	堪萨斯城	1.01	0.936	1.006
14	杰克逊	1.025	0.983	0.973
15	达拉斯	0.998	1.056	0.985
16	菲尼克斯	1.006	1.002	0.995
17	丹佛	0.99	0.873	0.975
18	波特兰	1.05	0.963	0.994
19	旧金山	1.04	1.102	1.052
20	长滩	1.042	0.974	1.017
21	明尼阿波利斯	0.925	1.027	0.977
VHA 总计		1	1	1

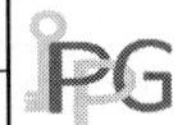

在 VERA2015 的计划中，10a 价格组资助那些长期在社区生活中心（CLC）住院的病患。每个 VISN 的长期 CLC 住院分配额度见表 8－5。这个价格组中包含了由于一个财政年度内在 VHA 的社区生活中心（CLC）中至少 90 天床日的住院护理服务（BDOC）所导致的高额的年护理成本。为了保证对这批病患给予足够的资助，VERA 为这些患者设定了一个长期 CLC 住院价格。长期 CLC 住院的工作量与病患成本是成比例的同时权重较高。这增强了对于本地不可控因素进行调整的效果。如表 8－5 所示，在 2015 财年 4 号和 8 号 VISN 都获得了最高比例（7%）的长期住院资源分配，而 19 号 VISN 总体上获得资源分配最少（2%）。在 2015 财年，在该价格分类中的病患有资格获得除 VERA 价格指数之外的高额付款。

表 8－5　　2015 财年长期住院分配

综合服务中心		预算分配（百万美元）	占总预算（%）
1	波士顿	95	5.00
2	阿尔巴尼	71	3.80
3	布朗克斯	120	6.40
4	匹兹堡	137	7.30
5	巴尔的摩	93	4.90
6	达勒姆	99	5.20
7	亚特兰大	108	5.80
8	贝派恩斯	137	7.30
9	纳什维尔	45	2.40
10	辛辛那提	106	5.60
11	安阿伯	85	4.50
12	芝加哥	109	5.80
13	堪萨斯城	43	2.30
14	杰克逊	104	5.50
15	达拉斯	93	5.00
16	菲尼克斯	61	3.30
17	丹佛	39	2.00
18	波特兰	48	2.50
19	旧金山	129	6.90
20	长滩	61	3.20
21	明尼阿波利斯	101	5.40
VHA 总计		1 883	100.00

注：10a. 长期住院包含优先级 1～6 和 7～8 的复杂护理病患。

从2003财年开始，为了考虑每年消费超过70 000美元阈值病患对各VA网点的影响，VHA设置了一个前1%消费的阈值。在2011财年，这个阈值从95 000美元上升到107 000美元，鉴于提供某种医疗保健服务的全国平均成本之上10倍标准差的上限。在2012财年这个阈值从107 000美元上升到108 000美元。在2013财年和2014财年阈值维持2012财年水平。2015财年，阈值从108 000美元下降到105 000美元。对于那些医疗保健成本超过105 000美元阈值的病患这些VA网点将获得额外的资源拨付。这种针对长期住院进行资源分配调整的阈值被设定为252 000美元，被用于补偿那些有极度高成本患者的VISN。表8－6显示了对于基础护理和复杂护理病患的高额成本分配。

表8－6　　2015财年基础护理和复杂护理高额消费预算分配　　单位：百万美元

综合服务中心		总基础护理预算	总复杂护理预算分配	总预算分配
1	波士顿	24	137	161
2	阿尔巴尼	12	42	54
3	布朗克斯	44	161	205
4	匹兹堡	18	122	140
5	巴尔的摩	16	70	86
6	达勒姆	21	117	138
7	亚特兰大	25	100	125
8	贝派恩斯	34	198	232
9	纳什维尔	21	93	114
10	辛辛那提	13	85	98
11	安阿伯	18	68	86
12	芝加哥	21	142	162
13	堪萨斯城	18	65	83
14	杰克逊	35	110	144
15	达拉斯	19	84	103
16	菲尼克斯	17	66	83
17	丹佛	12	50	62
18	波特兰	26	84	110
19	旧金山	39	174	213
20	长滩	29	180	209
21	明尼阿波利斯	14	92	106
VHA总计		476	2 240	2 716

注：这里包含每位消费成本超过105 000美元的病患。长期住院病患的分配调整阈值为252 000美元，这种调整阈值是为了补偿VISN中的极端高消费病患成本。

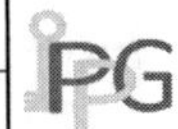

例如，VEAR2015 财年高额成本调整对于在基础护理部分消费 118 000 美元的病患个体补偿分配到的额度为 13 000 美元。即相应的 VISN，对于超出 105 000 美元的医疗保健消费将获得相应补偿。而对于长期住院病患的成本补偿的阈值则是 252 000 美元。也就是说一位被分类到长期住院价格组的病患如果其消费总额为 300 000 美元，那么为其提供服务的网点将获得 48 000 美元的资金补偿。这个补偿额度是该类病患消费总额中超出 252 000 美元的部分。

2. 全国价格调整——地域价格调整。应该认识到许多并不由 VA 管理部门控制的因素都会使国内各个地区间病患的护理成本产生差异。VA 考虑了一系列在 VA 系统控制之外可能影响全国性价格的因素。这些因素包括：病患的年龄、劳动力成本、燃料和物业成本、场地管理费用、消防部门成本、合同服务成本、药品和受益人旅费。然而，在仔细分析和审核之后发现都可归于一种调整。这种调整就是地域价格调整（Geographic Price Adjustment）。地域价格调整（Geographic Price Adjustment）是用劳动力指数（Labor Index）对 VISN 层面最不可控的因素——劳动力成本进行调整。VA 的薪酬成本、劳动合同和某些非劳动合同物品占据了总资源分配额度的 75%。这些成本由于地区劳动成本的差异而发生差异。一般说来，东北部、西部海岸和大城市地区的劳动成本更高，乡村地区、南部和中西部地区的劳动成本要低一些。为了涵盖全国不同地区这些方面的成本差异，VA 系统的资源分配会根据工资成本进行调整。这种地域价格（劳动力）调整基于 VA 机构的实际劳动力成本和全国性平均工资的对比产生。这种调整的目标是“公平竞争”，平衡 VA 系统内不同 VISN 之间劳动力成本差异的影响。

VA 考虑很多方法来计算劳动力指数，包括被美国老年医疗保险和医疗救助服务中心（Centers for Medicare and Medicaid Services，CMS）使用的方法。但是，将 CMS 的数据应用到 VA 系统中存在着一些局限。其中一个方面就是 CMS 数据中并不包含医生薪酬和门诊服务的成本。因此，在 1997 ~ 1999 财年进行资源分配时，VA 使用的是其特有的指数，这种指数是基于计算工资单中个人服务子账户级别确定的平均工资差异。这种子账户确定的指数尽可能针对不同类型的 VA 雇员。例如，某个 VISN 中的注册护士（Registered Nurse，RN）的平均薪酬水平和 RN 的全国性平均薪酬进行比较；某个 VISN 中办事员的薪酬和全国 VA 系统中办事员的平均工资进行对比等。这样的劳动力指数在计算中包含了整个系统中 93% 的薪酬。

1999 财年的 VISN 的资源分配中，地域价格（劳动力）调整则是基于最近可得的真实数据，以反映各网点实际的人员支出成本。最终，1999 财年的 VERA 模型是基于 1998 财年最近可得 4 个薪酬支付周期的数据进行计算。这里替代了 1997 财年末的人员服务数据，这样可以更准确地反映当时各个 VISN 的雇员情况和成本。同样 1999 财年的预算分配中地域价格指数中并没有考虑假期、津贴以及加班支付这些更能反映实际上 VA 系统可控薪酬的影响。2000 财年的预算分配中，地区薪酬修正采用了普华永道在退伍军人均衡资源分配评估最终报告中提出的劳动力指数计算方法。这种方法与以前计算方法的不同在于在计算指数的模型中使用了全国性市场作为对照基准而不是仅使用 VISN 层面的雇员样本。通过使用全国性的数据，这样的指数计算公式可以区分雇员数量的差异和薪酬水平的差异。因此，获得的指数仅专门针对于劳动力成本差异。

2001 财年预算中，劳动力指数的计算更偏重于近期成本相符的复杂护理病患。这种变化是因为考虑到复杂护理病患对雇员水平需求是更高强度的也更昂贵的。这里在应用地域性价格调整时将复杂护理病患的权重调整到基础护理病患的 11 倍以上。在 2002 财年预算之前，在计算地域性价格调整时仅考虑了工资成本。但 2002 财年的 VERA 计算方法中包含了其他各 VISN 中受到当地生活成本影响的其他支出因素。比如，在各 VISN 层面的、会受到当地生活成本影响产生变化的合同制劳动力和某种非劳动力合同产品的采购（例如能源相关产品、物业费用及食品）的成本。为确保 VA 系统内资源分配可以正确反映地区间成本差异，产品和服务支出也被纳入一种地区性调整中。这种变化解决了超出单个 VISN 直接控制范围的地区性因素造成的费用。这种方法从 2002 财年延续使用到 2015 财年，表 8 -7 显示了在基础和复杂护理组中经过地区性价格（劳动力指数）调整的 VA 系统预算分配。

表 8 -7　　2015 财年地区性价格调整

综合服务中心		劳动力指数	分配调整额度（百万美元）
1	波士顿	1.058	89
2	阿尔巴尼	0.958	(33)
3	布朗克斯	1.098	118
4	匹兹堡	0.989	(18)
5	巴尔的摩	1.054	48
6	达勒姆	0.975	(45)
7	亚特兰大	0.959	(88)
8	贝派恩斯	0.953	(140)
9	纳什维尔	0.955	(70)
10	辛辛那提	0.987	(17)
11	安阿伯	0.984	(23)
12	芝加哥	1.014	22
13	堪萨斯城	0.965	(47)

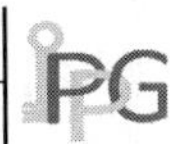

续表

综合服务中心		劳动力指数	分配调整额度（百万美元）
14	杰克逊	0.974	(65)
15	达拉斯	0.992	(11)
16	菲尼克斯	0.969	(43)
17	丹佛	0.975	(27)
18	波特兰	1.016	26
19	旧金山	1.15	235
20	长滩	1.069	125
21	明尼阿波利斯	0.98	(35)
VHA 总计		1	0

注：数字已四舍五入，括号中数字表示负数，即较全国平均水平下调了分配额度。

3. 研究支持。VA 的三类医疗保健拨款资助了一系列研究项目。研究支持的预算并不包括在基础和复杂护理预算拨款之中，这是因为支持研究的成本并不直接和病患数量相关。然而，VA 根据相应的测量单元设计了 VERA 中的所有成本影响因素来进行资源分配。研究经费被认为是分配研究支持资助的合理指标。2015 财年，VA 预算中 5.89 亿美元被用于支持研究。该预算是根据 2015 财年总统医疗保健项目提供的医疗支持评估得出的，预算根据每个医疗中心的计算结果对相应的 VISN 进行资源分配。每个医疗中心强制性地明确将研究支持资金纳入预算，以补充临床科研人员的薪酬以及研究设施和行政费用（见表 8－8）。

表 8－8　2015 财年研究支持预算分配

综合服务中心		2013 财年上报研究资助总量（项）	2013 财年加权研究项目总量（项）	2015 财年研究支持预算分配（百万美元）
1	波士顿	128	115	67
2	阿尔巴尼	11	6	4
3	布朗克斯	31	27	16
4	匹兹堡	48	40	23
5	巴尔的摩	54	46	27
6	达勒姆	47	43	25
7	亚特兰大	58	52	30
8	贝派恩斯	34	31	18

续表

综合服务中心		2013 财年上报研究资助总量（项）	2013 财年加权研究项目总量（项）	2015 财年研究支持预算分配（百万美元）
9	纳什维尔	40	34	20
10	辛辛那提	25	23	13
11	安阿伯	66	57	33
12	芝加哥	51	42	24
13	堪萨斯城	16	13	8
14	杰克逊	42	36	21
15	达拉斯	39	32	19
16	菲尼克斯	32	32	19
17	丹佛	41	35	20
18	波特兰	70	65	38
19	旧金山	132	124	72
20	长滩	102	92	54
21	明尼阿波利斯	85	67	39
VHA 总计		1 154	1 014	589

注：(1) 加权结果根据研究活动的类型进行计算：VA 管理的研究和质量提升研究计划（Quality Enhancement Research Initiative，QUERI）的权重为 100%；非 VA 资助、非 VA 管理的同行审查研究权重为 75%；其他非 VA 资助，非 VA 管理以及非同行审查的研究权重为 25%。(2) 数据进行了取整处理。

自 1999 财年以来，决定 VERA 研究支持的预算分配因素一直是研究经费的加权。具体说来，VA 管理的研究和质量提升研究计划（Quality Enhancement Research Initiative，QUERI）的权重为 100%；非 VA 资助、非 VA 管理的同行审查研究权重为 75%；其他非 VA 资助，非 VA 管理以及非同行审查的研究权重为 25%。通过将 VA 管理的研究按照 100% 权重，非 VA 管理的研究打折加权，实际上鼓励了 VA 管理的研究。每年通过研究和发展信息系统的第二部分（Research and Development Information System Part II，RDIS－II）将研究经费在本地进行上报和核证。RDIS 系统为 VERA 模型中的研究经费信息提供了官方数据源。表 8－8 显示了基于 2013 财年研究经费信息得到的 2015 财年 VA 系统各 VISN 研究支持部分的分配额度。

在 VERA 系统中考虑研究支持的预算分配一方面是因为考虑到关于科研的额外成本支出，一方面是为了鼓励和维持机构的科研任务。研究支持预算来源于医疗保健预算。这部分预算的用途既包括对于在 VA 工作的医疗保健工作团队中的

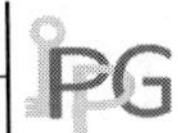

人员补偿，因为花费部分时间在科研项目上所产生的人员服务成本，也包括相关的行政和间接性的支持研究项目而产生的财政、工程、采购和材料管理成本，以及各种 R&D 委员会和小组委员会等。研究支持包括对所有 VA 研究拨款资助的项目，这其中有通过外部补助、一般发布的基金、在一些情况下非营利医疗中心、研究企业的资助（这部分不包括动物研究和相关的行政费用）。表 8－8 给出的 2013 财年汇报的研究资助总额为 11.54 亿美元。在对 2013 财年应用 VA 管理的和非 VA 管理的研究费用资助总额为 10.14 亿美元（加权调整后）。

4. 教育支持。如同研究一样，VA 医疗服务拨款也资助了一系列支持教学目标的活动。教育支持预算同样不包含在基础护理和复杂护理比例系数中，因为教育支持的成本在不同的 VISN 之间并不一致。由于 VA 以测量单元为基础设计了 VERA 包含的所有部分来进行资源分配，这里选择医务人员数来作为给每个 VISN 进行拨款的合理指标。有一个 VERA 教育工作组负责审查教育支持预算分配的构成部分，并认为分配应该同样基于每个医务人员全国性价格以及每个 VISN 中的住院医生数进行预算分配。该工作组依据住院医师数与上报的教育支持支出之间存在显著的统计相关性得到以上结论。更进一步，分析也显示在住院医师职位数和个体相应的卫生培训者数量存在显著统计相关。这些发现可以有效地支持选择住院医生人数作为给各 VISN 进行教育支持预算分配的基础（见表 8－9）。

表 8－9　　2015 财年教育支持预算分配

综合服务中心		住院医生数（人）	预算分配（百万美元）	占总预算（%）
1	波士顿	590	48	5.60
2	阿尔巴尼	259	21	2.50
3	布朗克斯	620	50	5.90
4	匹兹堡	305	25	2.90
5	巴尔的摩	279	23	2.60
6	达勒姆	491	40	4.70
7	亚特兰大	533	43	5.10
8	贝派恩斯	782	63	7.40
9	纳什维尔	586	47	5.60
10	辛辛那提	355	29	3.40
11	安阿伯	394	32	3.70
12	芝加哥	704	57	6.70
13	堪萨斯城	363	29	3.40
14	杰克逊	920	74	8.70

续表

综合服务中心		住院医生数（人）	预算分配（百万美元）	占总预算（%）
15	达拉斯	497	40	4.70
16	菲尼克斯	368	30	3.50
17	丹佛	285	23	2.70
18	波特兰	383	31	3.60
19	旧金山	540	44	5.10
20	长滩	857	69	8.10
21	明尼阿波利斯	409	33	3.90
VHA 总计		10 519	851	100.00

注：（1）预算分配基于 2014 ~ 2015 财年住院医生数量。（2）住院医生数量已取整。

如表 8 - 9 所示，2015 财年 VERA 系统共在教育支持方面投入了 8.51 亿美元预算。在 2015 财年，16 号 VISN（8.7%）获得了最多的教育支持预算，2 号 VISN（2.5%）获得的教育支持预算最少。以上总额是基于总统 2015 财年医疗项目预算报告所估算的医疗保健方面对于教育支持的成本总额获得。每个 VISN 的教育支持资助额度根据 2013 ~ 2014 财年在 VA 系统中相对全国住院医生数，即每个 VISN 所占的住院医师比例计算获得。这等同于每位住院医师可以获得 8.09 万美元的教育支持预算。需要注意的是，在这个方面的预算中 VERA 仅在全国性资助层面将教育支持预算分配到各个 VISN，具体实际的教育支持支出则由每个 VISN 的管理部门依据其管理的各机构的整体运营背景决定。

5. 设备支持。设备也作为一个单独的部分包含在 VERA 系统中。在 VERA 刚开始实施的前几年中，VA 认为关于设备的预算资金最终可以被落实到 VERA 的基础和复杂护理部分中。但是在 1997 财年到 1998 财年的过渡性做法是，VA 依据以下公式对各 VISN 进行设备资金分配：50% 基于临床复杂性，25% 基于病患数量，还有 25% 基于现有设备的分布。从 1999 财年开始，由于认识到资助应该基于病患而不是设备，VERA 中的设备预算分配方面发生了变化。计算设备预算分配的模型改进为用每个 VISN 的基础和复杂护理病患数作为分配因子。为了减少新方法对那些以病患为基础进行分配可能减少获得预算的 VISN 的影响，这种计算方法改进分两年逐步实现。在 1999 财年使用了之前计算方法和改进计算方法各 50% 来进行设备预算分配。从 2000 财年到 2015 财年，设备预算分配都是完全基于病患数。2015 财年，所有 VA 网点获得的设备预算总额为 4.32 亿美元。如表 8 - 10 显示了每个 VISN 的设备预算分配。在 2015 财年，8 号 VISN（9.0%）获得总体上最多的设备预算，而 2 号 VISN（2.2%）总体上获得的设备预算最少（见表 8 - 10）。

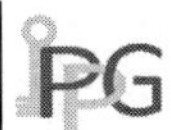

表 8-10　　　　2015 财年设备预算分配

综合服务中心		预算分配（百万美元）	占总预算（%）
1	波士顿	18	4.10
2	阿尔巴尼	10	2.20
3	布朗克斯	13	3.00
4	匹兹堡	22	5.10
5	巴尔的摩	10	2.40
6	达勒姆	25	5.70
7	亚特兰大	28	6.60
8	贝派恩斯	39	9.00
9	纳什维尔	21	4.80
10	辛辛那提	16	3.70
11	安阿伯	20	4.70
12	芝加哥	18	4.10
13	堪萨斯城	17	4.00
14	杰克逊	36	8.20
15	达拉斯	21	4.90
16	菲尼克斯	19	4.30
17	丹佛	14	3.30
18	波特兰	20	4.60
19	旧金山	19	4.50
20	长滩	23	5.30
21	明尼阿波利斯	23	5.30
VHA 总计		432	100.00

注：数据已取整。

6. 由 CBO 分配管理的非 VA 护理基金。购买医疗服务的不同类型基于美国 38 号法案（Title 38 United States Code，U. S. C. 1710）中相关规定的情况下，当 VA 机构对于某个退伍军人授权后，其可以同样享受从其他非 VA 的医疗服务供给方购买的医疗保健服务。具体而言，购买的医疗服务将和提供给符合条件的退伍军人的 VA 综合医疗服务福利组合一样包括住院护理服务、门诊服务、产妇护理、牙科以及用于改善、维持或恢复健康的药品服务。全美不同地区 VA 护理预算分配在 2015 财年也存在一定差异（见表 8-11）。在 2014 年度购买最多的几种服务是：透析、技术性和非技术性的家庭保健服务、放射治疗、诊断检测、理疗、住院护理及紧急护理服务。

表 8 – 11　　2015 财年非 VA 护理预算分配

综合服务中心		预算分配（百万美元）	占总预算（%）
1	波士顿	(166)	3.50
2	阿尔巴尼	(72)	1.50
3	布朗克斯	(63)	1.30
4	匹兹堡	(190)	4.00
5	巴尔的摩	(81)	1.70
6	达勒姆	(248)	5.20
7	亚特兰大	(272)	5.70
8	贝派恩斯	(458)	9.60
9	纳什维尔	(211)	4.40
10	辛辛那提	(189)	4.00
11	安阿伯	(155)	3.30
12	芝加哥	(166)	3.50
13	堪萨斯城	(207)	4.30
14	杰克逊	(380)	8.00
15	达拉斯	(212)	4.50
16	菲尼克斯	(255)	5.30
17	丹佛	(253)	5.30
18	波特兰	(335)	7.00
19	旧金山	(301)	6.30
20	长滩	(246)	5.20
21	明尼阿波利斯	(310)	6.50
VHA 总计		(4 769)	100.00

注：数据已取整，括号中数字表示负值，因为这部分预算需要从各 VISN 的医疗服务部门中提取补偿外部机构。

购买非 VA 医疗保健服务的不同情况。当某种医疗服务并不属于 VA 机构常规提供的服务，VA 认为出于经济性考虑或者因为地理上的不便，该种服务应该从外部获取时，VA 可以授权一个非 VA 的医疗保健机构或者医疗服务提供方为属于 VA 保障范围的病患提供医疗服务。除非是紧急情况下的医疗事件，使用非 VA 医疗保健服务需要事先获得 VA 授权。在满足某些标准的情况下，无论是与服役相关的（38 U. S. C. 1728 法案规定）还是与服役无关的退伍军人（38 U. S. C. 1725 法案规定）使用非 VA 的紧急医疗卫生保健服务都可以得到补偿。

7. CBO 雇员预算分配。VHA 中的 CBO 雇员负责广泛的活动，为退伍军人和符合条件的家属的医疗保健福利供给提供支持，从表 8－12 可以看出不同地区 CBO 雇员预算分配存在差异。

表 8－12　　CBO 雇员预算分配

综合服务中心		预算分配（百万美元）	占总预算（%）
1	波士顿	（4）	3.80
2	阿尔巴尼	（2）	1.90
3	布朗克斯	（2）	1.70
4	匹兹堡	（5）	5.00
5	巴尔的摩	（1）	1.20
6	达勒姆	（8）	7.30
7	亚特兰大	（8）	7.60
8	贝派恩斯	（17）	15.30
9	纳什维尔	（5）	4.20
10	辛辛那提	（4）	3.40
11	安阿伯	（5）	4.40
12	芝加哥	（4）	3.70
13	堪萨斯城	（4）	3.90
14	杰克逊	（8）	7.30
15	达拉斯	（4）	4.00
16	菲尼克斯	（3）	2.40
17	丹佛	（5）	4.20
18	波特兰	（5）	4.50
19	旧金山	（4）	3.80
20	长滩	（6）	5.70
21	明尼阿波利斯	（5）	4.90
VHA 总计		（108）	100.00

注：数据已取整。括号中的数字表示负值，因为这部分预算需要从各 VISN 和医疗服务部门中提取补偿 CBO 部门。

（二）特殊目标资金

VERA 还致力于通过从特殊目标资助向一般目标资助的过渡将系统的日常管理分散到各个 VISN。为了提高各个 VISN 预算的灵活性，更高比例的资金按照 VERA 进行分配（在财政年度开始时基于预测的病患对资金在各领域间进行分配）。这种从特殊目标向一般目标的转移是基于对所有特殊目标活动的审查。这种审查认为只有当一个活动至少满足效率、国家支持，法律或计划要求三个标准中的一个时，该活动的资助才应该由特殊目标资金拨付款项。2015 财年的 VA 医疗保健预算中，一般目标的预算资金占据了 67%（372 亿美元），其余的 33% 归属于特殊用途资金（见图 8－2）。总体上有 32%（59 亿美元）的特殊目标资金用于以下四个项目：义肢、住宿、实习生培训以及无家可归者项目。

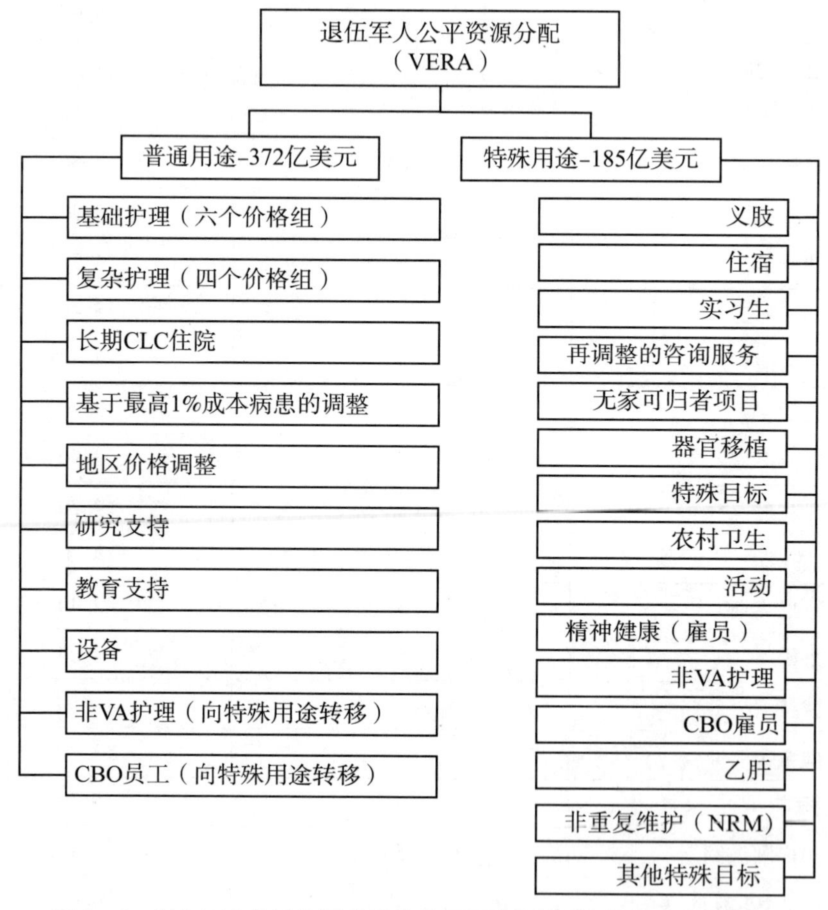

图 8－2　退伍军人公平资源分配在普通用途和特殊用途间的资金分配

二、预算分配改革

自从 1985 年开始，包括退伍军人均衡资源分配系统（VERA），退伍军人事务部（VA）已经使用了 4 种资源分配系统。总体而言，之前 VA 所采用的资源分配机制（资源分配方法论，1985～1990 年；资源筹划及管理，1990～1996 年；混合比率，1996 年）造成了全国范围内持续的资源分配失衡，且太过复杂。

（一）改革初衷

VHA 是联邦政府全额预算拨款的医疗机构，每年国会通过预算之后由总部向各医疗中心分配资金，VHA 在公平分配资源方面作出了一系列改革。早期 VHA 的预算分配是从中央分配给四个大区，每个大区在分配预算到各个医疗中心，一个医疗中心一般包括一个以上的医院和一些门诊部，预算分配方法主要是在上一年的基础上调整，长此以往这种方式带来了很多问题。一方面，退伍军人在各州人数的分布在发生变化，普遍的趋势是向南部增加，如果长期根据上年预算进行分配会造成医疗中心之间资源分配不公平。另一方面，受各种因素影响，各地医疗中心的医疗技术水平差异比较大，比较先进的医疗中心可以做器官移植、脊柱损伤和精神疾病的专科治疗，而其他中心则只能进行常见病治疗，在原有预算基础上分配很难改善专科服务可及性的地区差异。结果，若继续根据原有预算分配会保护低效率的运营中心，为此 VHA 进行了预算改革。

（二）改革历程

1. 改革失败。为了改善资源分配公平，提高医疗服务效率，VHA 在 1985 年开始启动了新的资源分配方式，以工作量和运营成本作为制定预算的依据。但是新预算方法运营三年之后，美国会计总署（GAO）对 VHA 改革后的预算分配方法进行了评估，结果发现新预算方法并没有真正达到改革的目的。评估发现两个主要问题：第一，每年预算调整不超过上年预算的 2%；第二，如果一个医疗中心因为预算调整缺乏资金，可以向地区医疗主管申请补助，所以实际上新预算方法并没有从实质上改变之前的预算分配原则（美国会计总署报告，1989）。因此，VHA 于 1989 年停止了新的预算分配方法，开始检讨预算分配方法改革的难点，意识到仅仅改变预算分配方法并不能达到资源分配改革目标，必须对医疗系统的组织结构进行彻底改革。经过五年的努力，VHA 完成了对医疗服务机构的体制改革，于 1994 年启动新的预算分配改革。

2. 与医疗机构配套改革。VHA 在 1994 年的预算改革之前对医疗服务机构进行了两项重要改革。一是把原有全国分为四个大区的组织结构改为 22 个大区

(即 VISN)，同时以医疗中心作为独立预算单位，形成了扁平化的组织结构，使医疗中心成为效率考核基本单位，为今后预算与效率挂钩奠定了基础。二是国会通过了一个提案，要求 VHA 能够让所有退伍军人具有公平的医疗服务可及性。在 1994 年预算改革实施 2 年之后，美国会计总署再次对 VHA1994 年预算分配方法进行了评估，评估结果还是很差，发现在预算调整中各个医疗中心预算下调和增加额度没有超过 1%，根本没有改变预算分配不均的问题。会计总署 1996 年的调查报告指出尽管 VHA 采取了行动，但是仍然存在严重问题：第一，VHA 并没有认真解决一些医疗机构不能对大的预算削减进行规模和组织结构调整的问题；第二，VHA 需要进一步了解造成预算分配地区差异的潜在原因；第三，预算外资金也应该纳入预算公平分配的分析中（美国会计总署报告，1996）。

3. 初见成效。在美国会计总署 1996 年评估报告的压力下，VHA 痛下决心，于 1997 年启动了新的预算分配方法，称为退伍军人公平资源分配法（Veterans Equitable Resource Allocation，VERA）。VERA 根据退伍军人在 22 个 VISN 的人数和健康状况分配资源，彻底打破之前以医疗中心为预算单位，在原有预算基础上进行微调的分配方法。VHA 预计在三年之内逐步完成 VERA 预算分配方法。由于退伍军人人口分布近年来出现了从东北部和中西部向南和向西迁移的趋势，根据 VERA 的方法，一些医疗中心的预算将显著减少，VHA 担心预算削减会影响退伍军人就医可及性。为此，国会要求美国会计总署调查 1997 年 VERA 对两个预算削减大区的影响：即总部位于纽约州 Bronx 的第三大区和总部位于匹兹堡的第四大区。会计总署的调查主要了解三个问题：第一，一般医疗服务和专科医疗服务的可及性发生了什么变化；第二，大区在区内各医疗机构的预算分配上是否体现了公平性；第三，VHA 对医疗服务可及性变化的监管情况。调查发现一般医疗服务的可及性在这两个大区以及全国都有改善，特别是第四大区，门诊就医人数增加了 22%，但是专科医疗服务却减少了。例如，脊椎损伤患者和战后综合症患者的就医人数有所减少。对于第二和第三个问题，调查发现大区内在预算分配方案中并没有公平性的标准，VHA 全国总部也没有对资源分配公平性有任何有效监管。报告指出，VHA 没有基础数据来统计和分析退伍军人医疗服务可及性，所以 VHA 也无法对预算分配的公平性执行情况进行评估和调整（美国会计总署报告，1998）。

4. 评估完善。自 VERA 开始实施之后，国会立法要求 VHA 定期报告新的预算分配方案是否达到了资源公平分配的改革目标。VHA 请兰德公司对 VERA 预算分配方法进行了一系列的研究，并且根据研究结果不断完善分配方案。兰德公司 2001 年的报告指出，影响医疗服务成本的几项主要因素包括年龄、健康状况和基础设施历史现状，但是 VERA 当时的分配方法并没有根据这些因素进行调整。同时 VERA 对患者疾病严重程度的调整太粗糙，并没有充分反映资源使用的

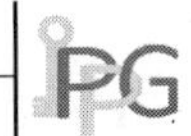

差异。此外，诸如区域医疗机构数量、城乡差异、服务项目数量、气候等因素如何影响成本并没有细致分析，纳入分配方案。不过兰德公司 2001 年的报告也肯定了 VERA 在资源公平分配的基本原则同目标的一致性，提出了进一步研究的具体建议。兰德公司随后对 VHA 医疗系统的成本影响因素进行了统计分析，建立了预算分配模型。分析结果揭示了影响 VHA 医疗服务的主要变量，其中包括疾病严重程度、年龄、性别，使用老年医疗保险服务的程度，基础设施状况、教学医院和科研能力等（兰德公司报告，2003）。VHA 接受了兰德公司的建议，完善了预算分配模型之后，兰德公司又分析了该模型对设施陈旧的医疗中心、复杂病情患者、正在整合的医疗中心、乡村和城市差异等情况的预算调整是否合适。也同时分析了 VHA 医学中心与高校医学院合作及气候对成本的影响。分析了这些特殊变量的影响之后，兰德公司对预算分配方案提出了改善模型（兰德公司报告，2004）。VHA 接受了兰德公司提出的改善模型，把疾病复杂程度从 3 类扩展到了 10 类，基本建立了预算公平分配模型。从那时起，VHA 就采用了 VERA 来分配预算，随着数据采集的扩大，VERA 模型还在不断地微调。本书用 2015 年的数据系统介绍了目前 VERA 的预算分配方法，2015 年之后 VERA 在分配原则上没有大的改变，仅仅是对分配系数进行动态微调。

三、VERA 发展过程中的评估和反馈

（一）美国会计总署对 VERA 的评估

美国会计总署（Government Accountability Office，GAO）认识到 VA 的发展在实施 VERA 方面的影响，认为 VERA 明显纠正了长期存在的区域性资源失衡的问题，这种失衡阻碍了退伍军人公平地获得服务。具体来说，VERA 为其网络内的高优先级 VA 健康服务用户（具有服务连接障碍、低收入或特殊医疗保健需求的人）分配了更多的资源。为此，国会要求美国会计总署（GAO）研究 VERA 方法，并解决 VERA 方法能否更公平地分配 VA 医疗保健资源？在退伍军人资源公平分配（VERA）的方法下讨论各 VISN 和医疗机构会遇到哪些具体问题？在 2002 年的 2 月 28 日，美国会计总署发布了一份题为《VA 医疗保健》的报告：分配变革可以依据工作量将资源更好地配置，美国会计总署得出的结论是，VERA 是一个对资源进行分配的合理方式，但是在它的实行过程中仍有不足之处。国家会计总署建议 VA 纠正这些不足，从而能更好地根据工作量来分配资源。

第一，无论退伍军人的优先级组是什么，都要更好地根据实际的工作量来调整 VERA 中的与工作量有关的度量。

第二，细化 VERA 的病例组合分类。

第三，更合适和更有效地利用最好的可用临床数据对病例组合中的权重进行更新。

第四，确定补充资金过程中导致需要补充资源的不同因素的影响程度，以及采取行动去解决 VERA 中的或其他的可能导致预算赤字限制的因素。

第五，在国家储备金使用机制中纳入综合护理病患所发生的最高的成本。

之后 VA 同意其建议，并且已解决了 VERA 的病例组合和风险调整的改变。在 VERA 的基本范畴中包含着与服务不相关的 7 组优先退伍军人是为了在考虑 VA 的实际登记经验情况下更好进行资源分配。这些包括在 VERA 模型中退伍不包括那些接受残疾服务那些收入低于阈值的退伍军人或有特殊需要的病患（如无家可归的人）和构成 VA 核心医疗任务的退伍军人。

（二）私立机构对 VERA 的评估

1. 普华永道会计师事务所对 VERA 的评估。为了帮助 VERA 成为对健康护理资源进行分配的合理基础，VA 雇用了一家私人承包商，普华永道对 VERA 是否是合理地实现了其既定目标进行了评估。评价报告中普华永道认为，VERA 有着领先世界上其他总额预算体系的制度。它根据病患的需要用客观的方法对资源进行分配。相比较而言，其他的总额预算卫生资金体系是建立在历史分配的基础上，然后再根据通胀或政治的历史周期进行调整而得来的。VERA 的理念基础是合理的。它是一个能确保偿付能力的自上而下的预算制度，一个跟随患者的资金基础，而且绝大多数的资金都经该模式向整个体系提供资金。VERA 的方法论基础是完全合理的。它的计算公式是由数据驱动、公式可信度高、易于理解，考虑了当地成本变化的分配计算方法。总体来看，VERA 达到了它制定的目标。VERA 实现了跨系统的资金分配，将资金集中于最高优先级的退伍军人，符合退伍军人的特殊护理需要，有一个可预测和容易理解的框架，很好地结合了管理和激励机制等。

2. AMA 系统有限公司对 VERA 的评估。退伍军人健康管理局（VHA）雇用了 AMA 系统有限公司（AMA Systems，Inc.）及其分包商——海军分析中心（Center for Naval Analyses Corporation，CNAC），他们进行了题为“通过 VISN 评估病患的健康状况”的研究。将分析的范围进行扩展，研究在乡村提供退伍军人健康管理局要求的健康护理的相关成本，健康护理的标准要符合“公共法”第 106 号，2000 年的《退伍军人事务部、住房和城市发展部以及独立机构拨款法案》的规定。AMA 系统有限公司于 2000 年 7 月 25 日向 VA 提交了最终报告，该研究报告在其内外部如退伍军人健康管理局（VHA）总部、退伍军人均衡资源分配系统（VERA）工作组和国会中被广泛分享。退伍军人均衡资源分配系统（VERA）工作组被要求对其进行审查，以确定是否需要对退伍军人均衡资源分配系统（VERA）的模型进行调整来确保资源在全国各地得到了公平分配。报告称：对“评估 VISN 病患的健康状况”和“对 22 个退伍军人综合服务中心中农村医疗护理的评估”作出进一步研究的 4 项建议包括：

（1）研究确定准确修改分配资金的方式，因为当时不能立即明确服务提供方的信息如何转化为对退伍军人均衡资源分配系统（VERA）中模型的改进。

（2）将每个退伍军人综合服务中心（VISN）的预计成本与实际资金分配进行比较，以确定是否存在资金错配的退伍军人综合服务中心。

（3）补充研究以确定农村病患是否接受与城市病患相同水平的护理且比较与本研究结论的异同。

（4）该报告建议，需要更多在 VHA 内注册的退伍军人和有资格使用系统但未注册的退伍军人的信息。另外，它还提出了一项调查以评估退伍军人的收入、医疗保健的可用性及偏好、获得替代保险的机会。

3. 兰德公司对 VERA 的评估。2002 年 11 月到 2003 年 11 月兰德公司对 VERA 进行了评价，结果和结论的简要总结如下：

（1）兰德一期研究。兰德公司国防研究所（RAND Corporation Defense Research Institute，RDRI）最初对国会提出的以下三个问题进行了短期（一期）评估：第一，VERA 系统中的资源配置对退伍军人综合服务中心（VISN）以及对那些医疗设备较为老旧，服务人群年龄较大、残疾率较高，经历过重大重组或有较多医疗保健服务预约积压的次级地区的影响。第二，与 VA 医疗中心和大学教学研究医院之间关系维护相关的问题。第三，在计算保健设施的建设和维护费用是否需要更多资源时，VERA 配置资金是否充分考虑了气候条件的差异。

第一阶段研究的结果总结在题为《退伍军人公平资源分配系统分析》（RAND MR－1419－DVA）的报告中：医疗保健服务费用可能会受到 VISN 中设施的使用年限、物理状况和使用历史的影响，但 VERA 当时就没考虑这些因素。VERA 的病例组合调整方法可能无法充分说明各 VISN 退伍军人平均健康状况的差异。相比之下，极端天气情况和农村与城市位置等因素的影响似乎不太明显。最后报告的结论是，对现行制度的全面评估以及对其进行修改的潜在影响将需要进行广泛的定量分析。

（2）兰德二期研究。兰德对 VERA 系统（在第二阶段）进行了定量分析，以评估各种患者、设施和社区特征如何影响患者护理的成本。兰德使用的方法是创建多元回归模型，其中包括可能导致患者成本差异的因素。第二阶段 VERA 研究的分析认为，在大多数情况下，基础设施特征在解释患者费用变动方面作用并不显著。需要对 VERA 分配模式进行其他调整，如使用 VERA－10 或 VA 诊断成本组（DCG）来调整案例组合差异，如果进行更精细的案例调整应修改教育支持并考虑到医疗依赖程度问题。

基于以上发现，RAND 构建了三种类型的模型，具有三个不同的目标。第一个模型“基本回归模型（BRM）”演示了如何将基于回归的计算 VISN 早期分配方法与 VA 当前 VERA 分配的方法进行比较。第二个模型“所有变量模型（AVM）”考虑了所有患者、设施和社区变量，这些变量已被证明影响到退伍军人在 VA 系统内接受医疗服务的费用，并且数据更容易获得。第三个模型“选择变量模型（SVM）”包括了 BRM 在 AVM 中表现显著的变量。此外，为了进一步评估病例组合测量的效果，兰德比较了使用 VERA－10 病例组合测量和 VA DCGs 病例组合测量的模型的影响。

（3）兰德三期研究。兰德公司三期研究的回归结果显示 6 个患者相关变量在解释个人使用 VA 资源方面发挥了关键作用：类似于第二阶段报告的结果，控制病例组合和其他因素，性别和年龄独立地影响患者护理成本；85 岁以上的患者成本较低；健康状况在确定健康成本方面发挥了重要作用；居住在城市的患者的健康成本明显高于农村地区；到更远距离接受医疗保健的患者费用较高；更高的医疗保障依赖服务依从性与 VA 健康成本降低有关；一些设施层面的特征也影响到个人对 VA 医疗资源的使用，如每名患者的研究成本，每床日的食物成本和建筑面积、患者数和土地面积对成本有积极的影响，与使用的病例组合方案无关。

通过模拟，兰德公司（RAND）发现最近退伍军人均衡的资源分配（VERA）政策的变化，包括对 VERA－10 这种病例组合的调整以及 VERA 高成本病例（即那些成本高达 70 000 美元或以上的病例）处理方式的介绍，与从前相比现行的 VERA 体制减少了资金分配方式上的差异。例如，在 2002 财年，基于回归方法的应用将对现行分配的总额的 2.9% 进行重新分配，特别是 VERA－10SVW。然而，在 2003 财年，VERA－10 基于回归的方法将只会重新分配 1.2% 的资金。VA DCGs 将导致一种稍大的再分配（即总分配的 1.8%）。总的来说，第三阶段分析的结果与第二阶段分析相似。在第二阶段报告中 RAND 建议 VA 采用更精细的案例组合调整方法：VERA－10 或 VA DCGS，而不是采用之前的 VERA 3 方法。最后，VA 采用了 VERA－10 案例组合措施。RAND 赞成这一决定，因为他们相信这将导致更有效和公平的医疗资源分配。然而，RAND 表示 VERA 是否可以从 VERA－10 进一步改善到 VA DCGs 是不确定的。一方面，VA DCGs 相比 VERA－10 更好地解释了患者水平的成本变化。另一方面，RAND 意识到 VA DCGs 将在 VISN 间产生大额更新分配，并且他们几乎不知道为什么会发生这样的改变。因此，RAND 认为 VA 应该考虑修改 VISN 分配，以调整 VA 中患者在接受治疗中对医疗保险提供者的依从性。这样做将有助于使 VERA 系统更加地公平和有效。然而，RAND 认为在实施医疗保险依从性调整之前 VA 应该调查医疗保险数据的准确性来预测未来医疗保险支出，虽然这必然会使 VA 数据滞后一年。

最后，RAND 使用了回归分析来了解变量在何种程度上影响治疗 VA 患者的成本。RAND 认为回归分析作为一个确定 VISN 水平来分配医疗设备的作用机制方面是有着巨大的潜力的。然而，RAND 并不认为这时将 VA 转移到以回归为基础的分配方法上并不关键。RAND 反对此种转变的主要原因是这样的变化是难以实现的，以及目前的分配方法是非常接近以回归为基础的。如果 VA 选择调整 VISA 分配是基于更全面、可信变量，然后采用回归方法则可能有所改进。

四、美国 VHA 医疗系统存在的问题及其对我国的启示

（一）美国 VHA 系统存在的问题

通过前文的分析可以发现在 VA 系统改革之初，各个综合医疗服务网络的设立有一部分的原因就是为了平衡地区间的诊疗压力，实际上，我们发现各个 VISN 的接诊量也都是趋于平衡的。这一点可以说是 VHA 系统在平衡地区间差异上很成功的一点。

同时 VHA 为了平衡地区间的差异，在对于各地医生薪酬的控制方面采用了单一的劳动价格指数调节，而这种价格指数完全来自历史倒推数据：

$$Li = Vsr/Nsr$$

其中 Vsr 表示某个综合医疗服务中心过去四期的平均劳动支付，而 Nsr 表示整个 VHA 系统过去四期的平均支付。这种做法的合理性基于两个前提假设：首先，之前的劳动支付在地区间的差异是合理的；其次，地区间的劳动工作环境并没有发生其他的变化（或者说一个更强的约束是其他因素变化并不影响医生就业决策）。总体看来 VHA 的医生薪酬水平是显著低于社会中平均的医生薪酬水平（同质情况下）的，这与我们前面提及众多机构在对 VHA 进行调研时发现，整个系统普遍存在医生资源缺口的结论是一致的。在这种条件下，VHA 还能吸引众多的高质量的医疗服务工作者的重要原因就是：VHA 为他们提供了良好的工作环境：更多的培训机会，更好的科研环境，更缓慢的生活节奏。这些也是 VHA 在招聘医生时一直强调的方面。但这些非物质的岗位附带福利在各个 VISN 中的分布确实存在着显著差异，那么在同等情况下，那些医疗教育、科研水平更高，设备更加先进、完善的机构当然在总体上就更有竞争力。它们更容易从劳动力市场中获得他们所期望的高质量的医疗服务从业人员。其次，更重要的一个问题是，这种隐形的地区福利在时间路径上有扩大性的优势，当我们研究 VHA 的财政拨付时，我们发现各综合服务中心（VISN）在时间上有黏性的，有些地区持续性的在科研、教育领域可以获得更多投入。这就造成了地区间对于医生劳动力的吸引力差距逐渐扩大，单纯使用历史数据计算出的劳动价格调节指数并不能对

这种潜在的劳动力补偿差异进行调节。故而，我们就可以看到某些地区的综合医疗服务中心的医疗服务人员缺口增大，医疗服务质量明显低于其他地区。据此，针对退伍军人人数众多，但是在劳动价格调节指数与教育、科研投入都不高的凤凰城（Phoenix）地区率先爆发由于医务劳动力不足而产生的医疗延误事件也就不足为奇了。

（二）VHA 医疗系统对我国公立医院改革的启示

作为美国最大的、全国性的公立医疗机构，VHA 的运营、改革与不间断的调整对我国的公立医院系统改革有着重要意义。通过对 VHA 系统的了解，我们认为至少对我们有以下几个方面的启示：

第一，我国公立医疗机构需要全方位的改革：这种改革，需要更强的改革推手：机构一体化，医联体建立，初级诊疗服务系统完善。VHA 系统改革的一个重点就是将整个系统重组成为 22 个（现在是 21 个）综合服务中心（VISN），每个中心约有 7 ~ 10 个医院，25 ~ 30 个诊所，5 ~ 7 个长期护理机构，保证每个中心都能够提供一级到三级的医疗服务。每个网络覆盖一个州或某些州的某些部分，有其自己特定的服务区域与患者群。

第二，公立医疗机构存在有其必要性。作为极度崇尚市场经济的美国，VHA 的私有化呼声从来没有停止过。但是 VHA 成立至今，一直保持着其公立。这种存在越来越多地被美国社会与公民认可。作为一个医疗机构，它的作用不仅是为退伍退伍军人提供医疗服务，在社会生活中，它更具有价值、不可替代的作用则是在医学教育、科研与作为社会医疗服务后备机构的存在。关于这些作用我们在介绍 VA 职能时候都有提及，我国作为一个同样地大物博但人均收入不高的社会主义国家，这种职能的医疗机构更有其存在的必要性。

第三，公立医疗机构存在有其合理性，公立医疗机构的效率并不必然低于私立医疗机构。医疗服务机构的效率甚至效益并不取决于其所有制性质，而是其管理与运营方式。很多研究证明 VHA 的效率要高于很多私立医院。所以，我们并不能用单一地对医疗服务效率的追求而否定公立医院存在的合理性。

在各个综合服务中心中，医院并不是唯一核心，这些服务中心是一个大规模的，服务具有协调、一致性的基于社区的医疗系统。医院的服务重点在于危急重症病的短期医疗和急诊，同时配合慢性病患者服务，以便提供更加协调的长期服务。改革后的 VHA 系统的基本运作单位就是综合服务中心（VISN），它将整个网络覆盖区域的设施与服务综合起来，机构之间建立内部合作协议，以达到整个系统的平衡、效率运行。

在我国，尽管分级诊疗制度早就提出，医联体的建设在地区也有很多实践，但是这些努力都在一定方面局限于地方，一方面系统整体功能有待完善，另一方

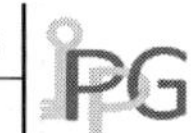

面，医疗保险及其他支付方式的规制没有跟上进度，没有充分发挥其作用。故而，我国公立医院的改革应该进一步重视综合医疗服务网络的建立，注重初级医疗服务系统的完善。将服务进一步下沉，切实从防治抓起，而不要让医联体成为大医院进一步虹吸病人的触手。

第四，正确看待私立医疗机构存在的合理性。即使对于退伍军人这样一个群体，退伍军人选择法案，也赋予了他们在 VHA 系统之外合理寻求医疗服务的权利。我们要认识到公立医疗机构客观上存在的问题。就职能来说，公立医疗机构为了保持其公益性，它的营业范围就应该有所偏重，一方面为民众提供基本的，作为生活必需品的（价格弹性低）的医疗服务；另一方面，它应该处在医疗技术研究的第一线，为医疗技术进步做出贡献。即公立医疗机构的职能应该更有导向性，一部分下沉，一部分上浮，而这中间的部分就应该合理引入私立医疗机构以满足消费者的多样化需求。

第五，地区间有差异的医疗服务机构想要平衡医疗服务劳动力，并不应该仅仅考虑物质因素。我们在平衡地区间医生劳动力的劳动补偿时，应该将教育、科研、个人职业发展环境考虑在内。这样综合看来，对于同质医疗劳动力而言并不是发达地区的收入补偿就一定应该是高的。利用好非物质补偿，有助于解决偏远、欠发达地区及特定科室的医生资源紧缺状况。

参考文献

[1] 白艳莉:《公立医院绩效工资制度实施效果评价——基于上海市级医院的调查》,载于《中国人事科学》2018 年第 9 期。

[2] 财政部社会保障司:《“三医”联动向综合改革要红利——福建省三明市公立医院改革调研报告》,载于《中国财政》2014 年第 6 期。

[3] 陈建平、郭永瑾、高解春等:《上海市级医院内部绩效考核和分配制度的实践与探索》,载于《中国医院》2015 年第 9 期。

[4] 陈洁主:《医院管理学经营管理分册》,人民卫生出版社 2003 年版。

[5] 陈忆、潘悦华、崔梦迪等:《公立医院临床医生的绩效考核与薪酬分配研究:以上海瑞金医院北院为例》,载于《中国医院》2017 年第 3 期。

[6] 代涛、王小万、何平:《医务人员激励机制影响因素研究》,载于《中国卫生经济》2007 年第 12 期。

[7] 杜纲、宫露霞、薛乃卓等:《岗位业绩导向的医院薪酬设计》,载于《中华医院管理杂志》2003 年第 12 期。

[8] 高建民、徐俊秀、杨晓玮:《医生人力资本与劳动定价研究》,载于《中国卫生经济》2005 年第 8 期。

[9] 贡森、王列军、葛延风:《中国公立医院医生薪酬制度改革研究》,社会科学文献出版社 2016 年版。

[10] 郭齐祥、古燕明、周建平:《对医疗机构分配制度改革情况的调查》,载于《中国医院管理》2002 年第 6 期。

[11] 郭永瑾、赵明、岑珏等:《上海市级公立医院内部绩效考核与分配制度改革实践》,载于《中华医院管理杂志》2015 年第 8 期。

[12] 侯建林、王延中:《公立医院薪酬制度的国际经验及其启示》,载于《国外社会科学》2012 年第 1 期。

[13] 江苏省医改领导小组:《江苏公立医院薪酬制度改革的实践》,载于《中国卫生人才》2017 年第 3 期。

[14] 李建、冯芮华、崔月颖等:《不同经济发展水平国家医务人员收入比较与启示》,载于《中国卫生经济》2013 年第 1 期。

[15] 李志明:《推行绩效考核制度完善医院内部分配管理》,载于《卫生经

济研究》2003 年第 7 期。

[16] 廖春阳:《员工薪酬制度的基本理论和设计原则》，载于《企业改革与管理》2007 年第 2 期。

[17] 林义:《评劳动力市场经济学原理与分析》，载于《社会科学研究》2011 年第 5 期。

[18] 刘慧:《医院分配制度改革的实践与体会》，载于《中国卫生事业管理》2003 年第 3 期。

[19] 鲁冰、许岩、王爱荣等:《上海以绩效考核撬动公立医院改革》，载于《中国卫生人才》2018 年第 3 期。

[20] 罗骞:《评斯密特对马克思认识概念的阐释——读阿尔弗雷德·斯密特〈马克思的自然概念〉》，载于《西南大学学报（社会科学版）》2007 年第 2 期。

[21] 罗敬:《公立医院医生工资及待遇状况的分析与思考》，载于《中国卫生经济》2008 年第 7 期。

[22] 罗力:《我国公立医疗机构职工收入分配制度研究概述》，载于《中国医院管理》2006 年第 1 期。

[23] 彭松建:《一位颇具创见的美国著名经济学家——加里·S. 贝克尔》，载于《经济学家》1990 年第 5 期。

[24] 孙晓云:《中国医疗服务市场准入制度的困境与出路》，载于《金融与经济》2007 年第 7 期。

[25] 孙昕、薛迪:《我国公立医院院长年薪制的探讨》，载于《中国医院管理》2012 年第 10 期。

[26] 王列军:《我国公立医疗卫生机构人员工资的国内国际比较》，载于《中国卫生经济》2009 年第 10 期。

[27] 王木编、刘丽杭:《薪酬支付方式对医生医疗行为的影响》，载于《国外医学卫生经济分册》2008 年第 1 期。

[28] 王维刚:《医院工资分配机制探讨》，载于《中国卫生资源》2002 年第 6 期。

[29] 王晓晖、李娟:《公立医院实行年薪制探讨》，载于《卫生经济研究》2009 年第 5 期。

[30] 王颖:《构建知识导向型的公立医疗机构职工收入分配制度》，载于《中国医院管理》2006 年第 1 期。

[31] 魏周阳、刘平:《医生薪酬支付方式对医生行为影响的研究》，载于《现代医院管理》2013 年第 1 期。

[32] 谢娟、何钦成等:《国内医院薪酬制度现状研究及分析》，载于《中国卫生质量管理》2009 年第 1 期。

[33] 徐鹏：《我国公立医疗机构工资分配制度改革设想：目标、原则和模式》，载于《中国医院管理》2006 年第 1 期。

[34] 许仙忠：《医院实行年薪制的实践与探讨》，载于《现代医院》2004 年第 11 期。

[35] 许岩、罗莉、曹建文等：《上海市级公立医院内部绩效考核体系发展思考》，载于《中国医院》2015 年第 9 期。

[36] 薛云、谢宇、刘博等：《我国典型地区公立医院薪酬改革进展比较研究》，载于《中国医院管理》2018 年第 4 期。

[37] 严晓玲、饶克勤、王班等：《中国公立医院医生薪酬制度改革》，载于《中华医院管理杂志》2015 年第 3 期。

[38] 姚魁：《宁夏方式破解公立医院薪酬制度改革难题的探索与实践》，载于《中国卫生人才》2018 年第 1 期。

[39] 俞卫、陈玉倩：《美国联邦公立医院医生薪酬制度及其对我国启示》，载于《 中国卫生政策研究》2019 年第 3 期。

[40] 俞卫、陈玉倩：《医疗服务预算管理与卫生资源公平分配——美国 VERA 改革对我国的启示》，载于《卫生经济研究》2019 年第 6 期。

[41] 张乐鸣：《医院薪酬管理与实践》，载于《中国医院杂志》2005 年第 10 期。

[42] 赵明：《公立医院薪酬分配体系发展历程与改革趋势研究》，载于《管理观察》2016 年第 26 期。

[43] 郑大喜：《公立医院医生薪酬制度改革的研究进展》，载于《现代医院管理》2016 年第 2 期。

[44] 朱丽萍：《新型农村合作医疗筹资的合理性和可持续性评价》，载于《中国卫生经济》2006 年第 5 期。

[45] 庄俊汉、张亮、吴小龙等：《公立医院院长实行年薪制的探讨》，载于《中国卫生经济》2006 年第 11 期。

[46] AARP Public Institute, 2009: Payment Current System and Opportunities for Reform.

[47] Arrow, K, 1963: Social Choice and Individual Values. New York, 1951b, Arrow Social Choice and Individual Values.

[48] Balkrishnan R, Hall M A, Mehrabi D, et al., 2002: Capitation Payment, Length of Visit, and Preventative Services: Evidence from a National Sample of Outpatient Physicians, American Journal of Managed Care., Vol. 8, No. 4.

[49] Barnow B S, Trutko J W, 2013: Piatak J S. Occupational Labor Shortages: Concepts, Causes, Consequences, and Cures, WE Upjohn Institute Press.

[50] Benstetter F, Wambach A, 2006: The Treadmill Effect in a Fixed Budget system, Journal of Health Economics, Vol. 25, No. 1.

[51] Berenson R, 2008: Testimony before the United States Senate Committee on Finance Hearing on Aligning Incentives: The Case for Delivery System Reform, Vol. 16, No. 9.

[52] Berwick D M, 1996: Payment by Capitation and the Quality of Care, Engl J Med, Vol. 335.

[53] Bhattacharya, J, 2005: Specialty Selection and Lifetime Returns to Specialization within Medicine, Journal of Human Resources, Vol. 40.

[54] Bosworth, B P, Solow, R M, & Summers, L H, 1982: Capital Formation and Economic Policy, Brookings Papers on Economic Activity, No. 2.

[55] Branscombe, N R, Schmitt, M T, & Harvey, R D, 1999: Perceiving Pervasive Discrimination Among African Americans: Implications for Group Identification and Well-being, Journal of Personality and Social Psychology, Vol. 77, No. 1.

[56] Brown M C, 1989: Empirical Determinants of Physician Incomes—Evidence from Canadian data [J]. Empirical Economics, Vol. 14, No. 4.

[57] Brros P, 2003: Crean-skimming, Incentives for Efficiency and Payment System, Journal of Health Economics, Vol. 22.

[58] Burbulis, I E, & Winkel - Shirley, B, 1999: Interactions Among Enzymes of the Arabidopsis Flavonoid Biosynthetic Pathway, Proceedings of the National Academy of Sciences, Vol. 96, No. 22.

[59] Carlsen, F, Grytten J, Skau I, 2003: Financial Incentives and the Supply of Laboratory Tests, European Journal of Health Economics, No. 4.

[60] Chaix - Couturier C, Durand - Zaleski I, Jolly D, et al., 2000: Effects of Financial Incentives on Medical Practice: Results from a Systematic Review of the Literature and Ethodological Issues, International Journal for Quality in Health Care. Vol. 2, No. 2.

[61] Davis K, 2007: Learning from High Performance Health Systems Around the Globe, Invited Testimony, Senate Health, Education, Labor, and Pensions Committee Hearing on Health Care Coverage and Access: Challenges and Opportunities, Vol. 10, No. 1.

[62] Docteur, E, H Suppanz and J Woo, 2006: The US Health System: An Assessment and Prospective Directions for Reform, OECD Economic Department Working Papers.

[63] Dumont E, B Fortin, N Jacquement, et al., 2008: Physicians Multitask-

ing and Incentives: Empirical Evidence from a Natural Experiment, Journal of Health Economics, Vol. 27.

[64] Fisher E S, 2008: Building a Neighborhood for the Medical Home, New England Journal of Medicine, Vol. 359, No. 12.

[65] Gosden T, Sibbald B, Williams J, et al., 2003: Paying Doctors by Salary: a Controlled Study of General Practitioner behavior in England, Health Policy, Vol. 64.

[66] Grady, K, et al., 1997: Enhancing Mammography Referral in Primary care, Prev Med, Vol. 26.

[67] Green, William R, M D, 1998: In Search of an Effective Physician Compensation Formula, Family Practice Management, Vol. 10, No. 9.

[68] Grytten J, Sørensen R, 2009: Patient Choice and Access to Primary Physician Services in Norway, Health Economics, Policy and Law. No. 4.

[69] Heike Hennig - Schmidt, Reinhard Selten, Daniel Wiesen, 2011: How Payment Systems Affect Physicians'provision > behaviour—An Experimental Investigation, Journal of Health Economics, Vol. 30.

[70] Hibbard J H, Greenlick M R, Kunkel L E, Capizzi J, 2001: Mode of Payment, Practice Characteristics, and Physician Support for Patient Self-care, American Journal of Preventive Medicine, Vol. 20, No. 2.

[71] Hillman, A., et a1., 1998: Physician Financial Incentives and Feedback: Failure to Increase Cancer Screening in Medicaid managed care, AM J Public Health, Vol. 88.

[72] Iglehart J, 2008: No Place Like Home - Testing a New Model of Care Delivery, New England Journal of Medicine, Vol. 359, No. 12.

[73] John K, Lglehart, 1990: The New Law On Medicare's Payments to Physicians, The New England Journal of Medicine, Vol. 332, No. 17.

[74] Jünger C, Rathmann W, Giani G, 2000: Prescribing Behavior of Primary Care Physicians in Diabetes Therapy: Effect of Drug Budgeting, Dtsch Med Wochenschr, Vol. 125, No. 5.

[75] Kane, C K, Emmons, D W., 2013: New Data on Physician Practice Arrangements: Private Practice Remains Strong Despite Shifts Toward Hospital Employment [Internet]. Chicago (IL): American Medical Association; 2013 [cited 2014, Jan, 17], Available from http: //www. ama - assn. org/resources/doc/health - policy/prp - physician - practice - arrangements. pdf.

[76] Kralewski. J E, Rich. E C, Feldman. R, et al., 2000: The effects of

medical Group Practice and Physician Payment Methods on Costs of Care, Health Services Research, Vol. 35, No. 3.

[77] Landon, B E Reschovsky, J D O'Malley, et al., 2011: The Relationship between Physician Compensation Strategies and the Intensity of Care Delivered to Medicare Beneficiaries, Health Services Research, Vol. 46, No. 6.

[78] Lannin N, Longland S, 2003: Critical Shortage of Occupational Therapists in Rural Australia: Changing our Long-held Beliefs Provides a Solution [J]. Australian Occupational Therapy Journal, Vol. 50, No. 3.

[79] Lee R H, Hadley J, 1981: Physicians'fees and Public Medical Care Programs [J]. Health Services Research, Vol. 16, No. 2.

[80] Leigh J P, 1992: International Comparisons of Physicians'salaries, International Journal of Health Services, Vol. 22, No. 2.

[81] Lester, R A, 1951: Labor and Industrial Relations: a General Analysis. Macmillan Press.

[82] Lindsay, C M, 1973: Real Returns to Medical Education, Journal of Human Resources, University of Wisconsin Press, Vol. 8, No. 3.

[83] Brook R H, 2010: Physician Compensation, Cost, and Quality, JAMA, Vol. 18, No. 8.

[84] Mirkopoulos C, Quinn B, 1989: Occupational Therapy Manpower: Ontario's Critical Shortage, Canadian Journal of Occupational Therapy, Vol. 56, No. 2.

[85] Nicholson, S., 2003: Barriers to Entering Medical Specialties, Working Paper, NBER, Cambridge.

[86] Note on Physician Compensation and Financial Incentives, 1999: Melanie-Harshbarger, Harvard University Press.

[87] Reschovsky, J D, Hadley, J Landon, B E, 2006: Effects of Compensation Methods and Physician Group Structure on Physicians' Perceived Incentives to Alter Services to Patients. Health Services Research (Health Research & Educational Trust), Vol. 4.

[88] Rie Fujisawa, 2007: The Remuneration of General Practitioners and Specialists in 14 OECD countries.

[89] Robinson, J C, Shortell, S M Li, R Casalino, L P, Rundall, T, 2004: The Alignment and Blending of Payment Incentives within Physician Organizations. Health Services Research (Health Research & Educational Trust), Vol. 39, No. 5.

[90] Roski, J, et al., 2003: The Impact of Financial Incentives and a Patient Registry on Preventive Care Quality: Increasing Provider Adherence to Evidence—Based Smoking Cessation Practice Guidelines, Prev Med.

[91] Schultz, T W, 1960: Capital Formation by Education. Journal of Political Economy, Vol. 68, No. 6.

[92] Shen, J, Andersen R, Brook R et al, 2004: The Effects of Payment Method on Clinical Decision-making: Physician Responses to Clinical Scenarios, Med – Care, Vol. 42, No. 3.

[93] Sigrid Dräger, Mario R Dal Poz, David B Evans, 2006: Health Workers Wages: an Overview from Selected Countries, World Health Organization.

[94] Simoens S, and Giuffrida A, 2004: The Impact of Physician Payment Methods on Raising the Efficiency of the Healthcare System: An international comparison, Applied Health Economics and Health Policy, Vol. 1.

[95] Simoens, S, and J Hurst, 2014: The Supply of Physician Services in OECD Countries, OECD Health Working Paper No. 21.

[96] Tijdens K, De Vries D H, Steinmetz S, 2013: Health Workforce Remuneration: Comparing Wage Levels, Ranking, and Dispersion of 16 Occupational Groups in 20 Countries, Vol. 11, No. 11.

[97] Town R, Kane R, Johnson P et al., 2005: Economic Incentives and Physicians'delivery of Preventive Care: a Systematic Review, American Journal of Preventive Medicine, Vol. 28, No. 2.

[98] Walsh, J J, 1935: Education of the Founding Fathers of the Republic.

[99] Wasserman, J, Ringel, J, Ricci, K, Malkin, J, & Shoenbaum, M, 2003: An Analysis of Potential Adjustments to the Veterans Equitable Resource Allocation (VERA) system (No. RAND/MR – 1629 – DVA). RAND NATIONAL DEFENSE RESEARCH INST SANTA MONICA CA.

[100] Wasserman, J, Ringel, J, Ricci, K, Malkin, J, & Wynn, B, 2004: Understanding Potential Changes to the Veterans Equitable Resource Allocation (VERA) System (No. RAND/MG – 163 – DVA). RAND NATIONAL DEFENSE RESEARCH INST SANTA MONICA CA.

[101] Wasserman, J, Ringel, J, Wynn, B, Zwanziger, J, & Ricci, K, 2001: An Analysis of the Veterans Equitable Resource Allocation (VERA) System (No. RAND/MR – 1419 – DVA). RAND NATIONAL DEFENSE RESEARCH INST SANTA MONICA CA.

[102] Willis – Shauuck, M, et a1., 2008: Motivation and Retention Ofhealth

Workers in Developing Countries: a Systematic Review, BMC Health Serv Res, Vol. 8.

[103] Wilson S D, Langwell K M, Deane R T, et al., 1982: Identification of Physical Therapist Shortage Areas: A Study of Thirteen States, Physical Therapy, Vol. 62, No. 3.

[104] Wynia M K, Cummins D S, Vangeest J B, et al., 2000: Physician Manipulation of Reimbursement Rule for Patients: Between a Rock and a Hare Place, Journal of American Medical Association, Vol. 283, No. 14.